AF551276

Reihe Pflegepraxis

Stoma- und Kontinenzberatung

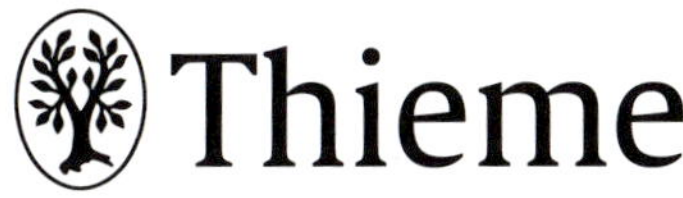

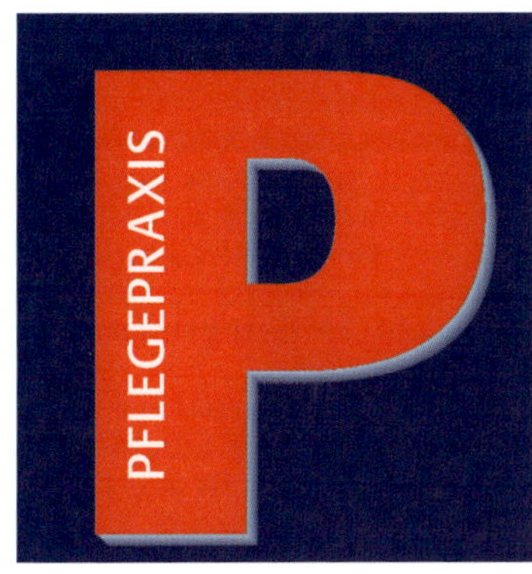

Stoma- und Kontinenzberatung

Grundlagen und Praxis

Gerlinde Wiesinger
Elisabeth Stoll-Salzer

unter Mitarbeit von
Karin Meyer, Paul Sungler,
Gabriele Kroboth

2., aktualisierte und erweiterte Auflage

231 Abbildungen
17 Tabellen
12 Filme (1 DVD)

Georg Thieme Verlag
Stuttgart · New York

Bibliografische Information
Der Deutschen Nationalbibliothek

Die Deutsche Nationalbibliothek verzeichnet diese Publikation in der Deutschen Nationalbibliografie: detaillierte bibliografische Daten sind im Internet über http://dnb.d-nb.de abrufbar

Ein herzliches Dankeschön an folgende Unternehmen, die den Druck dieses Buches unterstützt haben:

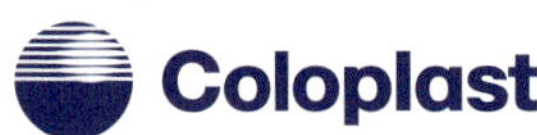

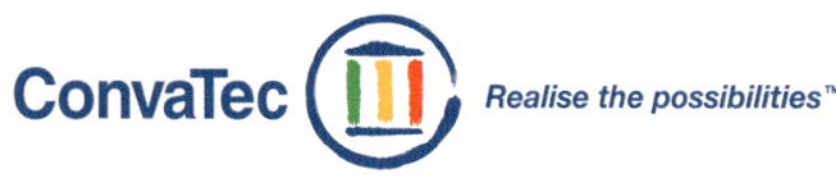

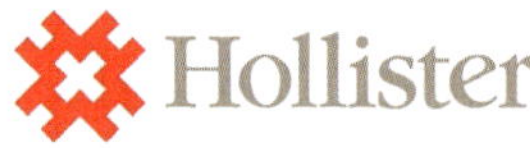

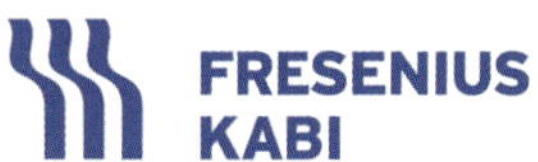

1. Auflage 2005

Rüdigerstraße 14
D-70469 Stuttgart
Unsere Homepage: http://www.thieme.de

Printed in Germany

Umschlaggestaltung: Thieme Verlagsgruppe
Umschlagfoto: fotolia.com/momanuma
Zeichnungen: Christiane und Dr. Michael von Solodkoff, Neckargemünd
Hauptfotografen:
Thomas Stephan, Munderkingen
Gerlinde Wiesinger, Salzburg
Einzelne Aufnahmen:
Alexander Fischer, Baden Baden
Paavo Blåfield, Kassel
Satz: SOMMER media GmbH & Co. KG, Feuchtwangen
gesetzt in Arbortext APP-Desktop 9.1 Unicode M180
Druck: Grafisches Centrum Cuno, Calbe

ISBN 978-3-13-138972-5 1 2 3 4 5 6

Auch erhältlich als E-Book:
eISBN (PDF) 978-3-13-152632-8

Wichtiger Hinweis: Wie jede Wissenschaft ist die Medizin ständigen Entwicklungen unterworfen. Forschung und klinische Erfahrung erweitern unsere Erkenntnisse, insbesondere was Behandlung und medikamentöse Therapie anbelangt. Soweit in diesem Werk eine Dosierung oder eine Applikation erwähnt wird, darf der Leser zwar darauf vertrauen, dass Autoren, Herausgeber und Verlag große Sorgfalt darauf verwandt haben, dass diese Angabe **dem Wissensstand bei Fertigstellung des Werkes** entspricht.
Für Angaben über Dosierungsanweisungen und Applikationsformen kann vom Verlag jedoch keine Gewähr übernommen werden. **Jeder Benutzer ist angehalten**, durch sorgfältige Prüfung der Beipackzettel der verwendeten Präparate und gegebenenfalls nach Konsultation eines Spezialisten festzustellen, ob die dort gegebene Empfehlung für Dosierungen oder die Beachtung von Kontraindikationen gegenüber der Angabe in diesem Buch abweicht. Eine solche Prüfung ist besonders wichtig bei selten verwendeten Präparaten oder solchen, die neu auf den Markt gebracht worden sind. **Jede Dosierung oder Applikation erfolgt auf eigene Gefahr des Benutzers.** Autoren und Verlag appellieren an jeden Benutzer, ihm etwa auffallende Ungenauigkeiten dem Verlag mitzuteilen.

Wir bitten um Verständnis, dass aus Gründen der Lesbarkeit im Buch durchgehend die männlichen Formen, z. B. Patient, Schüler, Lehrer usw. verwendet werden. Natürlich ist uns bewusst, dass die Pflege überwiegend ein Frauenberuf ist – die Gleichberechtigung der Frau ist jedoch selbstverständliche Grundlage der Konzeption und des Menschenbildes, sodass eine Dopplung der Begriffe unnötig erscheint.

Ihre Meinung ist uns wichtig! Bitte schreiben Sie uns unter

www.thieme.de/service/feedback.html

Vorwort

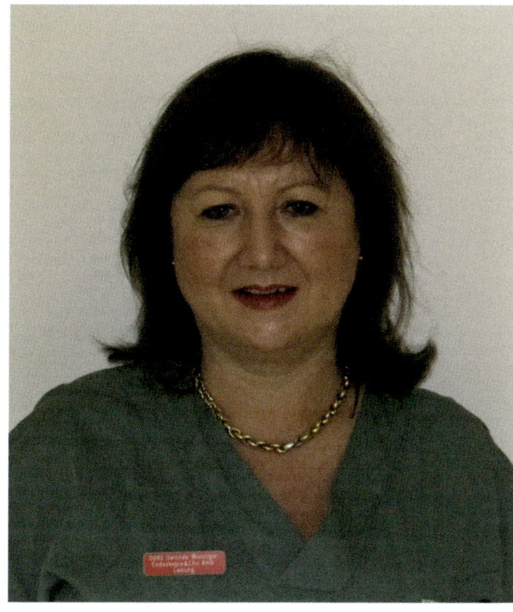

Liebe Kolleginnen, liebe Kollegen,
die Begleitung und Betreuung von Menschen, die ein Stoma erhalten oder erhalten werden, ist eine große Herausforderung, die viel Wissen und Erfahrung voraussetzt. Daher haben wir uns gemeinsam mit dem Verlag entschieden, das Buch für eine 2. Auflage zu überarbeiten und um wichtige Aspekte zu ergänzen.

Vielleicht ist Ihnen aufgefallen, dass wir den Titel des Buches geändert haben. Das hat seinen Grund zum einen darin, dass wir wir ein großes Kapitel zur pflegerischen Kontinenzförderung ergänzt haben, was den Titel der 1. Auflage („Stomatherapie") als zu wenig aussagekräftig hätte erscheinen lassen.

Zum anderen wurde mir bei der Bearbeitung bewusst, wie hoch der Anteil der pflegerischen Beratung bei Menschen mit Stoma oder Inkontinenz ist. Gerade diese Patienten sind wissbegierig und haben ein hohes Bedürfnis, ihre individuelle Versorgung selbst schnell und souverän versorgen zu wollen. Pflegerische Beratung ist hier keine Floskel, sondern gelebte Praxis, die dazu beiträgt, dass die Pflegeempfänger ihren Alltag möglichst ohne Einschränkungen gestalten können.

Nicht zuletzt hinaus haben wir alle Fakten und Handlungsempfehlungen noch einmal auf den Prüfstand gestellt und – wo notwendig – einer Aktualisierung zugeführt.

Liebe Elisabeth, vielen herzlichen Dank für Deine jahrelange gute Zusammenarbeit, Vertrauen und Freundschaft. Danke für die Zeit, die Du für den Dialog zum Thema Stoma- und Kontinenzberatung auch in Deiner wohlverdienten Pension zur Verfügung gestellt hast.

Ein großes Dankeschön gilt meiner Familie und meinen Mitarbeitern für alle Formen der Unterstützung, damit diese 2. Auflage realisiert werden konnte. Danke auch an alle Firmen, die mit Druckkostenzuschüssen die Produktion des Titels unterstützt haben.

Meine Wertschätzung und meinen Dank richte ich ebenfalls an Gabriele Kroboth, die das Kapitel 12 zur Kontinenzberatung verfasst hat, sowie an Karin Meyer, Autorin der Einführung (Kapitel 1).

Im Namen der Herausgeberinnen und aller Autoren
Salzburg
im Frühling 2012 Gerlinde Wiesinger

Anschriften

Hauptverfasserinnen

Gerlinde M. Wiesinger
Pflegeleitung der Interventionellen Endoskopie und Chirurgie Ambulanz Stoma- und Kontinenzberatung
SALK – Gemeinnützige Salzburger Landeskliniken BetriebsgesmbH
Universitätsklinikum für Chirurgie
Hauptstraße 48
A-5020 Salzburg

Elisabeth Stoll-Salzer
Gesundheits- und Krankenschwester und Fachpflegende für Stoma- und Kontinenzberatung im Ruhestand
A-6176 Völs

Autoren einzelner Buchbeiträge

Karin Meyer, M. Ed.
Fachschwester für Kontinenz und Stomaberatung
KLINIKUM-KLAGENFURT am WÖRTHERSEE
Stomaambulanz
Feschnigstraße 11
A-9020 Klagenfurt
Kap. 1

Dr. med. Paul Sungler
Medical Director, Consultant Surgeon
Welcare Hospital
Al Garhoud
Dubai
Kap. 2

Gabriele Kroboth, MSc
Pflegedienstleiterin Mobile Pflege- und Betreuungsdienste
Volkshilfe Steiermark
Beratungsstelle für Inkontinenz
Albrechtgasse 7
A-8010 Graz
Kap. 12

Inhaltsverzeichnis

II Stomapflege

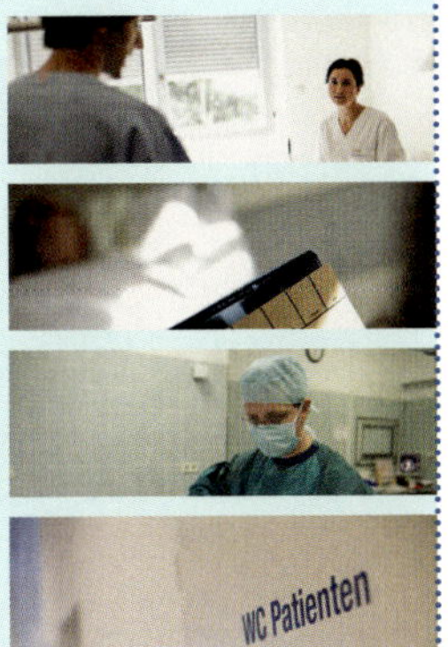

I Grundlagen

1 Einführung in die pflegerische Stomatherapie

Karin Meyer

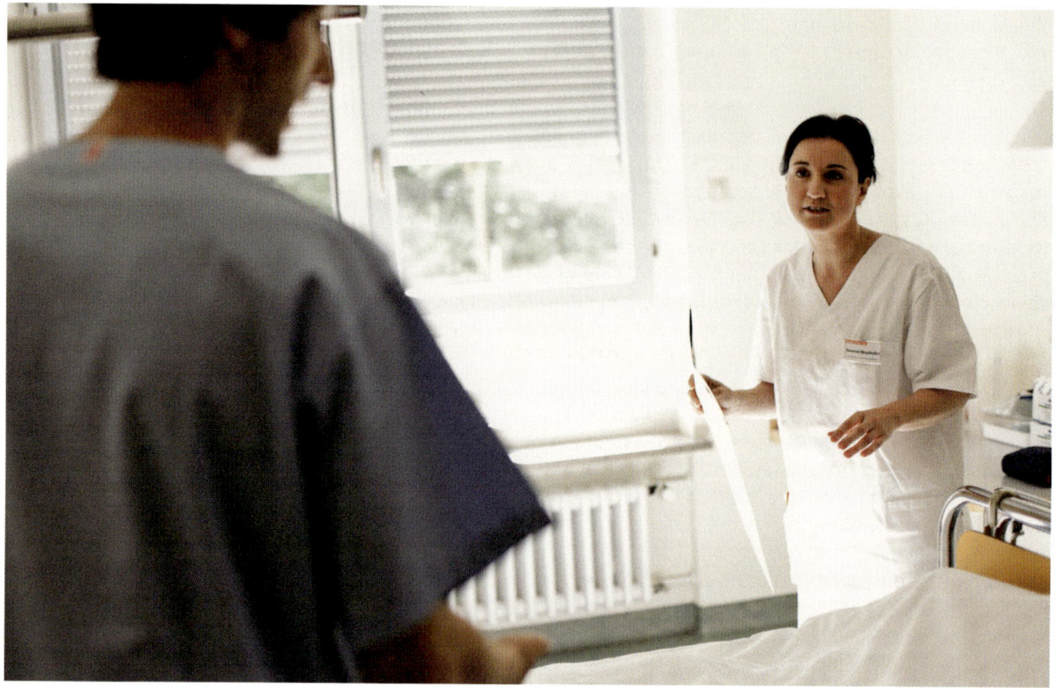

1.1 Aufgaben und Rahmenbedingungen

Aufgrund der demografischen Entwicklung nimmt die Zahl der älteren, multimorbiden Patienten zu. „Die Lebenserwartung der österreichischen Bevölkerung ist in den letzten 30 Jahren um rund acht Jahre angestiegen und wird weiter steigen. Für das Jahr 2030 wird (in der mittleren Variante) für Frauen eine Lebenserweiterung bei Geburt von 87,0 und für Männer von 82,4 Jahren erwartet" (Deutmeyer und Thiekötter 2009, S. 13). Demzufolge und aus weiteren Gründen ist die Kontinenz- und Stomatherapie in der nahen Zukunft aufgefordert, die Maßnahmenplanung für die Stomatherapie so frühzeitig wie möglich zu beginnen. Ebenso werden die Beratungs- und Schulungsaufgaben zunehmend an Bedeutung gewinnen (Schmidt 2005).

Ein Grund ist der Strukturplan Gesundheit (RSG), der geringere Bettenanzahlen und eine verkürzte Aufenthaltsdauer für Patienten vorsieht (www.bmg.gv.at/). Zusätzliche Gründe umfassen die Zunahme neuer Operationstechniken (besonders minimalinvasive Eingriffe), neuere Erkenntnisse in Behandlungsmethoden sowie des Einsatzes der Fast-track-Chirurgie (Gruber und Droste 2006). Eine weitere Folge der neuen Therapiemaßnahmen sind die zunehmenden Chemotherapien und Bestrahlungen bei Rektum- und Koloneingriffen. Durch diese Entwicklungen öffnet sich ein neues Betätigungsfeld für die Stomatherapie mit zum Teil schwierig versorgbaren Wunden und Stomata (Scheele 2004). Zudem wird die Pflege mit selbstbewusster gewordenen Patienten konfrontiert. Es wird immer mehr Recht auf Mitsprache und Information eingefordert (Stöcker 2002).

Präventive Beratungsgespräche sowie professionelle effiziente Begleitung, Schulung und Betreuung der Stomapatienten leisten einen ökonomischen Beitrag in Form von Kosteneinsparung im Gesundheitswesen. Kontinenz- und Stomaberater benötigen für diese Umsetzung einen Handlungsspielraum. Cassier-Woidasky führt hierzu Folgendes an: „Letztlich muss mit dem Anstreben von Autonomie und dem Recht auf professionelles Wissen auch der Besitz von legitimer und formaler Macht ein Ziel der Professionsentwicklung sein" (Cassier-Woidasky 2007, S. 80). Macht darf aber nicht als Selbstzweck verstanden werden, sondern als professionelles Mittel, um Pflegeinteressen darzustellen und durchzusetzen (Cassier-Woidasky 2007). Mit den Anforderungen zur Eigenständigkeit von Spezialisten zeichnet sich ein klarer Trend zur Professionalisierung ab. Mit der Akademisierung der nicht ärztlichen Berufe wird auch deren Verwissenschaftlichung forciert. Die Ergebnisse der Forschung werden dann für die Praxis entsprechend aufbereitet und angewendet (Deutmeyer u. Thiekötter 2009). Kontinenz- und Stomaberater sind gefordert, Forschungsergebnisse und Studien in die Praxis umzusetzen und selbst an Forschungs- und Studienprojekten teilzunehmen.

Betroffene, die während ihres Krankenhausaufenthalts keine Stomaeinschulung erhielten, berichten oft von großer Unsicherheit und Unkenntnis im Umgang mit ihrer Stomaversorgung sowie oft sehr schmerzhafte auftretende Pannen und Komplikationen. Sie äußern Gefühle, wie z. B. „Fühle mich wie im Regen stehen gelassen" oder „Schau wie du damit zurechtkommst". Daraus resultieren nicht selten Verzweiflung, soziale Isolation und Abhängigkeit von Dritten wie Hauskrankenpflege oder Vertrauenspersonen.

Diese Schilderungen und die jahrelange Praxis in der Stomatherapie, die spärlich vorhandene Literatur über die Aufgabenfelder und die dafür benötigten Rahmenbedingungen in der Stomatherapie und die daraus resultierende Bedeutung für die Stomapatienten verlangen nach Aufarbeitung. Ferner stellt eine implementierte Stomaambulanz in Krankenanstalten, in welcher Bauchchirurgie stattfindet, ein Qualitätsmerkmal als Referenz nach außen hin dar.

1.2 Was bedeutet „Stomatherapie"?

In der Fachliteratur finden sich verschiedene Versionen der Stomatherapie, von denen nachfolgend vier Definitionen ausführlich dargelegt werden.

D

- *„Die Enterostomatherapie bemüht sich um die körperliche, seelische sowie gesellschaftliche Rehabilitation von Patienten mit künstlichen Stuhl- oder Harnableitung" (Gallèe 2001, S. 10).*
- *„Das Aufgabengebiet des Enterostomatherapeuten umfasst die Betreuung und Pflege von Patienten mit künstlichen Stuhl- und Harnableitungen" (Feil-Peter 2001, S. 17).*
- *„Die Stomatherapie ist ein Fachgebiet der Krankenpflege bzw. Gesundheits- und Krankenpflege. Ihre Aufgabe und Zielsetzung ist in erster Linie die physische, psychische und soziale Rehabilitation von Betroffenen mit Stomaanlage (künstliche Stuhl- oder Urinableitung). Dabei betrachtet sie den Menschen als Ganzen mit seinem Umfeld" (Esch 2005, S. 13).*
- *„Die Stomatherapie ist ein spezielles Gebiet der Gesundheits- und Krankenpflege [...]. Sie beinhaltet die individuelle und ganzheitliche Pflege, die Beratung und fachliche Hilfe sowie die Rehabilitation von Patienten mit: künstlichem Ausgang des Verdauungs- oder Urogenitaltraktes, kontinenter Stuhl- oder Harnableitung (z. B. Pouch nach Kock, Parks-Pouch, Mainz Pouch) sowie Fisteln und Drainagen" (Stoll-Salzer u. Wiesinger 2005, S. 52f).*

1.2.1 Stoma-Charta

Laut Falk (2007) wurde anlässlich des Weltstomatages im Jahre 1993 durch den Koordinierungsausschuss der Internationalen Stomavereinigung (IOA) die Stoma-Charta verabschiedet. Das Ziel der Charta ist es, diese weltweit umzusetzen und zu bewirken, dass alle Stomaträger das Recht auf befriedigende Lebensqualität haben (Falk 2007). Diese lautet:

„Es ist das Recht von Stomaträgern

- vor einer Operation beraten zu werden, damit sie sich der Vorteile der Operation voll bewusst sind und die wesentlichen Fakten über das Leben mit dem Stoma kennen,
- ein gut angelegtes Stoma zu erhalten, das richtig platziert ist, unter voller und angemessener Berücksichtigung des Wohlergehens des Patienten,
- erfahrene und professionelle medizinische und pflegerische Unterstützung vor und nach der Operation zu erfahren, sowohl im Krankenhaus als auch in ihrer häuslichen Umgebung,
- vollständig und unparteiisch informiert zu werden über alle einschlägigen Stomaartikel, die in ihrem Land verfügbar sind,

- die Gelegenheit zu haben, ohne Vorurteil oder Zwang aus der verfügbaren Vielfalt von Stomaprodukten auszuwählen,
- informiert zu werden über ihre nationale Stomavereinigung und deren Dienste und Unterstützung,
- Unterstützung und Information zu erhalten zum Nutzen der Familie, der persönlichen Bekannten und Freunde, um deren Verständnis für die Bedingungen und Anpassung, die notwendig sind, um einen befriedigenden Lebensstandard mit dem Stoma zu fördern und zu erreichen" (Falk 2007, S. 3).

1.2.2 Anforderungsprofil an Kontinenz- und Stomaberater

Im Gesundheitswesen wird Kompetenz gerne als Gütekriterium herangezogen und hier zusammen mit Leistung und Effizienz genannt (Olbrich 1999): „Kompetenz ist das Zusammenwirken von in einer Person verankerten Komponente des Wissens, des Könnens, der Erfahrung und der Fähigkeiten".

Zur Erfüllung ihrer Aufgaben benötigen Kontinenz- und Stomaberater folgende Kompetenzen:

- Persönliche Kompetenz
- Fachliche Kompetenz
- Sozialkompetenz
- Methodenkompetenz

Persönliche Kompetenz

- **Persönliche Reife und emotionale Stabilität:** Kontinenz- und Stomaberater haben es mit unterschiedlichen Kategorien von Menschen zu tun, mit deren Ängsten, Sorgen und teilweise Aggressionen. Dafür brauchen sie persönliche Reife, Standfestigkeit, Empathie und Einfühlungsvermögen.
- **Abgrenzungsfähigkeit:** Kontinenz- und Stomaberater sollten in der Lage sein, „sich vom Beruf abzugrenzen und distanzieren zu können". Die Tätigkeit kann die eigene Psyche stark strapazieren, daher ist es wichtig, sich beim Arbeitsprozess abzugrenzen, wenn Betroffene die Selbstpflegefähigkeiten verlieren. Olbrich betont: „[...] gerade hier sind die kognitiven Prozesse sehr wichtig, denn wenn starke Gefühle nicht verarbeitet, vielleicht sogar verdrängt werden, kann sich das zum Schaden für die Pflegeperson und den Patienten auswirken: wenn z. B. Mitleiden so stark wird, dass es, nicht mehr kontrolliert, sich zur Euthanasieproblematik entwickelt" (Olbrich 1999, S. 73). Den Pflegenden soll dabei bewusst sein, dass sich die Tätigkeit darauf richtet zu unterstützen und zu begleiten.
- **Beharrlichkeit und Ausdauer:** Die Implementierung und der Aufbau einer Stomaambulanz erfordern einen hohen Grad an Beharrlichkeit und Ausdauer, da sich die Akzeptanz der im Gesundheitswesen tätigen Mitarbeiter nur schrittweise erlangen lässt.
- **Intuition:** Sie ist eine der wichtigsten Kompetenzen, um im richtigen Augenblick das Richtige zu entscheiden, ohne lange darüber nachdenken zu müssen.

Fachliche Kompetenz

- **Qualifikation:** Eine absolvierte Ausbildung zur Gesundheits- und Krankenpflege und idealerweise eine Weiterbildung zum Kontinenz- und Stomaberater und/oder einschlägige Weiterbildungen und langjährige Praxiserfahrung im Umgang mit Stomapatienten.
- **Verantwortungsbereitschaft:** Der Tätigkeitsbereich von Kontinenz- und Stomaberatern wirkt sehr viel im eigenverantwortlichen und interdisziplinären Bereich, demgemäß ist die Verantwortungsbereitschaft eine wichtige Voraussetzung für dieses Arbeitsfeld.
- **Rhetorische/Repräsentationsfähigkeit:** Sie wird für die individuellen Beratungsgespräche benötigt. Diese sind so zu führen, dass sie unabhängig vom Status der Person verständlich und nachvollziehbar erscheinen. Ebenso sind sie Voraussetzung für Fortbildungen und Vorträge vor unterschiedlichem Fachpublikum. Rhetorische und Repräsentationsfähigkeit sind die Visitenkarte der Kontinenz- und Stomaberater für Gespräche mit den Versicherungsträgern, anderen Berufssparten und den Vertretern des Gesundheitswesens.

Sozialkompetenz

- **Konfliktlösungspotenzial und Problemlösungskompetenz:** Dies umfasst die Fähigkeit im Umgang mit auftretenden Widerständen und Konflikten. Nach Kerres und Seeberger (2001) handelt es sich um die Fähigkeit, auftretende Konflikte und Probleme rechtzeitig wahrzunehmen und schnelle, bedürfnisgerechte Lösungen anzubieten. Konfliktfähigkeit erfordert auch die Bereitschaft und Fähigkeit zur verbalen und nonverbalen Kommunikation.
- **Durchsetzungsvermögen und Überzeugungskraft:** Kontinenz- und Stomaberater arbeiten interdisziplinär, sie ordnen eigenverantwortlich Maßnahmen an, vertreten ihre Meinungen, Positionen und Anliegen auch nach außen hin.
- **Multiprofessionalität und Teamfähigkeit:** Beides ist nötig, um interdisziplinär und organisationsübergreifend zu wirken und um an Projekten und Arbeitsgruppen teilzunehmen. Kontinenz- und Stomaberater verfügen über begleitende, unterstützende und beratende Funktion gegenüber Mitarbeitern im Gesundheitssystem.
- **Flexibilität: Hohe Flexibilität** ist erforderlich, um den immer neuen Anforderungen gerecht zu werden,

sich schnell in jede neue individuelle Situation, Beratung und Schulung einzufinden sowie eine gute Terminkoordination bei oft gleichzeitig anfallenden Anforderungen zu ermöglichen.

- **Bereitschaft zur Fort- und Weiterbildung:** Durch laufende neue wissenschaftliche Erkenntnisse, Technologien, Behandlungs- und Operationsverfahren und die daraus resultierenden höheren Anforderungen an die Pflege sind regelmäßige Fort- und Weiterbildungen unumgänglich, um das vorhandene Wissen zu vertiefen, zu aktualisieren und danach zu handeln (Schwartz 2001).

Methodenkompetenz
Diese beinhaltet die Fähigkeit, erlernte, spezielle pflegerische Methoden und Techniken in die Praxis umzusetzen. Kontinenz- und Stomaberater sollten differenzierte Methoden kennen und diese auch anwenden und umsetzen können. Dafür ist es notwendig, sich laufend weiterzubilden, um mit dem neu angeeigneten Wissen individuelle Problemlösungen zu finden (Elzer u. Sciborski 2007).

- **Reflexionsvermögen:** Stomatherapie ist sehr facettenreich, mit unterschiedlichen individuellen Anforderungen und Herausforderungen. Hierbei ist es sehr wichtig, die eigene Rolle und das Rollenverhalten in unterschiedlichen Situationen immer wieder zu hinterfragen, zu reflektieren und zu evaluieren, um daraus neue Handlungsmuster, persönliche Einstellungen und persönliche Reife zu entwickeln. Für Olbrich (1999) kann Reflexion von Regeln und Werten nur mit der eigenen Person gemeinsam erfolgen.
- **Komplexes vernetztes Denken:** Viele oft parallel ablaufende Prozesse verlangen ein komplexes, vernetztes Denken.
- **Edukations- und Beratungsfähigkeit:** Ohne diese Kompetenz können das reichlich vorhandene Wissen und die langjährige Erfahrung nicht an Dritte weitergegeben werden.

1.2.3 Aufgabengebiet der Kontinenz- und Stomaberater

Dieser Abschnitt befasst sich mit dem vielfältigen Aufgabengebiet der Stomatherapie. Hierzu stellten Brown und Randle fest: "Nurses can take a key role in caring for patients with a stoma, both pre- and post-operatively" (Brown und Randle 2005, S. 74). Kontinenz- und Stomaberater leisten Beistand bei der Erhaltung, Anpassung und Wiederherstellung der physischen, psychischen und sozialen Funktionen sowie der Aktivitäten des täglichen Lebens. Stomatherapie umfasst nicht nur Schulung und Beratung, sondern noch vieles mehr **(Abb. 1.1**, S. 6).

1.2.4 Soziale und ethische Aspekte der Stomatherapie

Ein wesentlicher Faktor der Stomatherapie besteht darin, die Betroffenen in ihrer Selbstpflegekompetenz zu unterstützen. Orem beschreibt Selbstpflege folgendermaßen: „Selbstpflege ist die Handlung von reifen und heranreifenden Personen, die Fähigkeiten entwickelt haben, sich selbst in ihren jeweiligen Situationen zu versorgen". „Selbstpflege ist die Ausführung von Aktivitäten, die einzelne Menschen in ihrem eigenen Interesse für das Erhalten ihres Lebens und Wohlbefinden sowie ihrer Gesundheit initiieren und vollbringen" (Orem 1997, S. 112).

Dies erfordert die richtige Einschätzung der Pflegepersonen ihrer Möglichkeiten, kognitiven Fähigkeiten, Ressourcen, Lebensgewohnheiten und vorhandenen Energien. Betroffene benötigen für das Erlangen der Selbstpflege umfangreiches Wissen, damit sie abwägen können, was sie in welcher Situation tun oder unterlassen sollen. Ist die Kompetenz der Betroffenen zur Selbstpflege vorhanden? Reicht sie für die Rehabilitation, zur Heilung, für die Erhaltung der Gesundheit und für die Integration ins Berufsleben aus (Evers 2002)?

Erhebungsinstrumente zur Einschätzung der Selbstpflegekompetenz. Einschätzungen und Erhebungen sind Instrumente, um festzustellen, ob Selbstpflegekompetenz, -einschränkungen oder -defizite vorliegen. Nach diesen Erhebungsergebnissen werden die nötigen Ziele und Maßnahmen mit den Betroffenen selbst und/oder mit deren Vertrauenspersonen oder externen Pflegeeinrichtungen gemeinsam definiert und umgesetzt. Diese Planung vollzieht sich nach folgenden 4 Phasen des Pflegeprozesses:

- **Einschätzung:** In der 1. Phase gilt es festzustellen, ob die Fähigkeiten der Betroffenen für die Selbstpflegekompetenz ausreichend vorhanden sind (Bäumer u. Maiwald 2008).
- **Ursachen und Gründe für Defizite:** In der 2. Phase werden die Gründe bzw. Ursachen eruiert, die zum Selbstpflegedefizit geführt haben, wie z. B. mangelnde Information, Motivation oder mangelnde Fähigkeiten (Bäumer u. Maiwald 2008).
- **Zielsetzung und Planung:** In der 3. Phase werden gemeinsam mit den Betroffenen und/oder mit ihren Vertrauens- bzw. Betreuungspersonen Ziele für das Erlangen der Selbstpflegekompetenz oder für die vollständige, teilweise oder unterstützende Betreuung vereinbart (Bäumer u. Maiwald 2008).
- **Evaluierung:** In der 4. Phase erfolgt die Evaluierung, ob die vereinbarten Ziele erreicht wurden. Ist dies nicht der Fall, beginnt der Zyklus mit neuen Zielvorgaben (Bäumer u. Maiwald 2008).

Evers konstatiert: „Je größer das Wissen des Patienten über die Selbstpflege im Hinblick auf das Stoma ist,

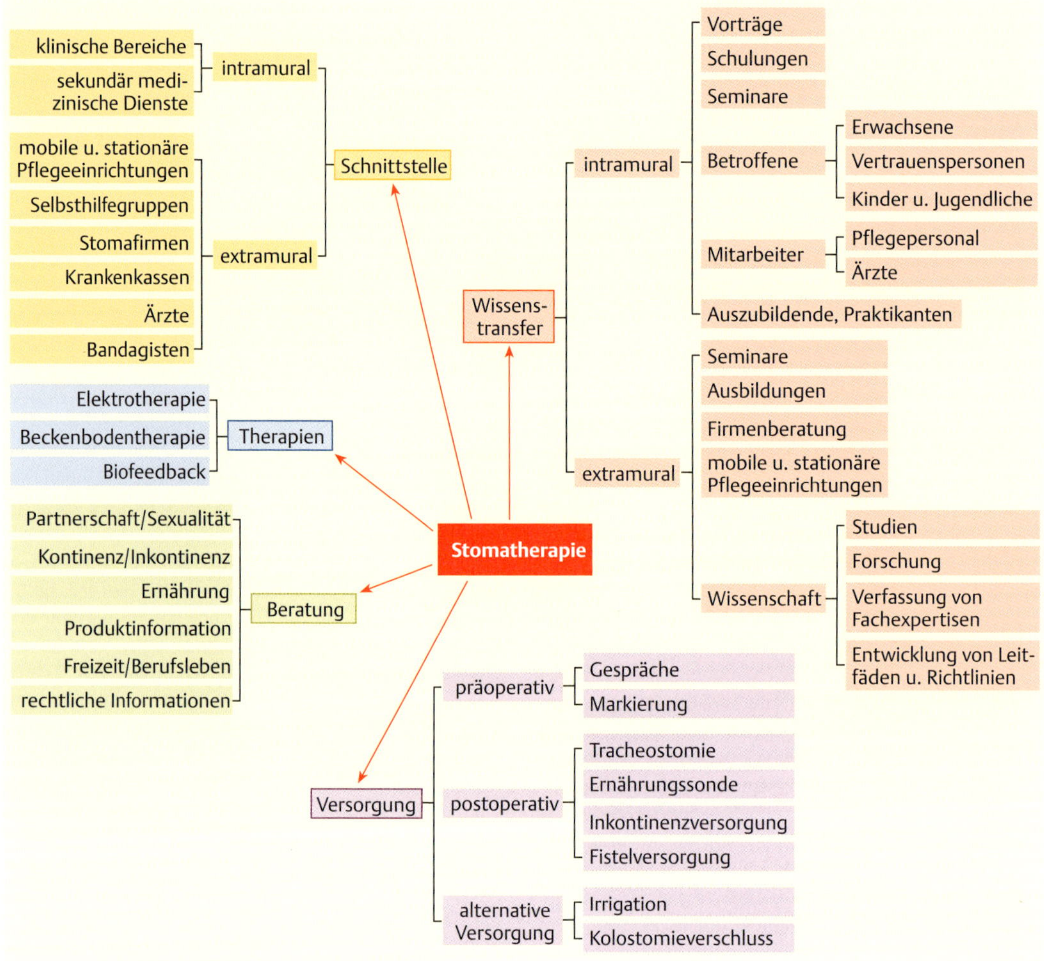

Abb. 1.1 ▪ **Aufgabengebiet** der Kontinenz- und Stomaberater.

desto wahrscheinlicher kann er sein Wissen in adäquaten Selbstpflege umsetzen“ (Evers 2002, S. 188).

Anwaltliche Funktion. Eine weitere erwähnenswerte Aufgabe besteht darin, Partei für die Patienten einzunehmen. Hierbei geht es um den Respekt vor der Menschenwürde und um die Wahrung der Persönlichkeit, die uneingeschränkte Wertschätzung, Empathie und Akzeptanz der Wertvorstellungen, des Glaubens und der Sitten, ohne sich dabei als Pflegeperson in den Vordergrund zu spielen (Benner 2000).

Cassier und Woidasky (2007) führen erweiternd an, Pflegeexperten stellten auch im Sinne professionellen Handelns den Anwalt für die in der Gesellschaft Schwächeren dar, die nicht oder nicht ausreichend in der Lage sind, ihre Interessen klar zu artikulieren und zu vertreten.

1.2.5 Aufgabenkatalog

Der erstellte Aufgabenkatalog erhebt keinen Anspruch auf Vollständigkeit. Hier wurden lediglich die essenziellen Punkte angeführt. Der Aufgabenkatalog ist in einen pflegerischen **(Tab. 1.1)** und einen strukturellen Tätigkeitsbereich **(Tab. 1.2)** unterteilt, die sich entsprechend dem Gesundheits- und Krankenpflegegesetz (GuKG 1997) wiederum in „eigenverantwortlich“, „mitverantwortlich“ und „interdisziplinär“ verzweigen und auf Feil-Peter (2001) aufbauen, wobei sich die angeführten Aufzählungen inhaltlich erweitern und vertieft untergliedern.

Eigenverantwortlicher Tätigkeitsbereich gemäß § 14, Abs. 1 GuKG. Das diplomierte Gesundheits- und Krankenpflegepersonal handelt bei den folgenden Tätigkeiten (z. B. Pflegeprozess, Gesundheitsförderung und

-beratung, Pflegeforschung, administrative Aufgaben) eigenverantwortlich (Weiss-Faßbinder u. Lust 2010).

Mitverantwortlicher Tätigkeitsbereich gemäß §15, Abs. 1 GuKG. Der mitverantwortliche Tätigkeitsbereich regelt die Durchführung diagnostischer und therapeutischer Maßnahmen nach ärztlicher Anordnung (Weiss-Faßbinder u. Lust 2010).

Interdisziplinärer Tätigkeitsbereich gemäß §16, Abs. 1 GuKG. „Im interdisziplinären Tätigkeitsbereich haben Angehörige des gehobenen Dienstes für Gesundheits- und Krankenpflege das Vorschlags- und Mitentscheidungsrecht. Sie tragen die Durchführungsverantwortung für alle von ihnen in diesen Bereichen gesetzten pflegerischen Maßnahmen […]" (Weiss-Faßbinder u. Lust 2010, S. 113). Dazu gehören z. B. die Gesundheitsberatung, Vorbereitung der Patienten und deren Vertrauenspersonen auf die bevorstehende Entlassung aus einem Krankenbereich, Maßnahmen zur Förderung und Erhaltung der Gesundheit (Weiss-Faßbinder u. Lust 2010).

Tab. 1.1 Pflegerischer Tätigkeitsbereich.

	Eigenverantwortlicher Tätigkeitsbereich	Mitverantwortlicher Tätigkeitsbereich	Interdisziplinärer Tätigkeitsbereich
Assessment	▪ Fähigkeiten und Ressourcen der Betroffenen im Umgang mit ihrer Erkrankung und der zu erwartenden OP identifizieren ▪ Auf Wunsch der Betroffenen Vertrauenspersonen einbeziehen (schriftlicher Vermerk in der Pflegedokumentation) ▪ Betroffenen und deren Vertrauenspersonen über die Ergebnisse der pflegerischen Einschätzung informieren	Mitwirkung bei diagnostischen Maßnahmen	Austausch der anamnestischen Informationen mit behandelnden Ärzten und gegebenenfalls anderen Berufsgruppen
Planung	Mit den Betroffenen individuelle Ziele und Maßnahmen planen		Austausch aller am Pflegeprozess beteiligten Personen
Präoperative Phase	Fachlich qualifizierte und kontinuierliche Beratung von Betroffenen und ggf. deren Vertrauenspersonen; Beratung der am Pflegeprozess beteiligten Personen	▪ Begleitung bei ärztlichen Aufklärungsgesprächen ▪ Mitwirkung bei therapeutischen Maßnahmen ▪ Präoperative Stoma-Markierung	Fachlicher Austausch z. B. mit niedergelassenen Ärzten – Zuweisung, Voruntersuchungen, etc.
Postoperative Phase	▪ Anleitung und Beratung aller am Pflegeprozess beteiligten Personen ▪ Durchführung der Stomaversorgung ▪ Beobachtung der Stomata und deren parastomalen Umgebung ▪ Fachlich qualifizierte und kontinuierliche Begleitung der Betroffenen und ggf. deren Vertrauenspersonen ▪ Planung der Schulungsphase, die sich an den Bedürfnissen und Fähigkeiten der Betroffenen orientiert ▪ Stärkung der Selbstpflegekompetenz der Betroffenen und der Pflegekompetenz von Vertrauenspersonen durch Schulungen, Informationen, Begleitung und Beratungen	Durchführung von delegierten ärztlichen Maßnahmen, wie z. B. Überwachung der Medikation, der Ausscheidungen, Drainage-, Naht-, Reiter-, Splintentfernung, etc.	Fachlicher Austausch mit Ärzten, Sozialarbeitern Physio- und Ergotherapeuten, Diätologen, etc.

Tab. 1.1 Fortsetzung.

	Eigenverantwortlicher Tätigkeitsbereich	Mitverantwortlicher Tätigkeitsbereich	Interdisziplinärer Tätigkeitsbereich
	▪ Anleitung und Begleitung der Betroffenen beim selbstständigen Stomaversorgungswechsel		
Entlassung	▪ Beratung der Betroffenen bei der Auswahl der endgültigen Stomaversorgung ▪ Beratung über mögliche Rehabilitationsmöglichkeiten und rechtliche Hilfestellung (z. B. Behindertenausweis) ▪ Ggf. Einschulung von Vertrauenspersonen der Betroffenen zum Versorgungswechsel ▪ Information über alternative Stomaversorgungen, wie z. B. die Irrigation ▪ Informationstransfer in Form von Entlassungsbriefen	Organisation der erforderlichen Stomaartikel für zu Hause	Kontakt zu Bandagisten, Selbsthilfegruppen und gegebenenfalls extramuralen Einrichtungen, etc.
Ambulante Phase	▪ Organisation von Nachkontrollterminen in der Stomaambulanz ▪ Rechtzeitiges Erkennen von Problemen, wie z. B. Stomakomplikationen	▪ Mitwirkung in Spezialambulanzen ▪ Einleitung der erforderlichen Maßnahmen nach ärztlicher Absprache bei Stomakomplikationen ▪ Anleitung und Schulung von alternativen Stomaversorgungen	Kontaktvermittlung zu anderen Berufsgruppen, Psychologen, Sozialarbeitern, Diätologen, etc.
Gesundheitsberatung	Beratung und Begleitung von Betroffenen und gegebenenfalls deren Vertrauenspersonen zu Lebensqualität, Ernährung, Sexualität, Beruf, Freizeit, Schwangerschaft, etc.		Austausch mit Diätologen, Physiotherapeuten, etc.
Evaluierung	Überprüfung, ob die geplanten Maßnahmen zur gewünschten Pflegewirkung führten		

Tab. 1.2 Struktureller Tätigkeitsbereich.

	Eigenverantwortlicher Tätigkeitsbereich	Mitverantwortlicher Tätigkeitsbereich	Interdisziplinärer Tätigkeitsbereich
Qualitätsmanagement	▪ Erstellung, Implementierung, Umsetzung und Evaluierung von Leitlinien auf der Grundlage von evidenzbasierter Pflege ▪ Umsetzung von neuen Pflegekonzepten und -theorien in die Praxis		Austausch mit anderen Berufsgruppen, die mittelbar an die Funktion der Kontinenz- und Stomaberater angrenzen, wie z. B. Chirurgen, Urologen, Stationen, etc.
Patientensicherheit und Pflegequalität	▪ Identifizierung von Verbesserungspotenzialen innerhalb der pflegerischen Handlungsabläufe		Austausch mit allen Berufsgruppen des Gesundheitswesens

Tab. 1.2 Fortsetzung.

	Eigenverantwortlicher Tätigkeitsbereich	Mitverantwortlicher Tätigkeitsbereich	Interdisziplinärer Tätigkeitsbereich
	■ Anleitung, Begleitung und Überwachung bei Abweichungen der festgelegten Qualitätskriterien		Austausch mit allen Berufsgruppen des Gesundheitswesens
Berichtswesen	■ Erstellung einer jährlichen Zielplanung, welche mit Vorgesetzten besprochen wird ■ Erstellung laufender Berichte auf der Grundlage der Zielplanung		Austausch mit Vorgesetzten, Stationen, ärztlichen Teams, etc.
Ökonomie	■ Autonome Planung, Durchführung, Dokumentation und Evaluierung der Leistungen ■ Entwicklung von Instrumenten zur Darstellung der ökonomischen Leistungen sowie der Effizienz (Auslastung, Kosteneffizienz)		Austausch mit mittelbar vorgesetzter Stelle, Wirtschaftsabteilung, etc.
Ökonomie	■ Umsetzung der Kenntnisse über den ökonomischen und ökologischen Umgang mit Versorgungsartikeln im Sinne der Wirtschaftlichkeit und Zweckmäßigkeit ■ Zusammenarbeit mit der Wirtschaftsabteilung der jeweiligen Institution		Austausch mit Wirtschaftsabteilung, Bandagisten, Krankenkassen, etc.
Mitwirkung an Forschung und Entwicklung	■ Mitwirkung an Pflegeforschung und Umsetzung theoretischer Kenntnisse in die Praxis ■ Mitwirkung an der Entwicklung von Versorgungsartikeln im Sinne eines interessenunabhängigen Bindeglieds zwischen Industrie und Betroffenen ■ Durchführung von Anwendungsbeobachtungen neu entwickelter Produkte und deren adäquater Dokumentation		Austausch von Erfahrungen mit Betroffenen, anderen Berufsgruppen im Gesundheitswesen, Krankenkassen, Industrie, etc.
Wissensmanagement	■ Eigenes Wissen sichern durch regelmäßige Teilnahme an Fortbildungen, Seminaren, Kongressen ■ Edukation von Personen, die am Pflegeprozess teilnehmen ■ Zusammenarbeit mit Schulen, Fort- und Weiterbildungsinstituten		Austausch mit Kollegen, Fort- und Weiterbildungsinstituten, etc.
Öffentlichkeitsarbeit	■ Präsentation der Institution nach innen und außen in Form von Vorträgen, Seminaren und Beiträgen in Fachmedien ■ Mitwirkung an nationalen und internationalen Veranstaltungen zur professionellen Weiterentwicklung der Kontinenz- und Stomaberatung		Einbeziehen der Strukturen zur Öffentlichkeitsarbeit der Institution, in der die Kontinenz- und Stomaberater tätig sind

1.2.6 Rahmenbedingungen der Stomatherapie

In der Pflege wird die Qualität unter Beachtung folgender 3 Kriterien beurteilt: Pflegeprozess, Pflegestruktur und Pflegeergebnis (Applebaum et al. 2004).

Prozessqualität

Die Prozessqualität bezieht sich auf die pflegerischen Handlungen und orientiert sich an den geplanten Interventionen. Die besten Ergebnisse werden dann erlangt, wenn die Prozessschritte transparent und nachvollziehbar sind (Haubrock u. Schär 2002). Um dies zu erreichen, gehören die Pflegeleistungen in einem Prozess dargestellt. Cassier-Woidasky erläutern dies wie folgt: „Pflegerisches Handeln erfolgt prozess- und zielorientiert und ist auf psychisches und physisches Wohlbefinden der Patient fokussiert" (Cassier-Woidasky 2007, S.201).

Der Stomaprozess läuft in 4 Phasen ab (Esch 2005): Präoperative Phase, postoperative Phase, Rehabilitation und häusliche Versorgung **(Abb. 1.2)**.

Präoperative Phase
- Präoperatives Gespräch
- Stomamarkierung

Postoperative Phase
- Postoperative Beobachtung und Durchführung des 1. Versorgungswechsels
- Anleitung, Schulung und Beratung der Betroffenen zur Selbstversorgung und/oder Anleitung, Schulung und Beratung von Vertrauenspersonen und/oder anderer Personen im Gesundheitswesen in die Stomaversorgung
- Entlassungsvorbereitung

Rehabilitation und häusliche Versorgung
- Ansprechperson für Betroffene und deren Vertrauenspersonen und andere Personen im Gesundheitswesen
- Informationsweitergabe von Neuentwicklungen auf dem Stomamarkt

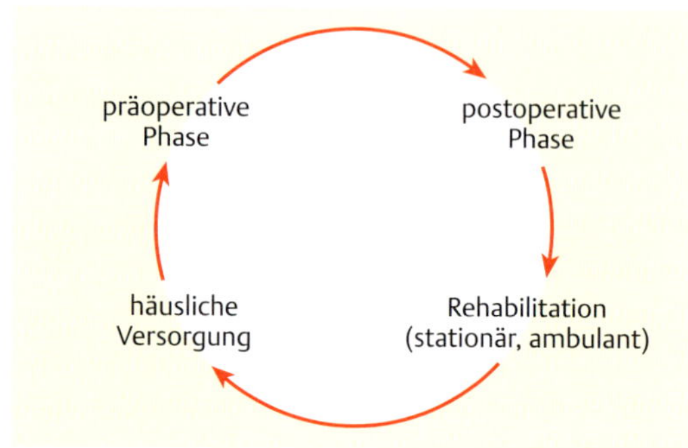

Abb. 1.2 ■ 4 Phasen des Stomaprozesses.

- Analyse des aktuellen Beratungs- und Versorgungsbedarfs
- Ansprechperson bei auftretenden Komplikationen

Seit seiner Entwicklung im Jahr 1957 hat sich der Stomaprozess kaum verändert. Die Zielsetzungen, Anforderungen, Tätigkeitsabläufe und die gewünschten Ergebnisse werden in einem Pflegestandard dargestellt, der in Struktur-, Prozess- und Ergebniskriterien gegliedert ist. Der Pflegestandard beschreibt die Merkmale einer an den Bedürfnissen der Betroffenen und an der Praxis orientierten Stomapflege **(Tab. 1.3)**.

Für die Transparenz und Nachvollziehbarkeit der Leistungen sind ebenso die Erhebung und die begleitende Evaluierung der Kundenzufriedenheit erforderlich.

Die Darstellung der Pflegeleistungen der Kontinenz- und Stomaberater erfolgt in einem Leistungskatalog, in dem der benötigte Zeitaufwand hinterlegt und mit den Mitteln der Selbstdokumentation erfasst wird. Diese Dokumentation ist ein Instrument, um die geleistete Tätigkeit zu erheben, nachzuvollziehen und die Reflexion auf die eigene Tätigkeit zu lenken (Schweitzer-Köppern, 1995, S. 52).

Strukturqualität

Kerres et al. (1999) gliedern Strukturqualität unter organisatorische, personelle und sachliche Ausstattung ein. Dadurch werden die Organisationsziele, Anzahl, Qualifikation und Kompetenz des Personals sowie die Aufbau- und Ablauforganisation hervorgehoben (Kerres

Tab. 1.3 Pflegestandard Stoma (Gruber u. Droste 2006).

Struktur	Prozess	Ergebnis
Kontinenz- und Stomaberater verfügen über die Kompetenz und über ein aktuelles Wissen, um die Stomaversorgung, Beratung und Anleitung der Betroffenen in den einzelnen Phasen der Versorgung adäquat durchzuführen	Kontinenz- und Stomaberater führen die Stomaversorgung nach den vorgegebenen Leitlinien durch. Dabei nehmen sie Rücksicht auf die individuellen Bedürfnisse der Betroffenen. Sie beraten, schulen und betreuen die Betroffenen	Die Stomaversorgung, Beratung und Anleitung wird unter Berücksichtigung der individuellen Bedürfnisse der Betroffenen durchgeführt

et al. 1999). Die Strukturqualität implementiert eine Stab- bzw. Beratungsstelle für die Stomatherapie, mit eigens dafür vorgesehenen Räumlichkeiten und festgelegtem Zeitaufwand. Eine geregelte Anwesenheit der Pflegeperson an Werktagen von Montag bis Freitag gewährleistet eine kontinuierliche Erreichbarkeit in der Kernarbeitszeit. Zugleich benötigen Kontinenz- und Stomaberater einen Zugang zu den medizinischen und pflegerischen Patientendokumentationen. Für die Transparenz erfordert es ein klar definiertes Aufgabenfeld mit einer eigenen Stellenbeschreibung. Die Implementierung und Umsetzung einer Stomaambulanz benötigt die Akzeptanz im multiprofessionellen Team sowie von vorgesetzter Stelle.

Implementierungsmöglichkeiten einer Stomaberatung

Bei der Spezialisierung zum Kontinenz- und Stomaberater stellen sich mehrere Möglichkeiten zur Umsetzung in die Praxis dar:

Pflegedienstleitung möchte eine Stomatherapie einführen. Zur Implementierung einer erfolgreichen Stomatherapie sind personelle, organisatorische, räumliche und materielle Rahmenbedingungen ebenso wie die grundsätzliche Bereitschaft der kollegialen Führung nötig. Die passenden Rahmenbedingungen sorgen für ein günstiges Arbeitsfeld, erzeugen ein hohes Maß an Motivation im Arbeitsalltag und führen zu einer hohen Akzeptanz im multidisziplinären Arbeitsbereich. Pflegepersonen erfahren die Wertschätzung ihrer Tätigkeit seitens der Führung (Gastmans 2003). Daraus resultiert eine hohe Patientenzufriedenheit, die aus der kontinuierlichen Betreuung erfolgt.

Pflegedienstleitung unterstützt die Stomatherapie, richtet aber keine separate Planstelle ein. Hier existieren meistens keine klaren Regelungen. Die Pflegeperson arbeitet auf ihrer Station im unregelmäßigen oder regelmäßigen Dienst mit. Sie ist zur Umsetzung der Stomatherapie sehr auf die Mithilfe und das Verständnis ihrer Kollegen angewiesen. In diesem Fall ist eine kontinuierliche Erreichbarkeit für die Betroffenen nicht gegeben. Die Tätigkeit kann unter diesen Umständen nicht zur Zufriedenheit aller Beteiligten ausgeführt werden. Im Laufe der Zeit können Probleme in der Zusammenarbeit mit den Kollegen entstehen und es stellt sich Frustration, Zerrissenheit ein.

Pflegeperson möchte die Ausbildung zur Stomatherapie absolvieren.

a. Die Pflegedienstleitung bezahlt die Ausbildung, gewährt jedoch keine weitere Unterstützung für die Ausübung der Stomatherapie. Diese Situation findet sich in einigen Krankenhäusern in Österreich, die ein nicht zufriedenstellendes Bekenntnis zur Stomatherapie darstellt. Es gibt keine klare Regelung für die auszuführende Stomatätigkeit. Die Pflegeperson „kämpft an zwei Fronten": im Bereich ihrer eigenen Station und im Stomabereich. Durch die Doppelgleisigkeit kann sie in keinem der beiden Bereiche eine zufriedenstellende Arbeitsleistung erbringen. Die Pflegeperson erhält nicht die Anerkennung, Wertschätzung, die sie sich eigentlich aufgrund ihrer Leistung wünschen würde. Dies kann in der Folge in Unzufriedenheit und zuletzt in Demotivation münden.
b. Die Pflegedienstleitung bezahlt die Ausbildung nicht und führt keine Stelle für Stomatherapie ein. Die Pflegeperson kommt selbst für ihre Ausbildungskosten auf und fühlt sich in ihren Ambitionen und Plänen alleine gelassen. Gastmans beschreibt dies folgendermaßen: „Es kommt zu einem chronischen Gefühl der Unzulänglichkeit als Mensch und als Fachkraft" (Gastmans 2003, S. 107). Die Pflegeperson führt viele Tätigkeiten in ihrer Freizeit durch. Diese Tätigkeiten sind rechtlich nicht geschützt und liegen dadurch in einer gesetzlichen Grauzone.

Strukturelle Rahmenbedingungen

Zur Ausübung ihrer Tätigkeit benötigen Kontinenz- und Stomaberater folgende strukturelle Rahmenbedingungen:

- Mit dem Pflegemanagement erfolgt die Erstellung einer Stellenbeschreibung, die den fachlichen Aufgabenbereich, eine klare Kompetenzzuweisung und die übertragene Verantwortung regelt (Schmidt 2005).
- Eine definierte Arbeitszeit mit festgelegten Zeiten von Montag bis Freitag, um eine kontinuierliche Erreichbarkeit in der Kernarbeitszeit zu gewährleisten.
- Herauslösung aus dem regulären Stationsbetrieb.
- Akzeptanz im multiprofessionellen Team mit Teilnahme an Team- und Abteilungsbesprechungen (Weskamm 2007).
- Möglichkeiten zur Teilnahme an Fort- und Weiterbildungen.

Ausstattung der Stomaambulanz

Um die Intimsphäre der Betroffenen zu wahren und Gespräche ungestört führen zu können, benötigt die Stomatherapie einen eigens für sie vorgesehenen Ambulanzbereich. Dieser Bereich sollte den speziellen Anforderungen der Stomatherapie entsprechen. Dies impliziert ausreichende Raumgröße für Beratungsgespräche, Einschulungen, Versorgungsartikel, Anschauungsmaterial und idealerweise eine Toilette mit ausreichend Platz für Irrigationsschulungen (Gruber u. Droste 2006).

Stomaversorgungsartikel

In Krankenanstalten mit einer hohen Anzahl von Stomaanlagen ist für eine individuelle und qualitative Stomaversorgung und -beratung unumgänglich, alle am Markt zur Verfügung stehenden Stomaversorgungsartikel zu kennen und zur Verfügung zu haben (Stoll-Salzer u. Wiesinger 2005). Voraussetzung dafür ist eine intensive Kommunikation mit dem Einkauf.

Der Zugang zu den Stomaprodukten sollte für alle am Pflegeprozess beteiligten Personen gewährleistet sein. Aus ökonomischen Gesichtspunkten verwalten die Kontinenz- und Stomaberater das Stomadepot zentral (Gruber u. Droste 2006). Dadurch lässt sich totes Kapital darstellende Lagerüberkapazitäten vermeiden und das Problem abgelaufener Produkte auf ein Minimum reduzieren.

Bestellungen können aus ökonomischer Sicht effizienter durchgeführt werden. Musterbestückung von verschiedenen Stomafirmen zur Verwendung in der Stomatherapie ist legitim. Dabei muss aber die Objektivität gewahrt bleiben, die durch eine gleichwertige Wertschätzung aller gängigen Stomafirmen auf dem Versorgungsmarkt erfolgt. Krankenanstalten mit einer geringen Anzahl von Stomaanlagen benötigen in der Regel Stomaprodukte von ein bis zwei Stomafirmen, welche die Palette für die Stomaversorgung abdecken.

Ergebnisqualität

Ergebnisevaluierung ist ein wichtiges Instrument der Pflege und speziell für Experten, um ihr Spektrum an Leistungen und deren Qualität transparent darzulegen. Gruber und Dorste beschreiben dies folgendermaßen: „Die Evaluation dient der Überprüfung der eigenen Arbeit und ist relevant für die Qualitätskontrolle und -sicherung in der Pflege“ (Gruber u. Dorste 2006, S. 51). Dabei werden meistens die Struktur- und Prozesskriterien zur Beurteilung der Pflege herangezogen. Die Qualitätsbeurteilung aus Sicht der Patienten oder des Gesundheitssystems wird derzeit noch vernachlässigt (Applebaum et al. 2004). Eine Möglichkeit der ergebnisbezogenen Qualitätsevaluierung wäre z. B., Stomapatienten einige Zeit nach deren Entlassung zu befragen, wie sie zu Hause mit ihrer Stomaversorgung zurechtkommen und diese Ergebnisse anschließend darzustellen.

Nach Schmidt (2005) sind aus dieser Ergebnisdarstellung objektive Beurteilungskriterien erkennbar. Folglich können Abweichungen erkannt und bearbeitet werden. Die Pflegedienstleitung eines jeweiligen Hauses sollte festlegen, welche Daten regelmäßig zu evaluieren sind (Schmidt 2005).

Ein weiterer Aspekt der Ergebnisqualität ist die Überprüfung der Effizienz der erbrachten Leistungen in Relation zur Wirtschaftlichkeit und Zweckmäßigkeit und ob die Erfordernisse von Wirtschaftlichkeit, Zweckmäßigkeit und der Faktor Nutzen im ökonomischen Sinne eingehalten wurden (Kerres et al. 1999).

Ausbildung

Seit 1997 fällt die Ausbildung zur Befähigung zur Kontinenz- und Stomaberatung gemäß § 64 GuKG (1997) in den Bereich Weiterbildung. Laut diesem besteht keine gesetzliche Verpflichtung zur speziellen Weiterbildung. Ein besonderer Anreiz zum Absolvieren von Weiterbildungen, die der Erweiterung der in der Grundausbildung erworbenen Kenntnisse und Fertigkeiten dienen, liegt darin, dass nach erfolgreicher Abschluss der Weiterbildung gemäß § 12, Abs. 4 die Zusatzbezeichnung *Kontinenz- und Stomaberater* geführt werden darf. Die Weiterbildung erweitert das Wissen und die Befähigungen, wobei die Arbeitsgebiete jedoch gleich bleiben (Weiss-Faßbinder u. Lust 2010).

In Österreich finden die Ausbildungen zur Kontinenz- und Stomaberatung an 3 nationalen Instituten statt: TILAK/Ausbildungszentrum West für Gesundheitsberufe in Innsbruck, Bildungszentrum der SALK Salzburger Universitätsklinikum und Akademie für Fortbildungen und Sonderausbildungen des Unternehmens Wiener Krankenanstaltenverbund. Ab 2013 besteht auch die Möglichkeit, an der Donau-Universität Krems den Universitätslehrgang Kontinenz- und Stomaberatung in 2 Abschnitten zu absolvieren. Der 1. Abschnitt umfasst das Certified Programme, der 2. Abschnitt die akademischen Experten. Das Master-Studienprogramm mit dem Abschluss *Advanced Nursing Practice* als 3. Studienabschnitt befindet sich derzeit noch in der Planungsphase.

Die Weiterbildung an der Tilak Innsbruck umfasst beispielhaft 344 Stunden fachtheoretischen Blockunterricht und 240 Stunden Fachpraktikum. Die Ausbildung zur Kontinenz- und Stomaberatung ist durch den WCET anerkannt. Mit der Ausbildung des Bildungszentrums der SALK kann der Universitätslehrgang 2. Abschnitt (akademische Experten) der Donau-Universität Krems absolviert werden.

1.3 Handlungsfelder der Kontinenz- und Stomaberater

Im Rahmen der Tätigkeit der Kontinenz- und Stomaberater sind 2 Handlungsbereiche hervorzuheben: das Wissens- und das Qualitätsmanagement.

1.3.1 Wissensmanagement

Kontinenz- und Stomaberater fungieren in ihrer Tätigkeit als Wissensvermittler. Sie geben ihr praktisches und theoretisches Wissen, das sie sich durch Teilnahmen an Weiterbildungen, Fortbildungen, Kongressen oder das Studieren wissenschaftlicher Abhandlungen angeeignet haben, an Betroffene, Pflegepersonen und -experten weiter. Der Wissenstransfer, Entscheidungen und Argumentationen sollten sich auf ein fundiertes Wissen stützen. Pflegepersonen müssen sich der professionellen Herausforderung stellen, verfügbares Wissen differenziert zu hinterfragen und zu bewerten, um es in den Pflegealltag implementieren zu können. Das Instrument für die Umsetzung des Wissensmanagement stellt Evidence-based Nursing (EBN) dar.

Evidence-based Nursing

Evidence-based Nursing ist die Basis für die wirksame Stomatherapie und der Garant für gelebtes Wissens- und Qualitätsmanagement. „Evidence-based Nursing ist die Integration der besten wissenschaftlichen Belege mit den vorgefundenen klinischen Bedingungen sowie den Patientenpräferenzen mit dem Ziel der Verbesserung der klinischen Entscheidungsfindung. Die klinischen Kenntnisse und Erfahrungen der Pflegefachpersonen sind das integrierende Element" (Reif 2008, S. 48). EBN sucht nach wissenschaftlich fundierten Belegen, die dann kritisch bewertet und bei Befürwortung in die Pflegepraxis implementiert werden. Auf die Stomatherapie bezogen, sind Kontinenz- und Stomaberater durch ihre Qualifikation, ihr hohes Fachwissen, ihre in der Praxis erworbenen Erfahrungen und mit Unterstützung von EBN befähigt, anfallende Fragen über spezielle Pflegemaßnahmen in der Stomatherapie zu beantworten, wirksame Interventionen zu setzen und nach wissenschaftlichen Belegen zu suchen. Diese Entscheidungsfindungen schließen die Patientenwünsche, die klinischen Bedingungen und die ökonomischen Faktoren ein. Die Umsetzung von EBN erfordert ein in folgenden 5 Punkten methodisches Vorgehen (Reif 2008):

- Formulierung der Fragestellung unter Berücksichtigung der speziellen klinischen Kenntnisse und Praxiserfahrungen
- Literaturrecherche
- Kritische Auseinandersetzung und Beurteilung der Fachliteratur
- Umsetzung der Forschungsergebnisse in die Praxis unter dem Aspekt der gemeinsamen Entscheidungsfindung zwischen Patienten und Pflegepersonal
- Evaluierung der in der Pflegepraxis erzielten Ergebnisse

Zusammenfassend steht EBN für Pflege, die auf dem beruht, was wissenschaftlich bewiesen ist. EBN ist die kritische Auseinandersetzung und Beurteilung von Forschungsarbeiten und deren Implementierung in den Pflegealltag. Die Auseinandersetzung mit EBN fördert bei Entscheidungen eine kritische Denkweise, eine Auseinandersetzung mit wissenschaftlich fundierter Literatur und hebt somit die Qualität in der Pflege.

Wissenstransfer in Richtung betroffener Patienten und deren Vertrauenspersonen

Eine wichtige Voraussetzung im Wissenstransfer mit Betroffenen ist es, in deren Sprache zu kommunizieren. Deswegen ist zu beachten, dass der Wissenstransfer auch dort ankommt, wo er ankommen soll. Oftmals fehlt den Betroffenen das Selbstbewusstsein, einfach nachzufragen oder einzugestehen, dass sie manches nicht verstanden haben. Diesem Manko sollte gerade in einem so sensiblen Bereich rechtzeitig begegnet werden. Ackermann betont: „Der Stomaträger muss bestens angeleitet und betreut werden, damit er in die Lage versetzt wird, mit allen anfallenden Situationen auch alleine fertig zu werden, und an Sicherheit im Umgang mit dem Stoma gewinnt" (Ackermann 2001, S. 8).

Je größer das Wissen der Betroffenen und deren Vertrauenspersonen über die Selbstpflege ist, desto wahrscheinlicher können die Betroffenen ihr erworbenes Wissen in die Selbstpflege umsetzen. Um einen sicheren Umgang mit ihrem Stoma im Alltag zu erreichen, benötigen sie in diesen Situationen eine umfassende Informationsweitergabe wie Informationen über den Umgang mit der Öffentlichkeit, den Familienangehörigen, Freunden und dem Arbeitsplatz ebenso wie solche, die Auskunft über die notwendige Ernährung geben, um mögliche auftretende Komplikationen (z. B. Durchfälle, Stomablockaden) zu vermeiden (Ackermann 2001).

Gerade Stomapatienten haben in der ersten Zeit nach der Stomaanlage Probleme mit ihrer Körperbildveränderung. Durch die Operation selbst und die daraus resultierende Körperbildveränderung können Sexualstörungen auftreten. Hier ist es wichtig, durch einfühlsames Vorgehen den Betroffenen und deren Partner Informationen und Hilfestellungen anzubieten, damit sie ein zufriedenstellendes Sexualleben führen können (Stoll-Salzer u. Wiesinger 2005).

Kontinenz- und Stomaberater sind durch ihr weites Wissensspektrum und ihre Ausbildung befähigt, Betroffene in diesen speziellen Themengebieten zu beraten und zu begleiten. Zur Unterstützung in der Informationsweitergabe stehen einschlägige Informationsbroschüren, wie z.B. Bücher über Sexualität, Ernährung und Lebensqualität zur Verfügung.

Wissenstransfer in Richtung Pflege

Wissenstransfer in der Pflege kann in Mitarbeitergesprächen oder in Anleitungen von Pflegepersonal, Schülern und Praktikanten sowie im Zuge von Fachvorträgen, Mitarbeiterschulungen, Seminaren und Fortbildungen in die Stomatherapie erfolgen. Wichtig ist hierbei, eine angemessene Fachsprache zu finden. Die Pflegepersonen sollen sich auf ihre rhetorischen Fähigkeiten besinnen und lernen, sachlich unter Einbeziehung von theoretischem Hintergrundwissen zu argumentieren.

Bei der Umsetzung neuer Behandlungskonzepte/-methoden oder der Handhabung neuer Materialen resultieren Fehler aus mangelnden praktischen Anleitungen oder unzureichenden Informationen. Derzeit zeigt sich in Österreich, dass die Praktiker wissenschaftliches Wissen in nur geringem Ausmaß in die tägliche Berufspraxis implementieren und umsetzen. Sie verlassen sich primär auf ihren erworbenen Erfahrungswert. Vernetztes Wissen und die Integration von Forschungsergebnissen sind bis zum heutigen Stand noch schwach ausgeprägt.

Laut Conca et al. (2008) benötigt der Pflegebereich speziell ausgebildete Experten wie Kontinenz- und Stomaberater. Diese sind aufgrund ihres fundierten Wissens, ihrer fachlichen Qualität und ihrer langjährigen Praxiserfahrung in der Lage, diese Erfordernisse in den Pflegealltag umzusetzen (Conca et al. 2008). Wollen die Kontinenz- und Stomaberater die Effektivität ihres Handelns, ihr hohes Fachwissen, ihre Methodenkompetenz in der Stomatherapie aufzeigen, ist dafür die Teilnahme an Forschungsprojekten, die Durchführung von Pflegeforschung, die Beteiligung an Studien und die Umsetzung von EBN nötig, um die erworbenen Kenntnisse in die Pflegepraxis implementieren, umsetzen und auf Wirksamkeit und Durchführbarkeit überprüfen zu können. Die erlangten Erkenntnisse gilt es, mit einer Theoriediskussion zu verbinden, die letztendlich den Stellenwert der Stomatherapie im Gesundheitswesen fundiert (Bäumer u. Maiwald 2008).

Wissenstransfer in Richtung Pflegeexperten, Forschung und Weiterentwicklung

Ein reger Diskurs verlangt einen gelebten Wissens- und Informationsaustausch zwischen den Kontinenz- und Stomaberatern, um mannigfache Sichtweisen und vorherrschende Probleme zu diskutieren und zu erläutern. Orem betont in diesem Zusammenhang Folgendes: „Alle Pflegekräfte sollten ihre Anstrengungen auf die Lösung von pflegerischen Praxisproblemen, die Klärung und Synthese ihres Wissens sowie auf die Formulierung und Beschreibung von Erkenntnissen, die bei der Problemlösung erzielt worden sind, ausdehnen" (Orem 1997, S. 452f). Dieser Prozess soll den Wissenstransfer beleben und fördern.

Für die Reputation ist es wichtig, dass Kontinenz- und Stomaberater Fachartikel veröffentlichen, an Forschungsprojekten und Studien teilnehmen, um ihr Spezialwissen einem breiten Publikum zugänglich zu machen (Moers u. Schiemann 2007). In Zusammenarbeit mit der Industrie arbeiten sie unparteiisch an der Weiterentwicklung von Versorgungsprodukten mit. Auf diese Weise fließen Wissen, Ideen, Forschung und Studien unmittelbar in die Stomatherapie ein.

Gastmans (2003) befindet, dass gerade die Forschung besonderen Wert auf die Verbesserung der Pflegepraxis legen sollte. Pflege lebt einen aktiven Prozess zwischen Patient und Pflegenden, der durch gut qualifiziertes Pflegepersonal an Professionalität gewinnt und deren Status gleichzeitig hebt (Gastmans 2003, S. 103).

Schnittstellenmanagement

Kontinenz- und Stomaberater nehmen eine wichtige Stellung bei der Beratung, Schulung, Information, Organisation und Koordinierung im intra- sowie extramuralen Bereich ein. Sie sind gerade durch ihre Erfahrungswerte und ihr weitgefächertes Wissensspektrum für die Bildungsaufgaben im intra- und extramuralen Bereich zuständig und daher speziell einsetzbar (Duimel-Peeters et al. 2007).

Intramuraler Bereich

Im intramuralen Bereich gewährleisten Kontinenz- und Stomaberater eine kontinuierliche Versorgung, indem sie Anordnungen, Durchführungen und Informationen dokumentieren und einen individuellen Pflegeplan für die Betroffenen erstellen. Sie stehen für spezielle Fachfragen und bei auftretenden Problemen für Pflegepersonen und andere am Pflegeprozess involvierte Berufsgruppen zur Verfügung. Außerdem führen sie Einschulungen für Pflegepersonal, Schüler und Praktikanten durch und erstellen Leitlinien für ein einheitliches Vorgehen in der Stomaversorgung, implementieren und evaluieren diese. Ebenfalls verfassen sie Leitfäden,

Informationsblätter für Patienten, wie z.B. für den Umgang mit der Stomaversorgung und der Ernährung.

Esch (2005) spricht in diesem Zusammenhang von integrierter Versorgung: „Generell ist das Ziel der Integration die Bereitstellung umfassender, koordinierter und kontinuierlicher Dienstleistungen, die für einen nahtlosen Versorgungsprozess entlang des gesamten Versorgungskontinuums (Prävention, ambulante Versorgung, stationäre Versorgung, Rehabilitation) sorgen" (Esch 2005, S.16). Bei der Anleitung und Überleitung der Betroffenen ist darauf zu achten, dass eine möglichst hohe Transparenz für alle am Pflegeprozess Beteiligten erreicht und ein gelebtes und gepflegtes Netzwerk zwischen Pflegedienstleistern, Institutionen, Ärzten, Krankenkassen, etc. geschaffen wird (Schütze 2005).

Extramuraler Bereich

Laut Peters-Gawlik (1998) sind die Verknüpfung, der Informationsaustausch und die Informationsweitergabe zwischen intra- und extramuralem Bereich (z.B. Hauskrankenpflege) ein Qualitätsmerkmal der Kontinenz- und Stomaberater. Durch die Informationsweitergabe wird einerseits der kontinuierliche Übergang vom intra- zum extramuralen Bereich gewährleistet und andererseits ein zu befürchtender Informationsverslust möglichst vermieden (Peters-Gawlik 1998). Der Informationsaustausch kann folgendermaßen ablaufen:

- Kontinenz- und Stomaberater bieten den extramuralen Versorgungsanbietern Einschulungen bei den in der Zukunft zu betreuenden Stomapatienten an;
- Verfassung eines Entlassungsbriefes zur Verwendung für die nachbetreuenden Institutionen und Ärzte;
- Rechtzeitige Bestellung der erforderlichen Stomaprodukte für dic Heimversorgung bei einem Bandagisten nach vorheriger Absprache mit den Patienten;
- Telefonische Auskünfte, ambulante Kontrollen durch kontinuierliche Erreichbarkeit in der Kernarbeitszeit.

1.3.2 Qualitätsmanagement

Ein essenzieller Wettbewerbsparameter ist die durch die Kontinenz- und Stomaberater gewährleistete Qualität (Haubrock u. Schär 2002). Der Erhalt dieser Qualität benötigt gut funktionierende Arbeitsabläufe, um die Prozessqualität auf ein hohes Niveau zu bringen bzw. zu halten und zu kontrollieren. Dies erfordert Pflegestandards. Kontinenz- und Stomaberater erstellen diese Pflegestandards, damit ein einheitliches Vorgehen aller am Pflegeprozess Beteiligten gewährleistet wird und evaluieren sowie verbessern diese. Durch die Pflegestandards wird das Wissen der Kontinenz- und Stomaberater an die Beteiligten am Pflegeprozess weitergegeben. Sie vermitteln Sicherheit und Information und halten den Pflegeprozess transparent. Dadurch entsteht ein Band zwischen Theorie und Praxis. Die Qualitätssicherung spielt eine wichtige Rolle bei der Verbesserung der Patientenversorgung, da sie letztlich eine Steigerung der Effizienz und Effektivität von Gesundheitsleistungen erwirkt.

Dienstleistungsqualität

Ein Teil der Qualität im Krankenhaus stellt die Dienstleistungsqualität dar (Haubrock u. Schär 2002). Gegenüber den Sachgütern weisen die Dienstleistungen eine spezielle Besonderheit auf. Die Qualität der Dienstleistungen beeinflussen hauptsächlich die Patienten selbst, da sie den Pflege- bzw. Behandlungsprozess durch ihre persönlichen Bedürfnisse, Erwartungen, Einstellungen und Fähigkeiten bestimmen und ihn so fördern oder auch behindern. Demgemäß bestimmen sie das Ergebnis der Dienstleistung (Matul u. Scharitzer 2002).

Eine implementierte Stomaambulanz in einem Krankenhaus erfüllt den Part der Dienstleistungsqualität. Die Stomaambulanz steigert einerseits dessen Ruf nach außen hin, andererseits kommt es durch die präoperative Markierung und die kontinuierliche und individuelle Betreuung, die auf die individuellen Bedürfnisse und Erfordernisse der Stomapatient seitens einer Fachperson eingeht, zu einem effizienteren und qualitätsgesicherten Einsatz von Personal und Material. Die Betroffenen erlangen durch diese kontinuierliche Betreuung schneller ihre Selbstständigkeit, was in weiterer Folge den sogenannten Drehtüreffekt verhindert.

Beide Faktoren wirken sich positiv auf die Kostenentstehung im Gesundheitswesen aus. Im Falle einer schlechten Stomaanlage, die meistens aus einer fehlenden Stomamarkierung resultiert, und einer schlechten bzw. ungenügenden Einschulung und Betreuung der Betroffenen aufgrund fehlenden Fachpersonals, entstehen Probleme und Komplikationen. Daraus resultieren Kosten einerseits für das Gesundheitswesen in Form von erhöhtem Materialeinsatz, Einsatz von Hauskranken- bis zur 24-Stunden-Pflege und vermehrten Pflegegeldanträgen, was in Folge die Krankenkassen noch mehr belastet und andererseits für die Betroffenen und deren Vertrauenspersonen durch Bindung der Angehörigen, vermehrt kontaminierte Wäsche, zusätzlich benötigte Hilfsmittel und Inanspruchnahme von Hauskrankenpflege.

2 Medizinische Grundlagen

Paul Sungler

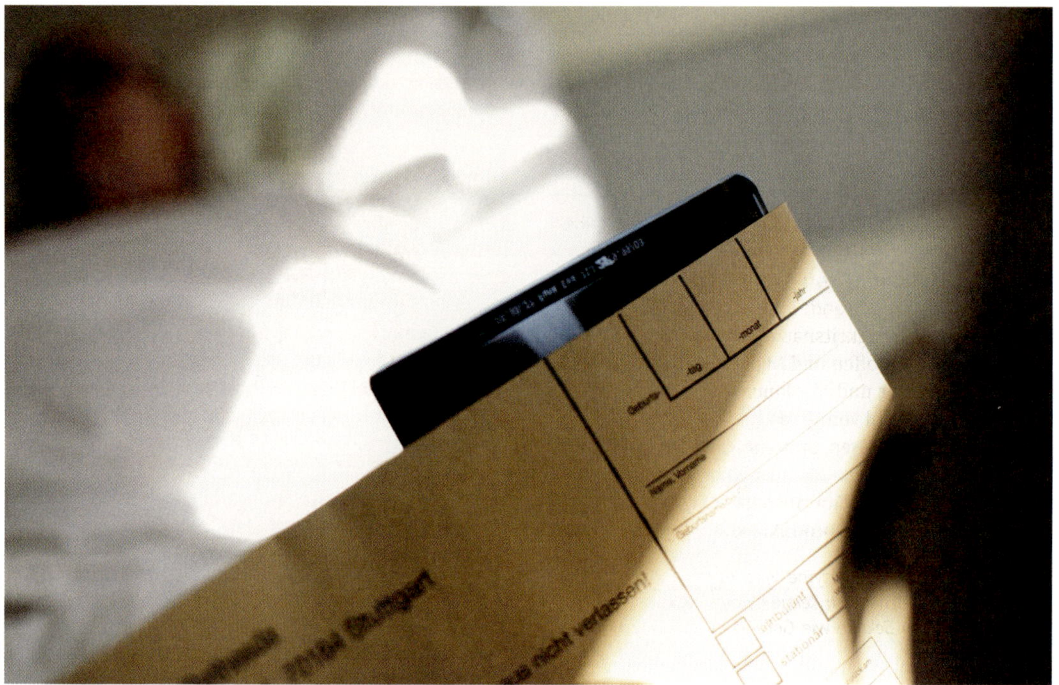

Kann mein Darm nach der Rückverlegung meines Stomas wieder normal funktionieren? Werde ich jemals wieder ohne Beutel am Bauch normal zur Toilette gehen können? Wenige von vielen Fragen, die ich dem Chirurgen vor und nach meiner anstehenden Operation stellen werde. Ich will wissen und verstehen, was mit meinem Körper und der Krankheit geschieht. Die Gespräche mit dem Chirurgen können, wenn sie gut sind, sehr wohl zur besseren und schnelleren Genesung beitragen. Wir alle wissen, dass Fragen nie auf einmal kommen, Erklärungen selten bei einem einzigen Gespräch verstanden werden. Anatomie und Physiologie werden in der Pflegeausbildung ausführlich gelehrt und in diesem Beruf vorausgesetzt. Für die Ausbildung zur Stomatherapeutin und auch für interessierte Lesende dieses Fachgebietes sind die medizinischen Grundlagen eine wichtige Wiederholung, die ein intensives Lernen erfordern, um den Zusammenhang der verschiedenen Operationstechniken mit den Problemen der Stomatherapie zu verstehen. Um Stomaträger versorgen, betreuen und ein Lebensabschnittsbegleiter zu sein, sollte man selbst die Verbindung zwischen dem, was intraoperativ mit dem Körper passiert, den postoperativ auftretenden seelischen Problemen und dem Verständnis des Geschehens durch den Geist herstellen und dem Betroffenen auch wirklich verständlich machen können. Das Vertrauen, das für eine gute Zusammenarbeit mit dem Patienten notwendig ist, erreicht man nur durch Fachkenntnis, praktische Kompetenz und Erfahrung.

2.1 Verdauungsorgane

Der Magen-Darm-Trakt ist die Pforte, durch die Nährstoffe, Mineralstoffe, Vitamine und Flüssigkeiten in den Organismus aufgenommen werden. Bereits ab der 28.–30. Schwangerschaftswoche ist der Verdauungstrakt so weit entwickelt, dass ein Neugeborenes – wenn auch mit modifizierter Ernährung – überleben könnte.

Zentrale Aufgaben

Das Verdauungssystem hat folgende zentrale Aufgaben:
- Flüssigkeits- und Nahrungsaufnahme;
- Kontrollierter Transport der Flüssigkeit durch die Magen- und Darmwand;
- Erhalt des Flüssigkeitshaushalts sowie eines Kreislaufs von Gallestoffen und Mineralsalzen;
- Aufschlüsselung und Verdauung der Nährstoffe mittels einer Vielzahl von Verdauungsenzymen;
- Aufnahme von Salzen, Spurenelementen und Vitaminen;
- Ausscheidung und Abtransport von Verdauungsresten und Stoffwechselprodukten.

M *Die Wirkung der Enzyme wird durch die Salzsäure des Magens, welche auch Keime abtötet, und durch die in der Leber produzierten Sekrete wie Gallenflüssigkeit und Bauchspeichel verstärkt.*

Dazu kommen noch ungeheuer wichtige immunologische Funktionen wie der Erhalt der Barriere nach außen und die Regulation der abschnittweisen Besiedelung des Darmlumens mit diversen Keimen. Störungen der Besiedelung oder der Flüssigkeitsbalance führen zu:
- Durchfall;
- Nahrungsmittelunverträglichkeiten und Allergien;
- Akuten und/oder chronischen Entzündungen der Darmwände (z. B. Colitis ulcerosa und Morbus Crohn).

Organe des Verdauungstrakts

Die Organe des Verdauungstrakts und deren spezielle Funktion werden im Folgenden detailliert dargestellt. Zu den Verdauungsorganen gehören **(Abb. 2.1)**:
- Mundhöhle;
- Speiseröhre;
- Magen;
- Dünndarm;
- Dickdarm;
- Rektum, Analkanal und Beckenboden;
- Bauchspeicheldrüse;
- Leber;
- Gallenblase.

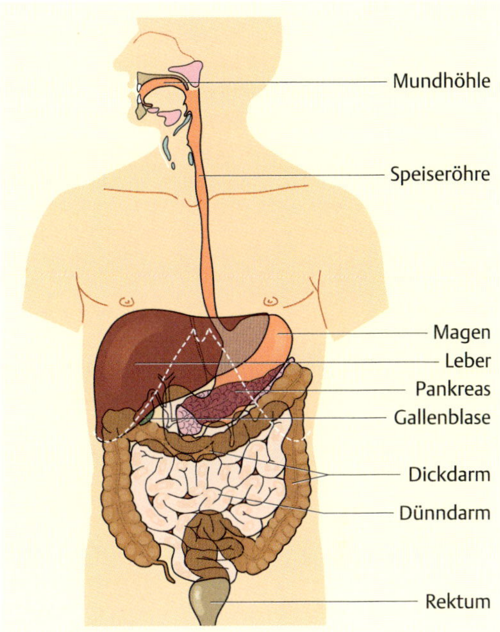

Abb. 2.1 ▪ **Verdauungsapparat.** Alle Anteile – von der Mundhöhle bis zum Rektum – gehören zum Magen-Darm-Trakt, einschließlich Bauchspeicheldrüse, Leber und Gallenblase (nach Schwegler 2002).

2.1.1 Mundhöhle (Cavum oris)

M *Die Mundhöhle ist der von Schleimhaut ausgekleidete Anfangsteil des Verdauungsrohres und umfasst die Wangenschleimhaut, Ober- und Unterkieferregion, die vorderen zwei Drittel der Zunge, den Mundboden sowie den harten Gaumen.*

Die nur bei Säugetieren und dem Menschen vorkommenden Lippen sind für das Saugen, Kauen, Sprechen, Pfeifen, Blasen und Fühlen von großer Bedeutung.

Lokalisation

Begrenzt von den Lippen und den Wangen einerseits sowie den Zähnen und Alveolarfortsätzen (in denen die Zähne befestigt sind) andererseits, befindet sich der taschenförmige Vorhof (Vestibulum oris). Innerhalb der Zahnreihen des Ober- und Unterkiefers liegt die eigentliche Mundhöhle (Cavum oris proprium). Die Zunge befindet sich am Mundboden und darunter die Ausführungsgänge der sublingualen und submandibulären Schleim- und Speicheldrüsen. Seitlich an der Wangenschleimhaut, gegenüber dem zweiten Molaren des Oberkiefers, findet sich jeweils der Ausführungsgang der Ohrspeicheldrüse (Glandula parotis). Am Übergang vom harten zum weichen Gaumen liegt lateral jeweils die vordere Tonsillenregion (Gaumenmandel).

Pharynx

Vom Zungengrund weiter nach hinten gelangt man in den Schlund (Pharynx), welcher sich teilt in:

- Oropharynx nach unten;
- Nasopharynx nach hinten und oben.

Der Oropharynx ist hinter der vorderen Tonsillenregion, dort befinden sich auch das hintere Drittel der Zunge und die vordere Fläche des Kehldeckels, der Epiglottis sowie die umgebende Pharynxwand. Von oben spannen sich der weiche Gaumen und das Gaumensegel mit dem Gaumenzäpfchen (Uvula).

Larynx

Den Übergang in die Luftröhre bildet ab der Unterfläche des Kehldeckels bis zum Unterrand des Ringknorpels der dritte Teil des Schlundes, der Larynx. Somit umfasst dieser die Gegend unmittelbar über und unter den Stimmbändern. Dort bildet der Kehldeckel auch die Abtrennung von der Luftröhre zur weiter hinten liegenden Speiseröhre.

Aufgabe und Funktion

Durch das Kauen werden größere Nahrungsbestandteile zerkleinert und mit dem Sekret der Speicheldrüsen vermischt. Bereits der Speichel enthält Verdauungsenzyme sowie ein Gleitmittel (Mucin). Durch den pH-Wert 7 ist der Speichel mit Kalzium gesättigt und verhindert eine Abgabe von Zahnkalzium an den Speichel. Weiterhin spielt die antibakterielle Wirkung von Speichel für den Zahnerhalt eine große Rolle. Speichel dient auch als Transportmedium für Geschmackstoffe, die zu den Geschmackspapillen der Zunge und den dort befindlichen Rezeptoren führen.

2.1.2 Speiseröhre (Ösophagus)

M *Die Speiseröhre verbindet als 23–26 cm langes Rohr den Schlund (Pharynx) mit dem Magen. Gemessen von der Zahnreihe beträgt die Länge zwischen 37–41 cm **(Abb. 2.2)**.*

Lokalisation

Der Ösophagus beginnt am unteren Rand des Ringknorpels etwa in Höhe des 6. Halswirbels mit dem Ösophagusmund, verläuft vor der Wirbelsäule und hinter der Schilddrüse – eher links gelegen – in flachem Bogen abwärts. Er hat im Bereich der Aufgabelung der Luftröhre, überkreuzt vom linken Hauptbronchus und der Hauptschlagader (Aorta), eine mittlere Enge, verläuft dann rechts der Aorta bis zur unteren Enge, wo er vor der Aorta durch die Zwerchfellschenkel tritt.

Von der mittleren Enge abwärts hat der Ösophagus sehr engen Kontakt mit dem linken Herzbeutel und linken Vorhof, sodass mitunter Vergrößerungen des linken Vorhofs bei Mitralstenose und Linksdekompensation die Speiseröhre einengen und Schluckbeschwerden verursachen, andererseits Tumoren der Speiseröhre in den Herzbeutel einwachsen können.

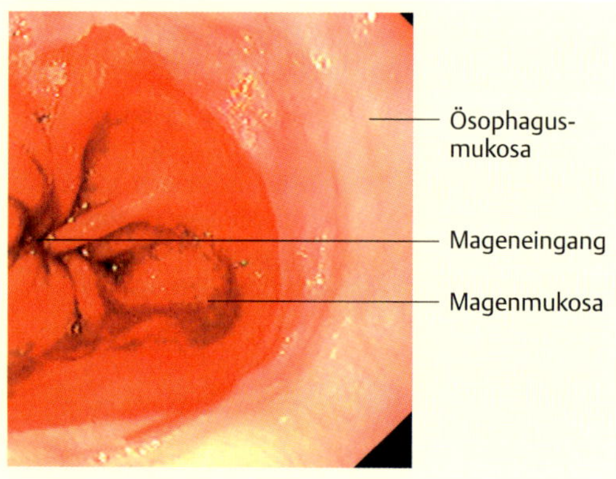

Abb. 2.2 ▪ **Ösophagus.** Endoskopische Ansicht einer gesunden Speiseröhre mit Blick auf den ösophagogastrischen Übergang (nach Classen 2004).

M *Die Nähe zum Herzen wird für eine sehr aussagekräftige Untersuchung des Herzens, der transösophagealen Sonografie (TEE) genutzt, bei der eine spezielle Ultraschallsonde in die Speiseröhre eingeführt und die Schallableitung nicht durch störende Rippenknorpel, Knochen und Lungenluft gestört wird.*

Unterhalb des Zwerchfells mündet der Ösophagus nach 0–3 cm in den Mageneingang (Kardia).

Aufgabe und Funktion

Eine Vielzahl von Muskeln des Schlundes und des Ösophagus ermöglichen ein Anheben, Verkürzen oder Einschnüren des Schlundes. Durch koordinierte wellenartig-ringförmige (peristaltische) Kontraktionen der Speiseröhrenmuskulatur wird der Speisebrei zur Kardia transportiert, welche reflektorisch den Eintritt in den Magen freigibt.

Die Kardia verschließt den Magen in physiologischer Weise zum Ösophagus, um ein Zurückfließen von saurem und galligem Speisebrei zu verhindern. Die Funktionalität der Kardia kann eingeschränkt oder aufgehoben werden durch:

- Alkohol;
- Fettleibigkeit;
- Leberzirrhose und Aszites;
- Anlagebedingte Weite der Zwerchfellöffnung;
- Druckerhöhung im Bauchraum durch eine Schwangerschaft.

Folge dieser eingeschränkten Kardiafunktion wären dann Entzündungen der unteren Speiseröhre, die durch den hochtretenden Mageninhalt zustande kommen. Klinisch verspüren die Patienten Sodbrennen und retrosternale Schmerzen. Durch eine langanhaltende Störung dieser Verschlussfunktion oder laufend wiederkehrende Entzündungsepisoden (Alkoholmissbrauch) kommt es wegen der Säure zu einer tiefergreifenden Entzündung des Plattenepithels, der Refluxösophagitis. Diese kann über Jahre – wahrscheinlich auch durch den Rückfluss von Gallenflüssigkeit – zum Barrettösophagus führen, welcher eine Präkanzerose darstellt.

2.1.3 Magen (Ventriculus, Gaster)

Der Magen ist die größte Ausweitung des Verdauungskanals. Er wird in Mageneingang (Kardia), Magengrund (Fundus), Magenkörper (Corpus ventriculi), Magenausgang (Antrum) und Magenpförtner (Pylorus) unterteilt (**Abb. 2.3a, b**).

Lokalisation

Die Speiseröhre mündet am Magenmund (Ostium cardiacum) in den Bereich der Kardia. Links davon, oberhalb des Magenmundes und nach oben gewölbt, liegt unter der linken Zwerchfellkuppel ein Blindsack (Fundus), der im Stehen mit Luft gefüllt ist und sich auf dem Röntgenbild als charakteristische Magenblase abbildet. Unterhalb des Ostium cardiacum ist der Magenkörper (Corpus ventriculi). An seinem Übergang zur Pförtnergegend (Pars pylorica) findet sich eine unterschiedlich stark ausgeprägte Einschnürung (Incisura angularis), im Jargon der Kliniker als Anguluskante bezeichnet. Der Magenpförtner (Pylorus) wölbt sich mit seinem kräftigen Muskel als ringförmiger Wulst nach innen vor.

Kurvaturen

Weiterhin wird zwischen Vorder- und Rückfläche sowie einer kleineren rechts liegenden und einer größeren links liegenden Krümmung (Kurvatur) unterschieden. An der großen Kurvatur liegt die Milz, welche durch Gefäße eng mit der Magenwand verbunden ist.

Fassungsvermögen

Größe und Form sind sehr unterschiedlich und abhängig vom Füllungszustand. Gelegentlich kommt es besonders bei Frauen zu einem Absinken der großen Kurvatur bis ins kleine Becken (Ptosis ventriculi).

Das Fassungsvolumen des Magens beim Erwachsenen beträgt ca. 2500 ml, beim Neugeborenen hingegen nur 25–30 ml, wodurch sich die häufigen, aber kleineren Mahlzeiten erklären lassen.

Muskel- und Schleimhautschichten

Die Magenwand besteht aus diesen Schleimhautschichten:

- Serosa: Bauchfellüberzug an der Magenwand;
- Muscularis: zum Teil sehr kräftige Muskelschicht;
- Submukosa;
- Mukosa: grau-rötlich gefärbte Schleimhaut.

Die Schleimhautfalten stellen sich entlang der kleinen Kurvatur längs und bilden so die Magenstraße. Der Aufbau der Schleimhaut zeigt im Korpusteil viele flache Felder und Grübchen zwischen und auf den Falten.

Drüsen

Die langen Drüsen des Magens bestehen aus folgenden Zellen:

- Hauptzellen;
- Belegzellen;
- Nebenzellen.

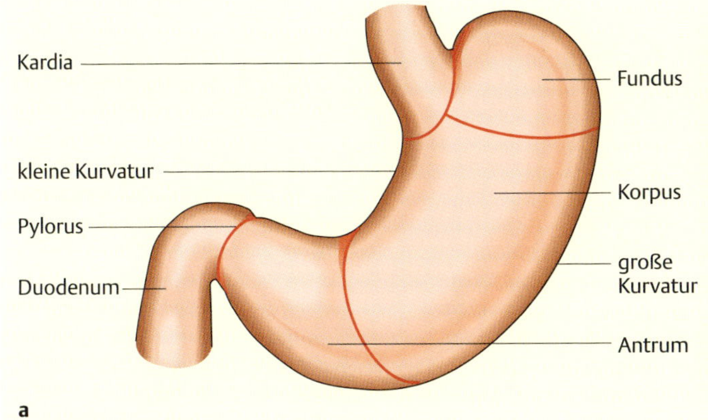

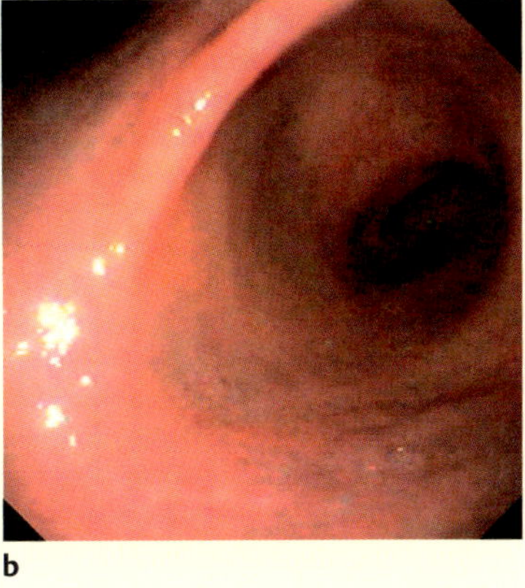

Abb. 2.3 ▪ **Magen** (nach Classen 2004).
a Anatomie des Magens.
b Normalbild der Mukosa im Magen.

Hauptzellen
Die Hauptzellen bilden und lagern Pepsin. Pepsin ist ein Verdauungshormon, welches durch Säure bei einem pH-Wert unter 2,5 aktiviert wird.

Belegzellen
Die Belegzellen sind für die Produktion der Salzsäure verantwortlich.

Nebenzellen
Der Schleim aus den Nebenzellen und der pylorischen Region schützt die Magenschleimhaut vor der Selbstverdauung. Ist die Schleimschicht defekt – was in 80% aller Magengeschwüre und 95% aller Zwölffingerdarmgeschwüre durch die lokale Infektion mit dem Bakterium Helicobacter pylori verursacht wird –, führt dies zu oberflächlichen (erosiven) oder tiefen (ulzerösen) Entzündungen und zur Zellzerstörung.

M *Manche Medikamente (nichtsteroidale Antirheumatika, NSAR) stören die Schleimproduktion in den Nebenzellen, wodurch leichter und häufiger Magengeschwüre auftreten können.*

Aufgabe und Funktion

Die Hauptaufgabe des Magens besteht darin, die aufgenommenen Speisen für die weitere Verdauung und Aufnahme im weiteren Dünndarmverlauf vorzubereiten. Dazu verbleibt die Nahrung zumindest 4 Stunden im Magen und wird dort zuerst in den Außenschichten durch den Magensaft angedaut, in den inneren Schichten wirken die Mundhöhlenfermente weiter. Die Speichelamylase kann Stärke bis zu einem ph-Wert von >5 enzymatisch aufschlüsseln. Die peptische Verdauung zerkleinert vor allem Fleischstückchen und initiiert durch das Aufbrechen der Zellwände die Dispersion von Fetten, Proteinen und Kohlenhydraten. Die der Nahrung anliegenden Magenwände erschlaffen, um die Aufnahme größerer Nahrungsmengen zu ermöglichen. Dabei lagern größere Bestandteile im Bereich der großen Kurvatur, während Flüssigkeit sofort entlang der Magenstraße zum Pylorus gelangt. Durch Muskelwellen und Kontraktionen wird die Nahrung zerkleinert, ohne dass davon etwas von außen zu spüren ist. Der Nahrungsbrei wird letztlich völlig durchmischt, und erst bei einer Partikelgröße von etwa 2 mm erlaubt der Pylorus eine Passage in das Duodenum **(Abb. 1.4)**.

Vor dem Durchtritt des Speisebrei-Magensaft-Gemischs (Chymus) muss die Osmolarität der Nahrung mittels Durchmischung und Verdünnung deutlich herabgesetzt werden, sonst könnte durch den unkontrollierten Flüssigkeitseinstrom in den Dünndarm ein „Dumping-Syndrom" auftreten.

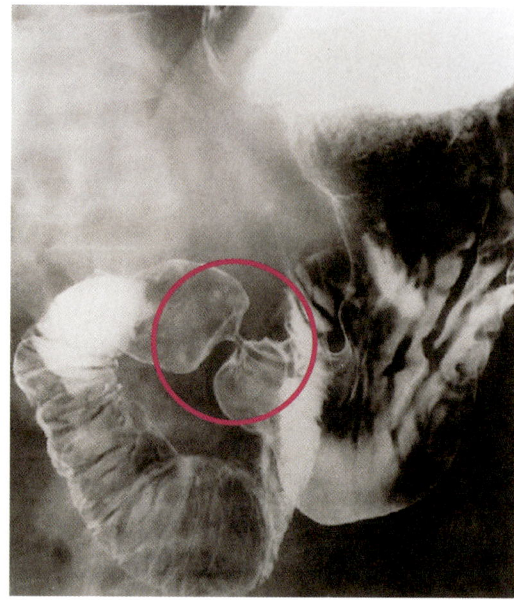

Abb. 2.4 ▪ Röntgenbild des Magens. Darstellung von Magen und proximalem Duodenum. Deutlich zu erkennen sind die Einmündung des Ösophagus, die J-Form des Magens und seine längsverlaufenden Falten im Lumen, der enge pylorische Kanal (roter Ring) und das sich anschließende c-förmige Duodenum (Klinke 2003)

D *Das „Dumping-Syndrom" ist durch einen raschen Flüssigkeitseinstrom in den Dünndarm charakterisiert. Die Entleerung wird von schmerzhaften Krämpfen und Durchfällen sowie den Begleiterscheinungen des Volumenmangels wie Schwindel, Tachykardie und Kopfschmerzen begleitet.*

Autoregulationsmechanismus

Im Ruhezustand wird nur wenig Säure produziert. Bereits der Anblick und/oder Geruch von Speisen – umso mehr noch das Kauen und Schlucken von Nahrung – führt zu einem sprunghaften Anstieg der Säureproduktion.

Säurebildung
Für die Übermittlung der visuellen und osmotischen Reflexe ist der Nervus vagus verantwortlich. Dieser reizt mittels Freisetzung von Azetylcholin die nur in der Antrumschleimhaut gelegenen G-Zellen zur Produktion von Gastrin an, was wiederum zur Freisetzung von Säure und Pepsinogen aus der Fundusschleimhaut führt. Auch Histamine spielen dabei eine Rolle.

Dehnungsreize der Antrumwand führen ebenfalls zu einer Gastrinfreisetzung. Eine Gastrinfreisetzung läuft nur bei einem hohen Ruhe-pH-Wert ab. Umgekehrt bewirkt ein sehr niederer pH-Wert an der Antrumschleimhaut eine Hemmung der Gastrinproduktion.

Dieser negative Feedbackmechanismus reguliert hauptsächlich die Säureproduktion bei der Verdauung. Der Zwölffingerdarm und der nachfolgende Dünndarm spielen aber auch eine Rolle bei der Kontrolle der Säurebildung. Ansäuerung des Duodenums führt zur Freisetzung von Sekretin, welches sowohl die Gastrinproduktion als auch die Säureproduktion direkt hemmt. Durch Fette im Duodenum freigesetztes Cholezystokinin verlangsamt deutlich die Magenentleerung. Umgekehrt kann Gastrin, welches in geringer Menge auch in der Duodenalschleimhaut und im Dünndarm gebildet wird, in Folge der weiteren Passage von Nahrungsbrei nach unten wiederum die Magensäuerung ansteuern. Dies geschieht allerdings nur in einem Ausmaß von ca. 5%, bezogen auf die Gesamtsteuerung.

Intrinsic Factor

Im Magensaft findet sich auch der „Intrinsic Factor", welcher in den Belegzellen gebildet wird und für die Aufnahme von Vitamin B12 im Ileum essenziell ist. Fehlt der Faktor, was gleichzeitig mit dem Mangel an Salzsäure verbunden ist, kommt es zusätzlich zu einer schlechten Aufnahme von Eisen, was eine Störung der Blutbildung (Perniziosa) zur Folge hat.

Abwehr

Die Magensäure ist für die Aufrechterhaltung der Sterilität vom oberen Verdauungstrakt bis zum Dickdarm verantwortlich. Passieren Keime oder Giftstoffe die Magenschleimhaut, werden sie durch eine Unzahl von Mastzellen, Makrophagen und Lymphozyten in der Magenwand bekämpft.

Thermoregulation

Durch die hervorragende Durchblutung der Schleimhaut und der Magenwand ist der Magen ein hervorragender Wärmetauscher, sodass der Mageninhalt schnell auf die für die enzymatische Verdauung notwendige Temperatur gebracht wird. Er schützt auch gegenüberliegende Organe vor dem Auskühlen oder senkt deren Kerntemperatur.

2.1.4 Dünndarm (Intestinum tenue)

D *Die alten Anatomen rechneten das Duodenum bis zur Kreuzung mit den Gefäßen des Dünn- und Dickdarms (Vasa mesenterica superiora). Dies entsprach etwa der Länge von 12 Fingerbreiten, daher der Name Duodenum. Der weitere Dünndarm wird als Jejunum (Leerdarm [2/5]) und Ileum (Krummdarm [3/5]) bezeichnet **(Abb. 2.5)**.*

Beim lebenden Menschen wird die Länge des Dünndarms mit etwa 4–5 m angegeben, wobei in der Literatur die Angaben zwischen 2 und 11 Meter schwanken.

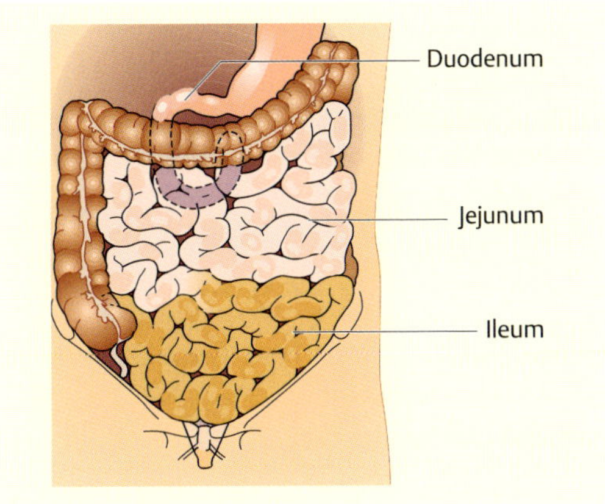

Abb. 2.5 ▪ **Dünndarm.** Er mündet an der Ileozäkalklappe in den Dickdarm (nach Kellnhauser 2004).

Lokalisation

Das Jejunum befindet sich hauptsächlich im linken Oberbauch und grenzt an Pankreas, Milz, linke Niere und Nebenniere sowie an den Dickdarm an. Erkrankungen dieser Organe beeinträchtigen das Jejunum und führen zu einer örtlichen Darmlähmung (Paralyse), wie dies im Röntgenbild vor allem bei der Pankreatitits sichtbar wird. Das Jejunum ist dickwandiger und hat einen größeren Durchmesser und sein Mesenterium (Aufhängeapparat mit den Gefäßarkaden) ist eher transparent und fettarm.

Das Ileum liegt vorwiegend im rechten Unterbauch, ist deutlich mobiler und weist ein sehr fettreiches Mesenterium auf. Der Aufhängeapparat (Mesenterialwurzel mit seinen zuführenden und abführenden Gefäßen und Lymphbahnen) beginnt oberhalb und links neben dem 2. Lendenwirbel und endet rechts unten über dem Kreuzdarmbeingelenk. Abgesehen von Teilen des Duodenums ist der gesamte Dünndarm mit Bauchfell (Mesenterium) überzogen.

Blutversorgung

Die Gefäßversorgung findet bis auf die ersten Zentimeter des Duodenums ausschließlich über die Arteria mesenterica superior statt. Dieses Gefäß versorgt auch den Blinddarm (Zökum) sowie den aufsteigenden und queren Schenkel des Dickdarms (Colon ascendens und Colon transversum) bis zur linken Flexur. Die venöse Entsorgung geschieht analog zur arteriellen Blutversorgung. Die Vena mesenterica und die Milzvene treffen sich hinter der Bauchspeicheldrüse und formen so die Pfortader, wobei der hohe Sauerstoffanteil des Blutes der Vena mesenterica superior zu einem entscheidenden Teil der Oxygenierung der Leber dient.

Muskel- und Schleimhautschichten

Um die Aufnahmefläche zu vergrößern, sind im Jejunum und stark abnehmend im Ileum hoch aufgeworfene Falten (Kerckring-Falten), die im Duodenum und unteren Ileum völlig fehlen. Der histologische Wandaufbau ist identisch zum Magen, zuinnerst die Mucosa, dann die Submucosa, gefolgt von der Muskelschicht und dem Überzug, der Serosa. Vor allem im Ileum befinden sich vermehrt längsgestellte Lymphknotenansammlungen in Form der Peyer-Plaques.

Aufgabe und Funktion

Die Verdauung findet in den Schlingen des Dünndarms statt, der als größtes endokrines Organ zu sehen ist. Der Dünndarm hat riesige Möglichkeiten der Immunabwehr und ist – abgesehen von den ersten 3 cm des Duodenums – kaum krankheitsanfällig. Darüber hinaus bestehen große Organreserven, das heißt zum Leben wird deutlich weniger Dünndarm benötigt als vorhanden ist.

Eiweiß und Kohlenhydrate werden durch das einschichtige Zylinderepithel in das Blutkapillarnetz aufgenommen und über die Vena mesenterica und die Pfortader direkt der Leber zugeführt. Mehrere Liter Wasser und mit diesem jede Menge Nahrung passieren die Darmschleimhaut vom Darmlumen in den Blutkreislauf. Die Nahrungsausbeute ist bei allen Individuen sehr gut, zumeist verbleibt nur unverdaubare Zellulose im Lumen zurück.

Fettverdauung

Die Fettverdauung und Resorption erfolgt im Dünndarm, wo Triglyzeride durch den Bauchspeichel – speziell Lipase unter Einbindung von Gallenflüssigkeit – aufgeschlüsselt werden und Mizellen bilden. Auch fettlösliche Vitamine hängen sich an diese Komplexe und wandern so passiv durch die Mukosa, um sich anschließend wieder zu trennen. Die wiedervereinten Triglyzeride formen mit Cholesterin und Proteinen sogenannte Chylomikronen, welche in die Lymphe ausgeschieden und im Ductus thoracicus bis in den linken Venenwinkel transportiert werden, um in die obere Hohlvene zu fließen. Die Gallensalze werden wieder resorbiert und gelangen neuerlich in den enterohepatischen Kreislauf.

Die Lymphgefäße des Dünndarms spielen eine entscheidende Rolle bei der Fettverdauung, da Fett (Chylus) entlang der regionalen Lymphbahnen in der Zisterne (Cisterna chyli) gesammelt und dann entlang des Ductus thoracicus in die obere linke Hohlvene eingespeist wird.

Eiweißverdauung

Die Eiweißverdauung beginnt bereits im Magen durch die Denaturierung der Eiweißstoffe, die Salzsäure und die Proteolyse sowie das aktivierte Pepsin. Aber erst die Enzyme der Bauchspeicheldrüse im Duodenum zerlegen das Protein in seine Bausteine, die einzelnen Aminosäuren, bevor der Weitertransport in die Pfortader erfolgt.

Kohlenhydratresorption

Kohlenhydrate wie Stärke, Zucker und Laktose machen etwa die Hälfte der Kalorienmenge unseres täglichen Bedarfes aus. Alpha-Amylase aus der Bauchspeicheldrüse zerlegt sehr rasch die langkettige Stärke in kürzere Ketten wie Maltose und Maltotriose. Die Kohlenhydratresorption geschieht aufgrund der hohen Menge an Alpha-Amylase sehr rasch, ein Großteil wird bereits im Jejunum resorbiert.

Flüssigkeitsaustausch

Der Ein- und Ausstrom von Flüssigkeiten ist enorm. Getrunkene Flüssigkeiten, Speichel, Magensaft, Bauchspeichel, Gallen- und Dünndarmflüssigkeit addieren sich zu einer Summe von 8–10 Liter pro Tag. Je mehr hyperosmolare Nahrung zu sich genommen wird, desto mehr Wasser muss der obere Dünndarm zum Ausgleich sezernieren, um das osmotische Gleichgewicht zu halten. Natrium, Kalium, Bikarbonat und Kalzium werden zum Teil aktiv, zum Teil passiv aufgenommen.

Endokrine Funktion und Steuerung

An der Verdauungsarbeit im Dünndarm sind insbesondere folgende Hormone beteiligt:

- Sekretin;
- Cholezystokinin.

Viele weitere zum Teil in ihrer Wirkung noch unvollständig erforschte Hormone steuern sowohl die gastrointestinale Motilität als auch den weiteren Verdauungsablauf (Motilin, Peptid YY, Bombesin, Somatostatin, Vasoactive intestinal peptide – VIP, Gastric inhibitory polypeptide – GIP, Enteroglukagon).

Sekretin

Es wird in der Dünndarmwand gebildet und von dieser bei Kontakt mit saurem Mageninhalt, aber auch mit Fett und Galle freigesetzt. Die Bauchspeicheldrüse sondert daraufhin Wasser und Bikarbonat ab, was die Magensäure neutralisiert. Außerdem steuert Sekretin den Gallefluss, bremst die Magensäureproduktion direkt sowie durch Hemmung der Gastrinfreisetzung und bremst die gastrointestinale Motilität.

Cholezystokinin
Diese wird bei Kontakt mit speziellen Aminosäuren und Fettsäuren abgesondert, wodurch sich die Gallenblase zusammenzieht und gleichzeitig der Schließmuskel am Ausführungsgang (Papille) geöffnet wird. Außerdem setzt Cholezystokinin Enzyme frei.

2.1.5 Dickdarm (Intestinum crassum)

D *Der Dickdarm reicht von der Ileozäkalklappe bis zum After **(Abb. 2.6a, b)**. Er weist eine Länge von 120 Zentimeter auf und ist in Blinddarm (Zökum), aufsteigenden (Colon ascendens), quer verlaufenden (Colon transversum), absteigenden (Colon descendens) und s-förmigen (Colon sigmoideum) Schenkel unterteilt.*

Lokalisation

Das Kolon beginnt am Ende des Ileums, an der Bauhin-Klappe. Am Wurmfortsatz (Appendix vermiformis) laufen die drei schmalen, muskulären Längsbänder (Taenien) zusammen. Die Taenien lassen sich bis zum Ende des Kolons auf Höhe des Promontoriums des Kreuzbeines verfolgen. Die Haustren (lat. Schöpfgefäß) beulen sich zwischen den Taenien vor und werden innen durch halbmondförmige Falten (Plicae semilunares) getrennt. Dadurch ergibt sich das typische Erscheinungsbild des Kolons im Röntgen oder bei der Sonografie. Am Kolon hängen noch mehr oder weniger große Fettanhänge, welche bei adipösen Menschen nussgroß werden können.

Blutversorgung

Die Blutversorgung erfolgt bis zur linken Flexur durch die Arteria mesenterica superior, ab dort durch die Arteria mesenterica inferior. Nur der unterste Anteil des Rektums wird von der Arteria pudenda interna versorgt, einem Ast der Arteria iliaca interna. Die venöse Blutversorgung verläuft analog und entspricht im Wesentlichen der arteriellen Gefäßarchitektur.

Flüssigkeitsversorgung

Das Kolon nimmt Wasser, Natriumchlorid, Ammoniak, Harnstoff und kurzkettige Fettsäuren auf, Kalium und Bikarbonat können ausgeschieden werden. Es regelt entscheidend den Flüssigkeitshaushalt des Körpers. Von den 1500–2000 ml an Flüssigkeit, welche vom Gastrointestinaltrakt in den Dickdarm kommen, verbleiben nur 100–200 ml im Stuhl. Somit werden über 90 % des Wassers im Kolon resorbiert. Das Rektum hat keine wesentliche Resorptions- oder Exkretionsfunktion. Die Resorptionsreserven des Kolons sind enorm, so können mindestens 2500 ml bis maximal 5700 ml aufgenommen werden.

Darmgasentwicklung
Normalerweise werden im Kolon durch Fermentation und Bakterien 100–200 ml Gas gebildet, familiär kann zusätzlich zum Kohlendioxyd Methan produziert werden. Je nach Ernährungszusammensetzung und Menge können bis zu 1200 ml an Flatus entstehen.

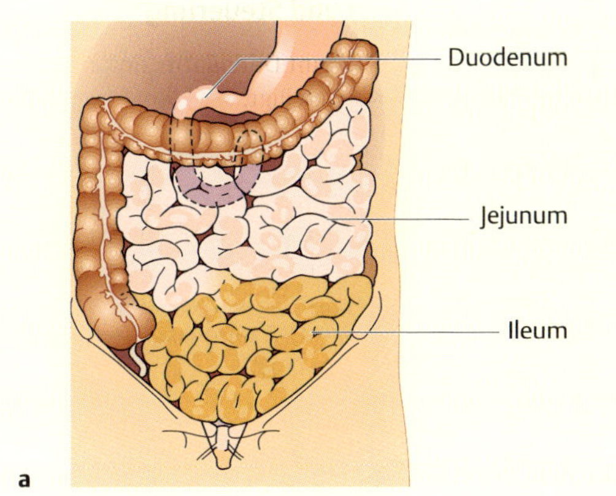

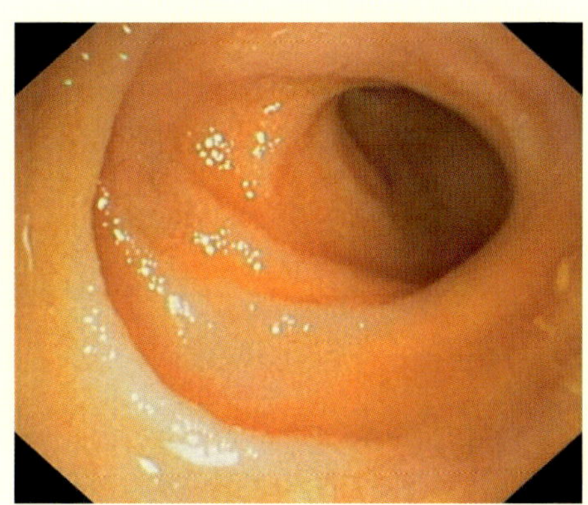

Abb. 2.6 ▪ **Dickdarm** (nach Kellnhauser 2004; Classen 2004).
a Der Dickdarm umgibt wie eine Girlande den in Falten gelegten Dünndarm.
b Normalbild eines terminalen Ileums mit durch Mukosazotten bedingter samtiger Oberfläche.

2.1.6 Rektum und Analkanal

D *Das Rektum schließt sich an das Sigma an. Die Ampulle, der ca. 15–30 cm lange obere Teil des Rektums, geht in den eigentlichen Analkanal über.*

Der Mastdarm ist nicht wie der Name „Rektum" vermuten ließe ein gestrecktes Rohr, sondern zeigt konstant zwei Krümmungen:
- Flexura sacralis;
- Flexura perinealis.

Krümmungen
Die obere Krümmung (Flexura sacralis) legt sich der gekrümmten Innenfläche des Kreuzbeins an. Die untere Flexura perinealis weist bogig nach vorne.

Querfalten
Innen liegen meist drei Querfalten, von denen sich die konstanteste (Plica transversalis recti oder Kohlrausch-Falte) rechts etwa 6,5 cm oberhalb des Afters befindet **(Abb. 2.7)**.

Lokalisation

Oberhalb der Querfalten erweitert sich der Mastdarm zur Ampulla recti, welche sich analwärts verjüngt und in den Analkanal (Pars analis recti) mündet. Der Analkanal ist in folgende drei Zonen unterteilt:
- Zona columnalis mit 6–8 Längsfalten (Columnae anales), dazwischen liegen Einbuchtungen (Sinus anales);
- Zona haemorrhoidalis: unter der Übergangszone von Schleimhaut zu Plattenepithel liegen weite Venenplexus;
- Zona cutanea: hier kommt bereits geschichtetes und verhornendes, stark pigmentiertes Plattenepithel mit Haaren und Talgdrüsen sowie Schweißdrüsen vor.

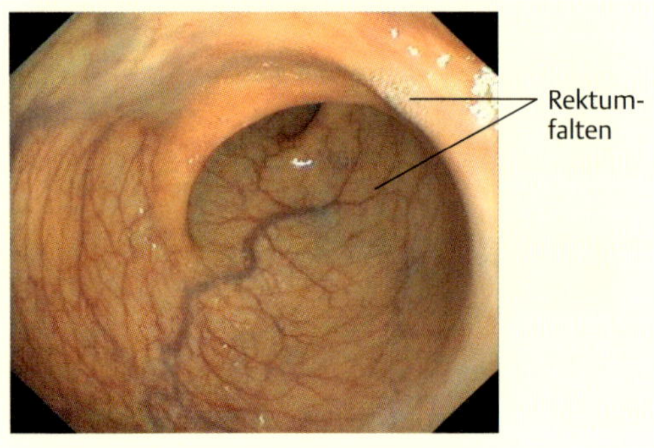

Abb. 2.7 ■ Rektum. Endoskopische Ansicht des gedehnten Rektums nach Luftinsufflation mit zwei von drei Querfalten (Classen 2004).

Muskulatur

Zumindest unterhalb der Falten liegt das Rektum nicht mehr im Bauchraum, ist also nicht mehr mit Bauchfell überzogen, sondern von Fettgewebe und Muskeln umgeben und fixiert. Der Beckenausgang wird durch Muskelplatten verschlossen, die nur enge Durchtrittstellen für den Mastdarm und die Harn- und Geschlechtswege offen lassen: Musculus levator ani und Musculus coccygeus, welche beide größtenteils hinter dem Rektum und zum Steißbein hin liegen. Nach vorne spannt sich das Diaphragma urogenitale mit dem kräftigen Musculus transversus perinei profundus und dem schwachen Musculus transversus perinei superficialis (vor allem beim Mann), die durch Harnröhre bzw. Scheide führen.

Der unwillkürliche innere (Musculus sphincter ani internus) und willkürlich kontrollierbare äußere Schließmuskel (Musculus sphincter ani externus) verschließen den Mastdarm nach außen.

Aufgabe und Funktion

Die Funktionen des Rektums umfassen die Defäkation (Stuhlentleerung) und deren Kontrolle.

D *Die Defäkation ist ein Zusammenspiel von Reflexen. Durch die Dehnungsrezeptoren entspannt sich der innere Schließmuskel, wodurch sich in der Folge der Analkanal füllt.*

Dadurch werden Signale an das Bewusstsein geschaltet, welche je nach Drang und Einnahme einer üblicherweise sitzenden oder hockenden Position durch Erhöhung des intraabdominellen Drucks und Zusammenziehen des Rektums andererseits eine Stuhlentleerung zulassen. Nach der Entleerung spannen sich die relaxierten Muskeln wieder, um die Kontinenz zu ermöglichen.

2.1.7 Bauchspeicheldrüse (Pankreas)

D *Die Bauchspeicheldrüse ist ein retroperitoneales Organ. Die etwa 80–90 g schwere Drüse hat eine langgestreckte Form und ist ca. 15–20 cm lang **(Abb. 2.8)**.*

Lokalisation, Aufgabe und Funktion

Das Pankreas liegt quer im Oberbauch hinter dem Magen und besteht aus:
- Pankreaskopf: liegt in der duodenalen c-förmigen Schlinge;
- Pankreaskörper;
- Pankreasschwanz: reicht bis zur Milz im linken Oberbauch.

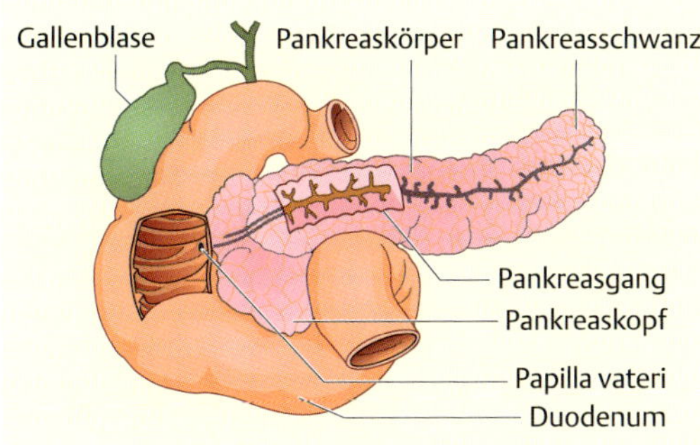

Abb. 2.8 ▪ Pankreas. Das retroperitoneale Organ zieht quer über zwei Drittel des Oberbauchs (nach Kellnhauser 2004).

Exokrine Funktion

Der Pankreashauptgang (Ductus Wirsungianus) beginnt im Pankreasschwanz und drainiert nahezu das ganze Pankreas. Ein kleiner, eher inkonstanter Gang (Ductus Santorini) drainiert kleinere Areale des Pankreaskopfes und mündet in einer kleinen Papille (Papilla minor) oberhalb der Papilla Vateri. An dieser Papille oder wenige mm davor vereinigen sich der Ductus Wirsungianus und der Gallengang. Die Bauchspeicheldrüse produziert etwa 1500–2500 ml einer geruchs- und farblosen Flüssigkeit mit einem pH-Wert von 8,0–8,3.

Endokrine Funktion

Im Pankreasschwanzteil befindet sich das endokrine Inselorgan (Langerhans-Inseln), welches vorwiegend für die Steuerung und Produktion der Hormone Glukagon, Insulin und Somatostatin verantwortlich ist.

2.1.8 Leber (Hepar)

Mit einem Gewicht von etwa 1500 g ist die braunrote Leber das schwerste Organ des Körpers und spiegelt dadurch die Komplexität der Funktionen wider. Sie füllt den gesamten rechten Oberbauch nahezu vollständig aus.

Lokalisation

Von außen wird zwischen einem großen rechten und einem kleineren linken Lappen unterschieden, welche durch das Ligamentum falciforme und das Ligamentum teres geteilt werden. Die funktionelle Trennlinie in rechten und linken Leberteil ist eine gedachte Linie zwischen Vena cava inferior und Gallenblase.

Blutversorgung

Durch die drei Lebervenen und die Pfortadergefäße teilt sich die Leber insgesamt in 8 Segmente. Segment I ist der Lobus caudatus, II–IV liegen links, V–VIII rechts. Durch die Leber fließen pro Minute ca. 1500 ml Blut und sie produziert 250–1000 ml Gallenflüssigkeit.

Aufgabe und Funktion

In den Leberläppchen der Leber arbeiten folgende vier physiologisch-funktionelle Einheiten zusammen:

- Kreislaufsystem;
- Gallengangsystem;
- Retikuloendotheliales System;
- Leberzellen.

Kreislaufsystem

Das Kreislaufsystem mit Zufluss über Pfortader und Leberarterie ernährt die Leberzellen und transportiert die im Darm aufgenommenen Nahrungsbestandteile. Lymphbahnen und Nerven begleiten die Blutgefäße, um Durchblutung und Druck in den Sinus zu steuern.

Gallengangsystem

Durch das Gallengangsystem werden die von den Leberzellen ausgeschiedenen gallenpflichtigen Substanzen abtransportiert. Aus der Leber tritt das gesammelte System letztendlich als Hauptgallengang (Ductus hepatocholedochus) aus.

Retikuloendotheliales System

Das retikuloendotheliale System macht 60 % der Zellmasse der Leber aus. Dazu gehören auch die phagozytierenden Kupfer-Sternzellen und Endothelzellen.

Leberzellen

Die Produkte der Leberzellen dienen dem gesamten Körper, z. B. durch:

- Anabole und katabole Funktionen;
- Herstellung von Gerinnungsfaktoren (Prothrombin);
- Speicherung von Energie.

2.1.9 Gallenblase (Vesica fellae)

Die Gallenblase hat eine birnenähnliche Form. Sie fasst ca. 50 ml Gallenflüssigkeit und ist etw 7–10 cm lang.

Lokalisation

Die Gallenblase liegt entlang der anatomischen Trennlinie zwischen linkem und rechtem Leberlappen. Das 50 ml fassende Organ teilt sich in den meist den Leberrand überragenden Fundus, der auch am muskelstärksten ist. Daran schließt der Korpus mit seinen zahlreichen elastischen Wandanteilen für maximale Speicherkapazität an. Aus dem sich verengenden Infundibulum führt dann der Ductus cysticus in den Hauptgallengang. Unmittelbar vor dem Ductus cysticus liegen innen die sogenannten Heister-Klappen, die aber keine mechanisch wirksamen Regulatoren darstellen.

Aufgabe und Funktion

Die Gallenproduktion in der Leber wird durch vagale Stimulation, Sekretion und Stoffwechselprodukte angeregt. Die Gallenflüssigkeit setzt sich aus Gallesalzen, Cholesterol, Fetten, Proteinen, Lecithin und Gallenfarbstoffen zusammen. In der Gallenblase erfolgt die Lagerung der eingedickten Gallenflüssigkeit. Während Lebergalle hellgrün und flüssig ist, hat die Blasengalle eine schleimig-zähe Konsistenz und ist beinahe schwarz. Die Lebergalle wird etwa auf ein Zehntel der ursprünglichen Menge eingedickt. Der Druck im Gallengang wird durch die Produktion in der Leber und dem Schließmuskelsystem an der Papilla Vateri, dem Sphinkter Oddi geregelt. Die Gallenblase füllt sich bei geschlossenem Sphinkter Oddi. Etwa eine halbe Stunde nach einer Mahlzeit öffnet sich der Sphinkter an der Papille, und die Gallenblase zieht sich unter der Wirkung von Cholezystokinin zusammen.

2.2 Harnorgane

Die Harnorgane besitzen folgende wesentliche Aufgaben, die zur Aufrechterhaltung der Gesundheit des menschlichen Organismus beitragen:

- Regeln des Wasserhaushalts und des Salzgehalts im Blut;
- Scheiden stickstoffhaltige Schlackesubstanzen aus dem Eiweißabbau aus;
- Regulieren den Blutdruck;
- Erhalten das Säure-Basen-Gleichgewicht.

Aus etwa 180 l Urharn, welcher für die Filtration der harnfähigen Stoffe notwendig ist, werden etwa 1500 ml Harn produziert.

Organe des Harnsystems

- Nieren,
- Harnleiter,
- Harnblase,
- Harnröhre.

2.2.1 Nieren (Renes)

Die bohnenförmigen Nieren sind paarig angelegt. Sie wiegen jeweils ca. 160 g. Eine Niere ist ungefähr 12 cm lang, 6 cm breit und 3 cm dick.

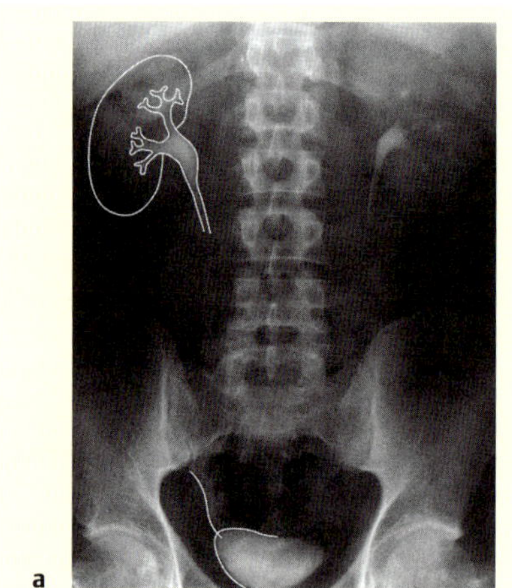

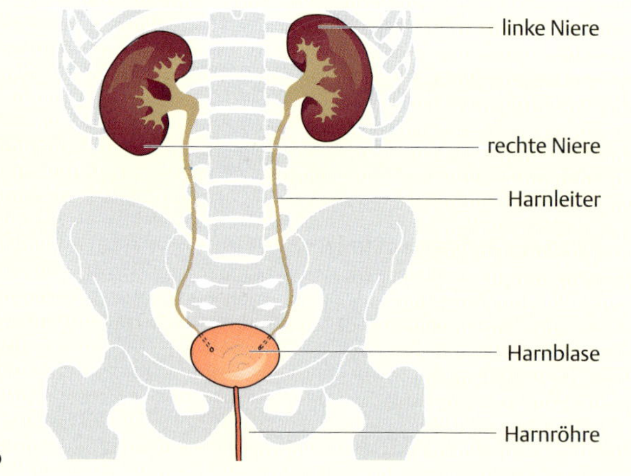

Abb. 2.9 ▪ Harnorgane. Der in den Nieren produzierte Harn wird über die Harnleiter in die Harnblase transportiert und anschließend durch die Harnröhre ausgeschieden (nach Oestreicher 2003; Schwegler 2002).
a Röntgenbild.
b Grafische Darstellung.

Lokalisation

Die Nieren liegen im Retroperitoneum. Sie sind in eine kräftige Fettkapsel eingebettet und werden durch folgende Strukturen geschützt:
- Unterste Rippen;
- Kräftiger Musculus quadratus lumborum;
- Musculus psoas.

Kurze kräftige Arterien aus der Aorta führen pro Minute 750–1200 ml Blut in die Nieren, Venen leiten das Blut in die Hohlvene (Vena cava) zurück. Im Nierenbecken sammelt sich der Harn an den Papillen im Nierenbecken, um von dort über die Harnleiter abtransportiert zu werden. Eine Behinderung oder Ausschaltung der Nierenfunktion führt zu einer Vergiftung des Körpers mit harnpflichtigen Stoffen (Urämie), welche unbehandelt rasch zum Tode führen kann.

2.2.2 Harnleiter (Ureter)

Die paarig angelegten Ureter sind 30–35 cm lange, retroperitoneale Röhren.

Lokalisation, Aufgabe und Funktion

Die Harnleiter überkreuzen die großen Beckengefäße (Vasa iliaca externa) am Eingang in das kleine Becken. Links zieht noch das Colon sigmoideum darüber. Die Ureter münden zu beiden Seiten im Ostium ureteris hinter einer Falte in die Harnblase. In den Harnwegen findet keine weitere Veränderung des Harns statt. Mittels rhythmischer, peristaltischer Bewegungen wird der Harn alle 3–6 Minuten schubweise aus dem Nierenbecken in die Blase transportiert.

2.2.3 Harnblase (Vesica urinaria)

Die Harnblase ist ein ballonartiger Sammelbehälter, der im Bedarfsfall bis zu 800 ml Urin aufnehmen kann.

Lokalisation, Aufgabe und Funktion

Die Harnblase liegt vorne im kleinen Becken. Das muskulöse Hohlorgan sammelt durchschnittlich 350 ml Harn, welcher dann über die Harnröhre ausgeschieden wird. Die Harnblase setzt sich zusammen aus:
- Blasengrund (Fundus vesicae);
- Blasenkörper (Corpus vesicae);
- Blasenscheitel (Apex vesicae).

Das Bauchfell überzieht den dorsalen Teil des Apex und Korpus, überkleidet beim Mann noch die Samenbläschen und geht dann auf das Rektum oder die Gebärmutter über. Ein innerer Ringmuskel (Sphincter vesicae internus oder Detrusor) schließt in einer u-Schleife den durch die Uvula gesicherten Blasenausgang.

Durch den Schließmechanismus des Sphincter vesicae externus kann der Harn bewusst zurückgehalten werden. Das Zurückziehen der Uvula, Entspannen des inneren und äußeren Schließmuskels und Zusammenziehen der Blase leitet die Entleerung ein.

2.2.4 Harnröhre (Urethra)

Die Länge der Harnröhre unterscheidet sich geschlechtsbedingt: beim Mann ist sie ungefähr 20 cm lang, während sie bei der Frau mit 6 cm wesentlich kürzer ist.

Lokalisation, Aufgabe und Funktion

Männliche Urethra

Beim Mann umfasst die etwa kastaniengroße Prostata den Beginn der Harnröhre. Auf dem Samenhügel in der Prostata münden die schlitzförmigen Öffnungen der Samenleiter bzw. des Ausspritzungsgangs. Ab dort führt die Harnsamenröhre in der vom Harnröhrenschwellkörper umgebenen Pars spongiosa im Penis zum Ostium urethrae externum an der Eichel.

Weibliche Urethra

Die Harnröhre der Frau ist sehr kurz und hat einen ähnlichen Verlauf wie die Scheide, mit deren Vorderwand sie fest verbunden ist. Das Ostium urethrae externum mündet in den Scheidenvorhof.

Die unterschiedliche Länge der Harnröhren bei Mann und Frau hat zur Folge, dass Frauen aufgrund der kurzen Harnröhre anfälliger für Harnwegsinfektionen sind als Männer.

3 Stoma-Arten und ihre Anlage

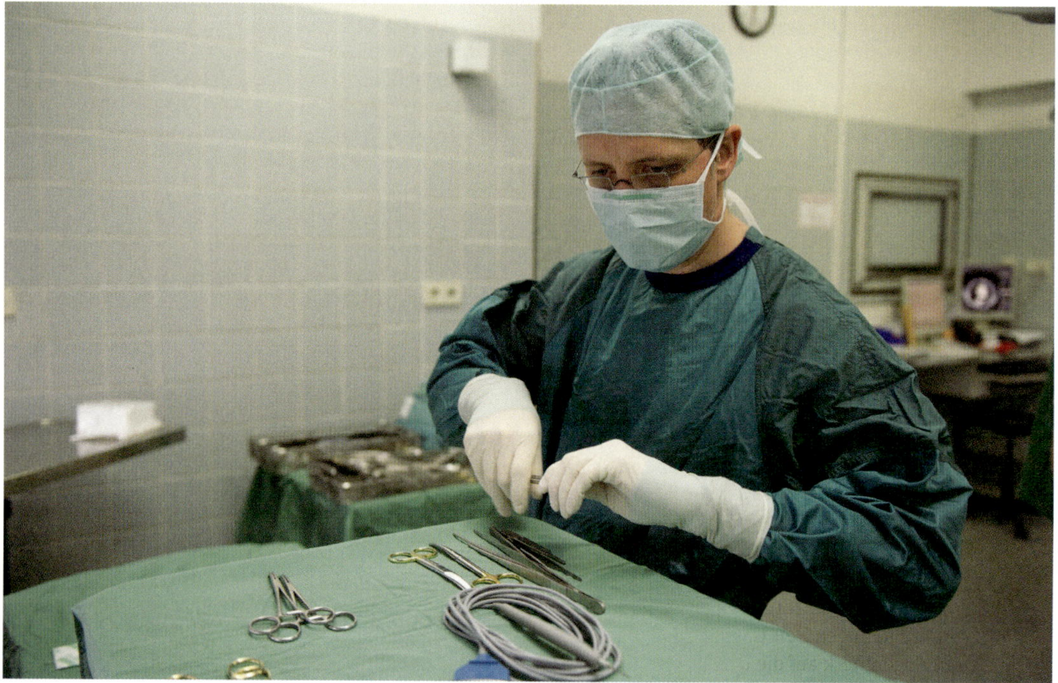

Endlich sind 6 Wochen um! Morgen muss ich wieder in das Krankenhaus zur vorgesehenen Rückoperation meiner Querkolostomie. Das Stoma habe ich zum Schutz bekommen. Mir wurde vor der Dickdarmoperation erklärt, dass ein Teil des Dickdarms mit der „krebsigen" Geschwulst entfernt werden muss. Damit das alles gut abheilen kann, bekam ich vorübergehend ein Stoma. Vor der Entlassung kam die Stomatherapeutin, die mich schonend auf die Zeit als Stomaträger vorbereitet hat, mit verschiedenen Beutelversorgungen zu mir. Wir haben gemeinsam den für mich passenden Beutel ausgewählt. Ich konnte gut mit der Versorgung umgehen und habe das richtige Anlegen des Beutels noch im Krankenhaus in Ruhe gelernt. So hatte ich keine Angst vor dem Nachhausegehen. Die weitere Versorgung für 6 Wochen bekam ich im Sanitätshaus, wobei ich mir ausgerechnet habe, dass ich 3 Beutel pro Tag brauchen werde. Ich bin mit der Menge der Versorgung gut ausgekommen. Einige Ausstreifbeutel, die ich im Krankenhaus für „Notfälle" bekommen habe, nehme ich wieder in das Krankenhaus mit zurück. Die offenen Beutel sind mir nicht sehr sympathisch – aber ich werde sie brauchen, wenn ich wieder eine Spüllösung trinken muss. Der Darm muss ja zur Rückoperation wieder ganz sauber sein, damit die Operation ohne Komplikationen verlaufen kann.

3.1 Einleitung

Nicht immer sind die Reaktionen so positiv wie im obigen Beispiel, und nur wenige Betroffene sind so gut aufgeklärt. Viele Patienten können sich unter einem Stoma oder einem künstlichen Darmausgang zuerst wenig vorstellen.

Im Vordergrund stehen Fragen, wie z. B.:

- Wie kann ich nach der Operation meinen Stuhl absetzen?
- Kann ich den Stuhl irgendwie auffangen?
- Was geschieht mit meinem Körper, wie sehe ich danach aus?

Diese Fragen zeigen, wie wichtig ein präoperatives Gespräch mit dem Patienten ist.

M *Ein aufklärendes, präoperatives Gespräch bei bevorstehender Planoperation ist zwingend erforderlich und muss vor der Operation geführt werden!*

3.1.1 Aufklärungsgespräch

Stomatherapeutin und Chirurg erklären dem Patienten anhand von Abbildungen den Gastrointestinaltrakt mit besonderem Augenmerk auf die Darmfunktion. Er sollte – falls erforderlich – mit dem Patienten und den Bezugspersonen über die Notwendigkeit einer Stomaanlage sprechen, vor allem aber auch über die heutigen Versorgungsmöglichkeiten eines dauernden künstlichen Darmausganges. Der Patient sollte aus einem solchen Aufklärungsgespräch die Überzeugung gewinnen, dass er auch mit einem Stoma ein durchaus lebenswertes Leben führen kann.

Aufklärungsgespräche zwischen Chirurg und Patienten tragen zum besseren Verständnis der bevorstehenden Situation bei, vor allem aber zum Aufbau einer notwendigen Vertrauensbasis. Ein solches Gespräch ist auch für den Operateur belastend! Auch die Chirurgen sprechen nicht gerne über eine Amputation des Enddarms, die immer eine definitive Veränderung des Patienten darstellt. Der Chirurg, der das aufklärende Gespräch führen muss, hat oft (vermeintlich) sehr wenig Zeit, um ausreichend mit dem künftigen Stomaträger zu sprechen.

Viele Ärzte, die selbst noch in der Ausbildung sind, haben noch wenig Erfahrung. Sie wissen noch nicht, mit welchen Problemen ein Stomaträger in seinem alltäglichen Leben belastet ist. Leider wird diesem Aspekt im Ausbildungsprogramm der Ärzte viel zu wenig Augenmerk geschenkt! Das Aufklärungsgespräch ist ein ganz wichtiger Teil der bevorstehenden Operation. Das Gespräch sollte in Ruhe geführt werden. Das Telefon und der Pieps gehören abgeschaltet – der Patient ist die Hauptperson!

Sollte der Patient eine Bezugsperson dabei haben, ist das positiv zu sehen. Eine Stomatherapeutin sollte anwesend sein. Ein Zitat eines englischen Chirurgen aus den 90er-Jahren lautet: **Keine Planung einer Stoma-Anlage ohne Stomatherapeutin!**

3.1.2 Begriffsbestimmungen

Als Stoma oder Stomie (griech.: Mund, Öffnung) werden operativ angelegte offene Verbindungen zwischen einem inneren Hohlorgan und der äußeren Haut bezeichnet. Sie dienen dazu, Stuhl oder Harn abzuleiten oder auch, um Nahrung zuzuführen (Gastrostomie, Jejunostomie).

Je nach medizinischer Indikation unterscheidet man:

- Darmstomata (Kolostoma, Ileostoma);
- Urostomata;
- Gastrostomata (Ernährungsstomata).

Der Anus praeter naturalis (praeter, lat.: an etwas vorbei), oft als „Anus praeter" abgekürzt, ist ein Sammelbegriff für alle künstlichen Darmausgänge. Er gibt allerdings keinen Aufschluss über die Lokalisation des ausgeleiteten Darmabschnitts, weshalb die Begriffe *Kolostoma* und *Ileostoma* vorzuziehen sind **(Abb. 3.1)**.

3.2 Darmstomata

Häufige Gründe für eine Darmstoma-Anlage sind

- Deviation (Umleitung),
- Protektion (Schutz),
- Entfernung nachgeschalteter Darmabschnitte.

Deviationsstomata

Bei chronisch entzündlichen Darmerkrankungen (z. B. Morbus Crohn, Colitis ulcerosa) kann es ratsam sein, bestimmte Darmabschnitte von der Stuhlpassage auszuschließen. Der Darmausgang wird dann vor die betroffene Darmpassage gelegt. Dies kann sowohl im Dünndarmbereich (Ileostoma) als auch im Dickdarmbereich (Kolostoma) geschehen.

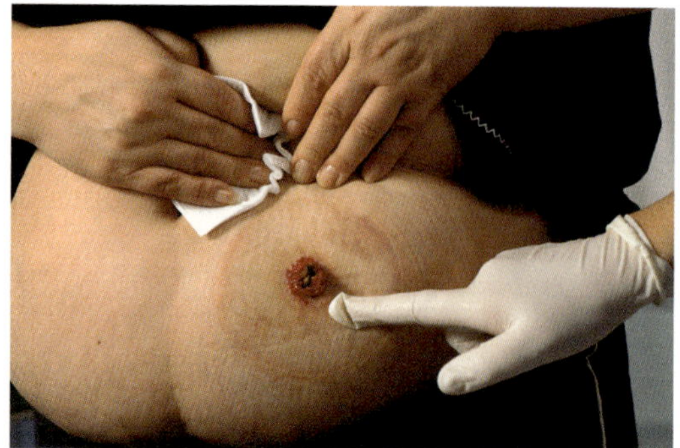

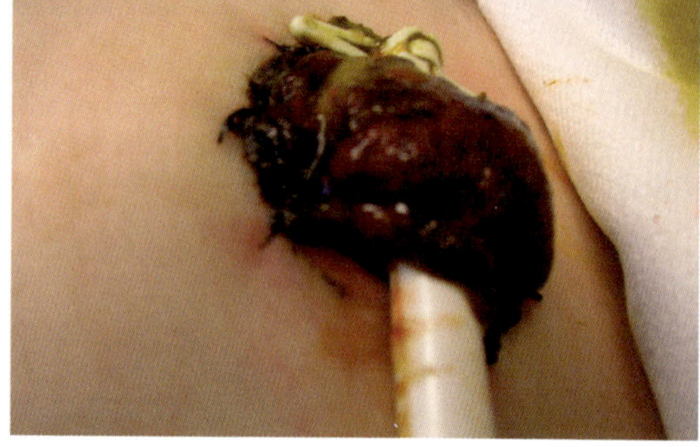

Abb. 3.1 ▪ Darmstomata.
a Kolostoma.
b Ileostoma mit Reiter.

Protektive Stomata
Diese Stomata dienen dazu, um eine operativ angelegte Darmnaht (Anastomose) zu schützen oder um eventuell Fisteln oder Abszesse von der Darmpassage auszuschalten. Besonders bei ausgedehnten Fisteln im Afterbereich (perianale Fisteln) werden protektive Ileostomata angelegt. Diese sind dann meist doppelläufig.

Entfernung nachgeschalteter Darmabschnitte
Wurden ganze Darmabschnitte (z.B. der gesamte Dickdarm) entfernt, wird ein endständiges Ileostoma angelegt. Je nachdem, ob der Schließmuskel erhalten blieb oder nicht, ist eine Rückverlagerung des Stomas möglich.

Um die Inhalte zu vertiefen, können Sie sich das Video „Stoma-Arten" ansehen.

3.2.1 Kolostomata

Die Kolostomata können je nach Indikation und Operationstechnik entweder endständig oder doppelläufig angelegt werden **(Abb. 3.2)**.

Endständiges Stoma
Hierbei wird der erkrankte Teil des Darms entfernt und der Darm einlumig ausgeleitet. In der Bauchhaut findet sich somit nur eine Öffnung.

Doppelläufiges Stoma
Eine eröffnete Darmschlinge wird über dem Hautniveau fixiert, sodass zwei Öffnungen entstehen. Um ein Zurückgleiten des Darms zu verhindern, werden sogenannte Reiter untergeschoben. Der stuhlfördernde Ab-

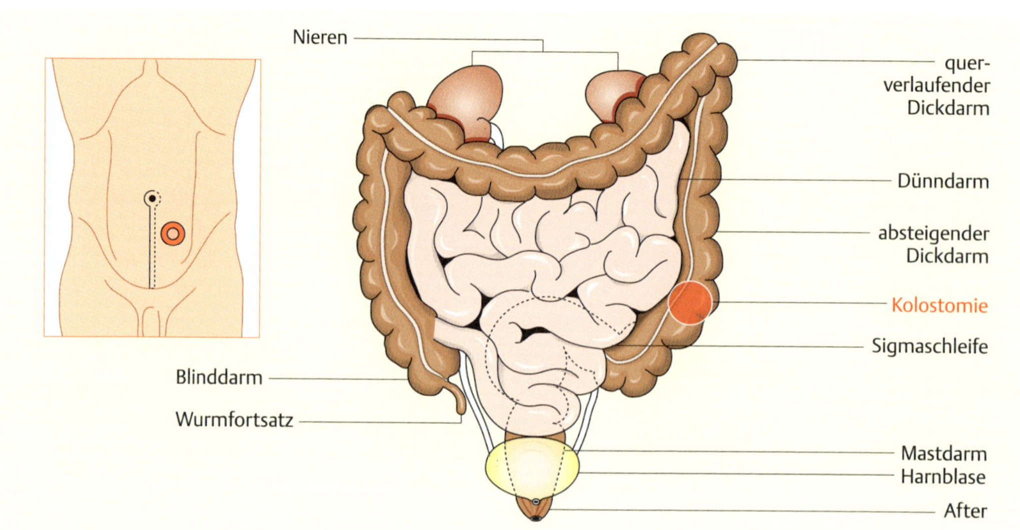

Abb. 3.2 ▪ Kolostoma. Anlage im linken Unterbauch.

schnitt wird als zuführende Schlinge (zum Stoma hin), der stillgelegte Abschnitt als abführende Schlinge (vom Stoma weg) bezeichnet. Diese Stomaanlagen können wieder rückoperiert werden.

Je nach Lokalisation des Stomas unterscheidet man

- Sigmoidostomie,
- Zökostomie,
- Transversum-Kolostomie,
- Deszendostomie.

Sigmoidostomie

M *Kann das Kontinenzorgan nicht erhalten werden oder ist es nicht funktionstüchtig, muss das Sigma endständig ausgeleitet werden. Das Rektum wird dabei meist entfernt.*

Wichtigste Grunderkrankung ist das tiefsitzende Rektumkarzinom, das mitsamt dem Sphinkterapparat entfernt werden muss.

Kolostoma nach Hartmann

Bei dieser Operation wird ein Stück des Sigmas reseziert und das verbleibende Sigma im linken Mittelbauch oder Unterbauch ausgeleitet. Deshalb spricht man von der *Dissektionsresektion nach Hartmann*. Alle anderen Eingriffe, bei denen ein endständiges Kolostoma im linken Unterbauch angelegt und ein Rektumstumpf belassen nennt man *Operation nach Hartmann*.

Das Kolostoma wird als gereiftes Stoma, d.h. leicht über das Hautniveau angelegt. Es ist meistens ein temporäres Stoma, das operativ (in der Regel im linken Unterbauch zwischen Bauchnabel und Darmbeinstachel) zurückverlagert werden kann **(Abb. 3.3)**. Die Stuhlkonsistenz ist nach einer gewissen Zeit wie vor der Operation.

Zökostomie

D *Bei einer Zökostomie handelt es sich um eine Eröffnung des Blinddarms. Das Zökostoma soll den Dickdarm weitgehend von der Stuhlpassage freihalten* ***(Abb. 3.4)****. Es ist eine Art Überdruckventil. Der Vorteil des Zökostomas liegt darin, dass die Rückverlegung ein kleiner Eingriff ist. Allerdings wird diese Anlageform zugunsten der Ileostomie immer seltener.*

Indikation

Indikationen für eine Zökostomie sind: Unterschiedliche Verletzungen und Patienten in sehr schlechtem Allgemeinzustand mit hochsitzendem Dickdarmileus. Die Zökostomie wird heute nur in Ausnahmefällen durchgeführt.

Transversum-Kolostomie

M *Soll der absteigende Dickdarm temporär (vorübergehend) oder palliativ (lindernd) von der Stuhlpassage befreit werden, wird die doppelläufige Transversostomie angelegt* ***(Abb. 3.5)****.*

Indikationen

Indikationen für eine Transversum-Kolostomie sind:

- Karzinom,
- Divertikulose/-itis,
- Strahlenschäden,
- tiefsitzender Ileus,

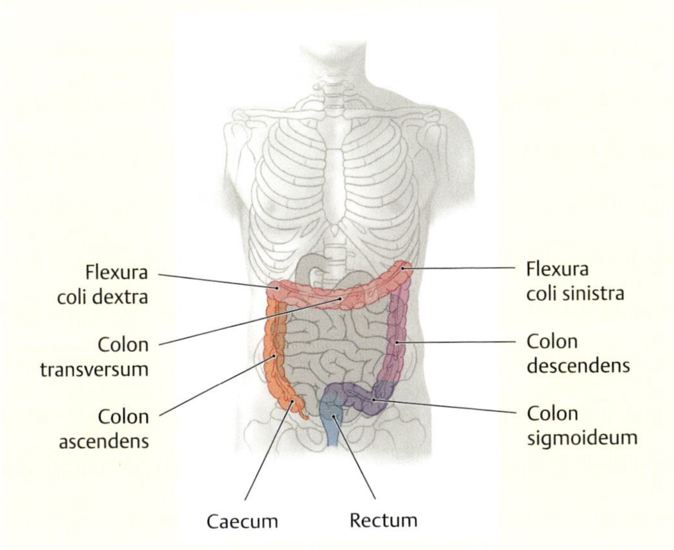

Abb. 3.3 ▪ **Darstellung des Kolons und seine Bestandteile.**

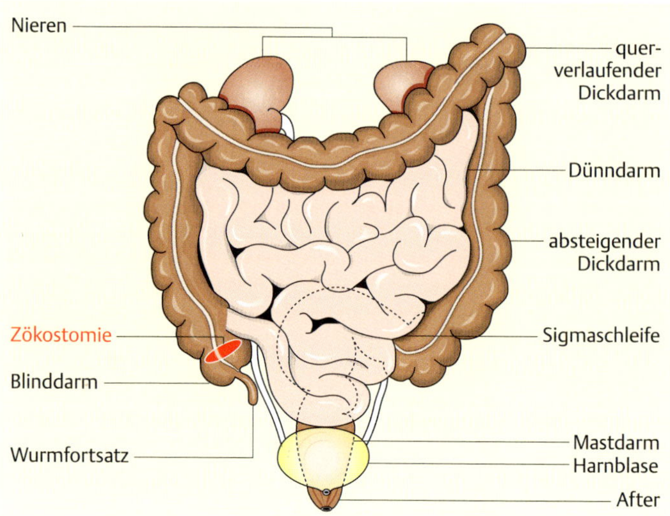

Abb. 3.4 ▪ Zökostomie. Eröffnung des Blinddarmes zur Freihaltung der Stuhlpassage.

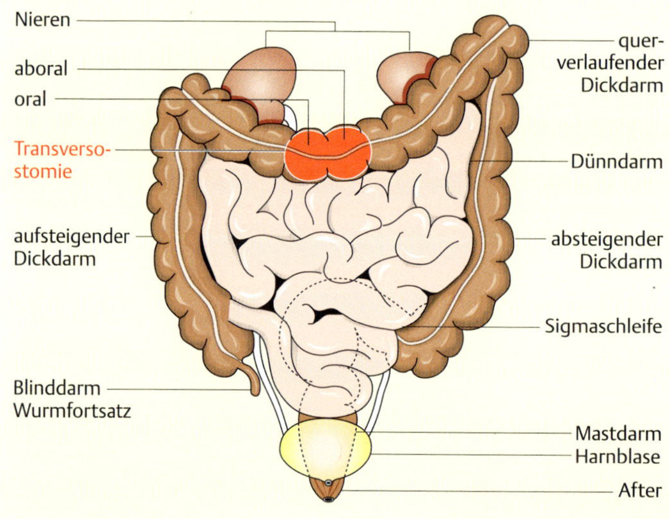

Abb. 3.5 ▪ Transversum-Kolostomie. Anlage, um den aboralen Dickdarm von der Stuhlpassage zu befreien.

- Verletzungen,
- Anastomosenschutz,
- bei Kindern: Atresien, Morbus Hirschsprung, Volvulus, Megakolon und Analatresie.

Operationsverlauf

Der Querdarm wird schlingenförmig auf den Bauch vorgelagert. Bis zur Verklebung der Darmschlinge (ca. 10–15 Tage) mit der Bauchdecke wird ggf. ein Reiter unter die Schlinge gelegt.

Die vordere Wand der Darmschlinge wird eröffnet. Die Eindickung des Stuhls ist in der Regel gegenüber dem Zustand vor der Operation kaum oder nicht verändert. Die Stuhlkonsistenz kann dünn- bis dickflüssig sein.

Rückoperation

Handelt es sich um ein protektives Stoma, so kann dieses meist nach 6–12 Wochen rückverlegt werden. Nach den Voruntersuchungen wird der Patient optimal vorbereitet, wozu vorweg der zuständige Chirurg befragt werden muss. Außerdem sollte der Operationsbericht gelesen werden – Achtung bei Fisteln!

Zur Vorbereitung des Dickdarms bei Patienten mit einer Querkolostomie wird empfohlen:

- Den zuführenden Schenkel durch Trinken der Spüllösung zu säubern;
- Den abführenden Schenkel mittels Irrigation zu säubern.

Zuführender Schenkel

Stomabeutel entfernen, Spülbeutel des Irrigationsets umlegen. Der Patient trinkt die Spüllösung, der Stuhl entleert sich durch den zuführenden Schenkel in den Spülbeutel, der dann in die Toilette entsorgt werden kann (S. 89, Irrigation). Ist die Ausscheidung „kamillenteeartig", ist der zuführende Schenkel sauber.

Abführender Schenkel

Der Stomaträger sitzt direkt auf der Toilette bzw. leitet den Spülbeutel direkt in die Toilette. Die Spülung erfolgt mit handwarmem Wasser in den abführenden Schenkel. Das Wasser entleert sich durch den Schließmuskel direkt in die Toilette. Kommt anal sauberes Wasser, ist die Spülung beendet.

Irrigoskopie (Röntgenkontrasteinlauf)

Zur Klärung der Rückoperabilität wird entweder eine Kolonoskopie und/oder ein Röntgenkontrasteinlauf durchgeführt, um die tatsächliche Heilung nach der Erstoperation nachzuweisen und Undichtigkeiten im Anastomosenbereich, Fisteln, Engstellen oder Entzündungen auszuschließen. Da Stomata gelegentlich im Rahmen einer Notoperation angelegt werden, ist eine Abklärung des gesamten Dickdarmes vor einer Rückoperation empfehlenswert.

Zur ambulanten Vorbereitung einer Irrigoskopie bei Patienten mit einer Querkolostomie wird Folgendes empfohlen:

- Soll nur der abführende Schenkel für die Röntgenuntersuchung sauber sein?
  - zuständigen Chirurgen fragen oder Rücksprache halten, OP-Bericht lesen;
  - Kreislaufsituation des Patienten beachten;
  - 2 Klysmen anal, 1 l handwarmes Wasser in den abführenden Schenkel einlaufen lassen, dabei den Patienten auf die Toilette setzen.
- Muss der ganze Dickdarm geröntgt werden?
  - zuständigen Chirurgen fragen oder Rücksprache halten, OP-Bericht lesen;
  - Kreislaufsituation des Patienten beachten;
  - Trinken laut Angabe, der Stuhl entleert sich in den Stomabeutel oder direkt über den Spülbeutel in die Toilette;
  - abführenden Schenkel mit 1 l handwarmem Wassers durchspülen, das Wasser entleert sich anal;
  - zusätzlich kann man noch 2 Klysmen anal einspritzen.

3.2.2 Ileostomata

D *Als Ileostoma bezeichnet man die Ausleitung des Dünndarms (Ileum) im rechten Unterbauch* ***(Abb. 3.6)****. In den häufigsten Fällen wird das Ileostoma doppelläufig als Schutzstoma angelegt. Bei einem endständigen Ileostoma muss häufig das Kolon mit dem gesamten Schließmuskelapparat vollständig entfernt werden.*

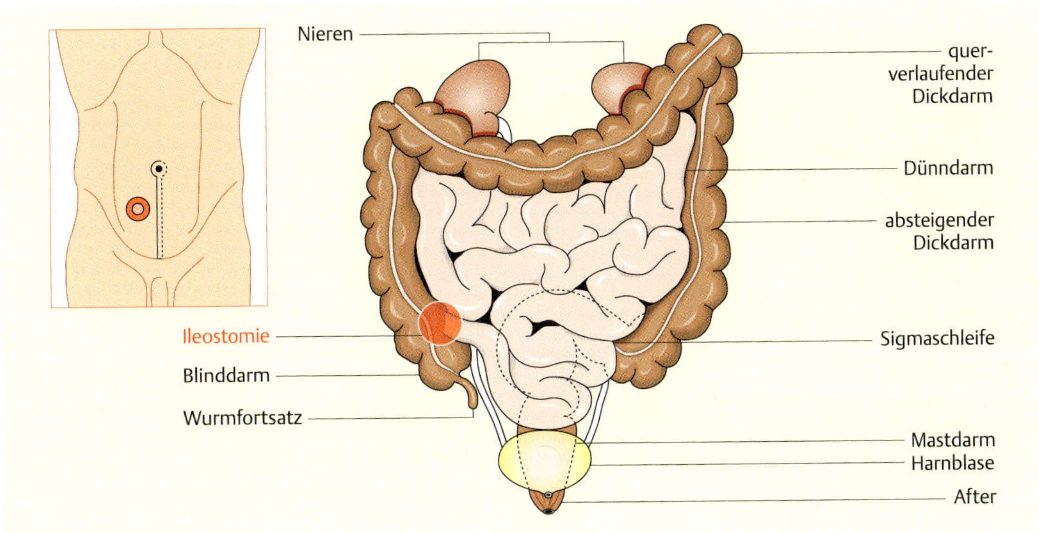

Abb. 3.6 ▪ **Ileostoma.** Anlage eines Ileostomas im rechten Unterbauch.

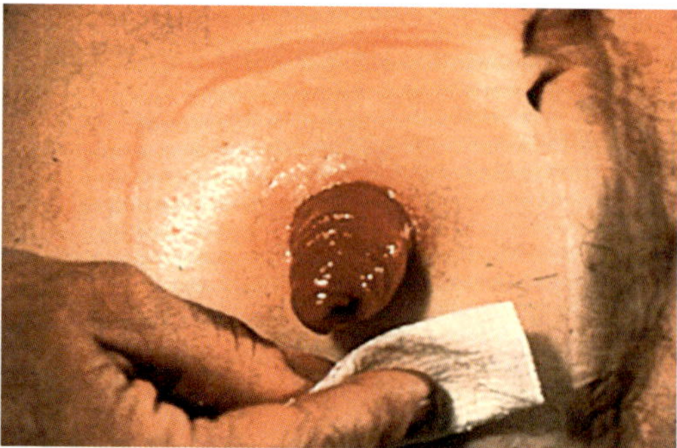

Abb. 3.7 ▪ **Ileostomie.** Prominent angelegte Ileostomie, um den direkten Kontakt mit Stuhl zu vermeiden.

Indikationen

Indikationen für ein Ileostoma sind:

- Schutz- oder protektives Stoma,
- familiäre Adenomatosis (Polyposis),
- Morbus Crohn (selten),
- Colitis ulcerosa.

Muss der komplette Dickdarm wegen einer familiären Polyposis (Adenomatosis) oder einer Colitis ulcerosa entfernt werden (Proktokolektomie) und ist eine kontinenzerhaltende Operation mit einem ileoanalen Pouch nicht möglich, wird ein endständiges Ileostoma angelegt. Das Ileostoma befindet sich meist im rechten Unterbauch zwischen Bauchnabel und Darmbeinstachel.

Bei der Anlage des Stomas überragt der Dünndarmausgang die Bauchdecke um mindestens 2 cm, sodass die Darmschleimhaut umgestülpt und an die angrenzende Haut angenäht werden kann („prominente Lage des Stomas").

Durch die entfallende Funktion des Dickdarms ist der Stuhl von dünnflüssiger bis breiiger Konsistenz und reich mit Verdauungssäften durchsetzt. Diese Verdauungsenzyme sind der Haut gegenüber sehr aggressiv und führen bei längerem Hautkontakt zu erheblichen Hautschäden durch Mazeration. Die prominente (nippelförmige) Stomaanlage ist zwingend **(Abb. 3.7)**. Damit wird der unmittelbare Kontakt des Stuhls mit der Haut vermieden.

Doppelläufiges Ileostoma (Loop-Ileostoma)

Das sogenannte Loop-Ileostoma ist ein temporäres Dünndarmstoma. Über die vor die Bauchhaut gezogene Dünndarmschlinge (Loop) wird der Stuhl für eine begrenzte Zeit abgeleitet, bis eine tiefe koloanale Anastomose oder ein ileoanaler Pouch abgeheilt ist. Das Stoma kann 2–3 Monate später nach Prüfung der Kontinenz operativ rückverlegt werden.

Um die Inhalte zu vertiefen, können Sie sich das Video „Rückverlegung eines Ileostomas" ansehen.

3.2.3 High-Output-Stoma

Man spricht von einem High-Output-Stoma, wenn die Ausscheidungsmenge über 2000 ml in 24 Stunden beträgt. Das bedeutet für den Patienten eine enorme Einschränkung seiner Lebensqualität.

Das häufigste High-Output-Stoma ist das Jejunumstoma, danach folgt ein sehr hoch ausgeleitetes Ileostoma. Die Situation eines High-Output-Stomas kann sich bis zur Lebensbedrohlichkeit steigern, deshalb ist eine engmaschige Überwachung/Kontrolle und Zusammenarbeit von Medizinern, Diätologen und Stomatherapeuten für den Patienten erforderlich.

Die Malabsorbtion ist durch die unzureichende Darmlänge eingeschränkt. Es kommt zu Dehydrierung, Mangelernährung, Elektrolytentgleisung und Vitaminmangel. Die Ausscheidung ist flüssig, klar bis dunkelgrün (gallig).

Die Patienten benötigen eine kontinuierliche medizinische und pflegerische Betreuung.

- Medikamentöse Therapie:
  - Loperamide;
  - Codeinphosphat;
  - Pantoprazol
- Parenterale Ernährung ist notwendig:
  - orale hypotone Flüssigkeit (Flüssigkeitsbilanz! begrenzte Menge max. 1000 ml);
  - Kontrolle der Laborparameter wie Elektrolyte und Proteine;
  - bei oraler Ernährung: Diätologie;
  - bei oralen Medikamenten ist darauf zu achten, in welchem Darmabschnitt die Resorption stattfindet; eine Umstellung von oralen auf liguale, subkutane, intramuskuläre und intravenöse Verabreichungsformen kann notwendig sein.

Stomaversorgung

Als Versorgung wird in erster Linie ein zweiteiliges System mit einem großen ausstreifbaren Stomabeutel verwendet. Hilfreich sind Systeme mit einem zusätzlichen Konnektor für einen großen (Füllmenge: 2000 ml) Sekret- oder Harnbeutel, wie z. B. den Nachtdrainagebeutel der Fa. Coloplast **(Abb. 3.8)**. Diese Systeme vermeiden häufige Leckagen der Stomaversorgung, die folgende Konsequenzen hätten:

- Hautirritationen und Schmerzen des Patienten
- Höherer Pflegeaufwand durch Wundversorgung der peristomalen Haut
- Schmerztherapie
- Vermehrter Versorgungswechsel und hoher Produktaufwand

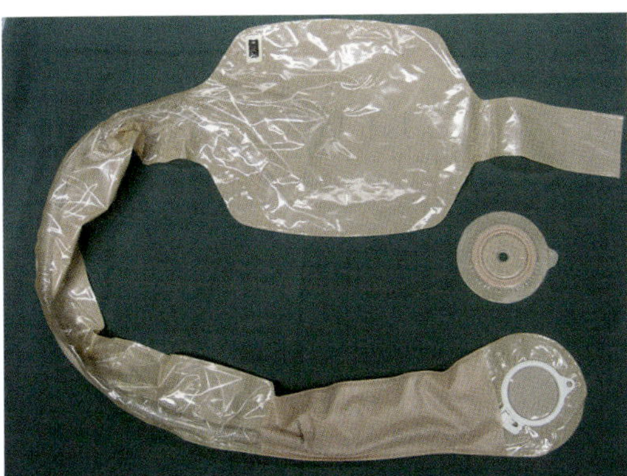

Abb. 3.8 ▪ Nachtdrainagebeutel.

Stehen nur ausstreifbare Stomabeutel zur Verfügung, können Superabsorber zum Binden der flüssigen Ausscheidungen verwendet werden. Der Beutel ist regelmäßig zu entleeren und wieder mit einem Superabsorber zu bestücken (Superabsorber, s. S. 72).

3.2.4 Ileoanaler Pouch

Der ileoanale Pouch (Synonym: restaurative Proktokolektomie) wird als Alternative zum Ileostoma angelegt. Die Anlage des ileoanalen Pouchs ist eine kontinenzerhaltende Operation, bei der das Kolon (Kolektomie) und die Schleimhaut des Rektums entfernt werden. Aus Dünndarmschlingen wird ein Reservoir geformt und am Rektumstumpf fixiert. Die Erhaltung des Kontinenzorgans nach Proktokolektomie gehört zu den interessanten Fortschritten der Kolorektalchirurgie in den letzten Jahrzehnten.

Durch die hohe Stuhlfrequenz und Kontinenzprobleme wurde diese OP-Technik selten nachgemacht. Erst durch das Vorschalten eines Ileumreservoirs wurde dieses Operationsverfahren erfolgreich.

Indikationen

Indikationen für einen ileoanalen Pouch sind:

- familiäre Adenomatosis coli;
- Colitis ulcerosa;
- Eher selten okkulte Kolonblutungen und Morbus Hirschsprung.

Familiäre Adenomatosis coli

Bei dieser Diagnosestellung sollte die Proktokolektomie schon vor dem 20. Lebensjahr durchgeführt werden **(Abb. 3.9)**. Von einer Kompromisslösung (Kolektomie mit Ileorektostomie), also dem Verbleiben des Rektums, ist abzuraten, da trotz engmaschiger Kontrollen ein rechtzeitiges Entdecken eines Karzinoms praktisch unmöglich ist.

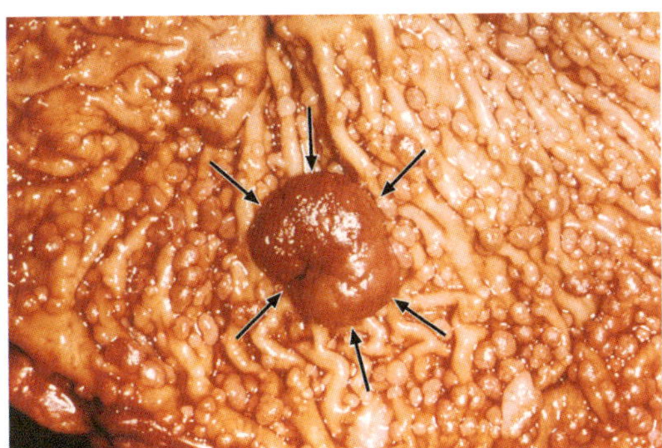

Abb. 3.9 ▪ Polyposis. Die unzähligen kleinen Polypen, von denen einer zu einem großen Karzinom entartet ist (Pfeile), wurden im Dickdarm gefunden (Paetz 2004).

Colitis ulcerosa

Sie ist primär eine internistisch behandelbare Erkrankung **(Abb. 3.10)**. Die OP-Indikation wird erst bei Versagen der konservativen Therapie oder beim Auftreten von Komplikationen gestellt.

Kontraindikationen

Kontraindikationen für einen ileoanalen Pouch sind:

- Morbus Crohn,
- akutes Stadium einer Kolitis,
- gravierende psychische Probleme,
- Sphinkterschwäche,
- Fibrosen, Stenosen und Fisteln am Analkanal,
- Adipositas (als sekundäres Problem bei einem fettreichen Mesenterium ist die Bildung einer Ileumtasche mit der ileonalen Anastomose unmöglich).

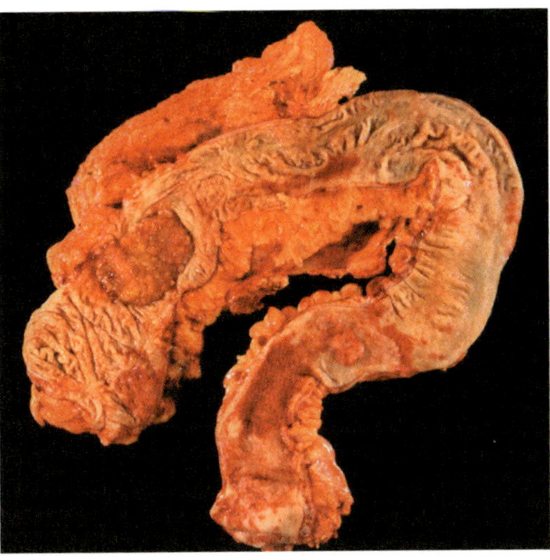

Abb. 3.10 ▪ Colitis ulcerosa. Das operativ entfernte Darmstück zeigt multiple Ulzerationen (Paetz 2004).

Voroperationen sind eine relative Kontraindikation, da durch Verwachsungen ebenfalls die Bildung und Verlagerung des Pouches unmöglich sein kann.

Vor- und Nachteile

Welche Kriterien entscheiden, ob die Anlage eines temporären Stomas und eines Ileumreservoirs oder eine permanente Stomaanlage sinnvoll sind?

Vorteile.

- Kein verbleibendes Stoma ab dem 3. Monat nach der Operation
- Kein verbleibendes Restkolon

Nachteile.

- Analstenosen
- Hohe Stuhlfrequenzen
- Impotenz (relativ)
- Infertilität (relativ)

Voraussetzungen.

- Intakter Schließmuskel
- Kooperativer Patient, der psychisch und geistig in der Lage ist, ein Pouch-Training durchzuführen
- Einverständnis des Patienten trotz Risiken der Impotenz und Zeugungsunfähigkeit

Operationsvorbereitung

Psychische Betreuung

Die wichtigsten Punkte vor der Operation sind die Aufklärung und psychische Betreuung des Patienten, um die Funktionsfähigkeit des Operationsergebnisses zu erzielen.

Die beste Situation für eine gute Gesprächsbasis ist ein ruhiger freundlicher Raum. Arzt, Patient und Stomatherapeutin sollten um einen Tisch sitzen. Der Arzt sollte sich einfühlsam zeigen, möglichst keine fachmedizinischen Ausdrücke verwenden und auf die Fragen des Patienten sofort eingehen. Es ist sehr wichtig, die Impotenz und Infertilität als Komplikation zu besprechen.

Die Stomatherapeutin sollte unbedingt beim Aufklärungsgespräch dabei sein, um Fragen sofort zu beantworten. Sie wird nach dem operativen Eingriff die wichtigste Bezugsperson für den Patienten.

Nach exakter Diagnosestellung anhand der Histologie muss eine genaue und eingehende Aufklärung über den Eingriff, die Notwendigkeit einer temporären Ileostomie, Komplikationen und die vorübergehend verschlechterte Lebensqualität erfolgen.

Präoperative Untersuchungen

Zu den präoperativen Untersuchungen gehören:

- Laborparameter
- Internistische Untersuchungen
- Spezielle Untersuchungen
  - Endoskopie
  - Sonografie
  - Sphinktermanometrie

Präoperative Darmvorbereitung

Um ein postoperatives Risiko zu verhindern, ist eine gute Vorbereitung bzw. Reinigung des Darms wichtig.

Am Tag vor der Operation erfolgt die Darmreinigung mit 2 l Moviprep. Dazu muss ausreichend Flüssigkeit getrunken werden (z. B. Tee, Wasser, Gemüsebrühe). Es ist darauf zu achten, dass die Lavage innerhalb von 4 Stunden eingenommen wird (s. Infobox).

Merkblatt zur Darmreinigung

Um eine Beurteilung des Dickdarmes zu sichern, ist eine gründliche Reinigung des Darmes Voraussetzung!

- Körner-, faser- und ballaststoffreiche Nahrungsmittel wie Beerenfrüchte, Kiwi, Leinsamen, Weintrauben und Vollkornprodukte sollten 3 Tage vor der Untersuchung vermieden werden.
- Körperliche Bewegung verstärkt die Reinigungswirkung von Spüllösungen und ist erwünscht.
- Zusätzlich sollten klare Flüssigkeiten bis 2 Stunden vor der Untersuchung bzw. 6 Stunden vor der Operation getrunken werden; wie z. B. Früchtetee, Gemüsebrühe, Wasser, Fruchtsaft ohne Fruchtfleisch, schwarzer Kaffee.
- Am Vortag der Untersuchung darf ein Frühstück und ein leichtes Mittagessen eingenommen werden.

Einnahme und Zubereitung einer Trinklösung:

z. B. von Moviprep: ab ca. 16 Uhr des Vortages der Untersuchung beginnen:

Eine Packung Moviprep enthält je 2 Beutel A und B. Füllen sie den Inhalt von je 1 Beutel A und B in ein Gefäß und geben sie 1 Liter Wasser hinzu. Verrühren sie das Ganze, bis die Flüssigkeit nahezu klar ist. Dies kann einige Minuten dauern! Den Liter Moviprep innerhalb einer Stunde trinken, versuchen sie dazu alle 10–15 min. ein Glas Wasser zu trinken. Wir empfehlen nachdrücklich die zusätzliche Einnahme mindestens weiterer 2 Liter frei gewählter, klarer Flüssigkeit. Spätestens 2 Stunde vor der Untersuchung bzw. 6 Stunden vor einer Operation müssen sie Moviprep vollständig eingenommen haben.

Empfehlung aufgrund bester Reinigungsergebnisse:
1 Liter am Vortag der Untersuchung trinken und 1 Liter am Morgen der Untersuchung

- Halten sie sich während der Einnahme in Reichweite einer freien Toilette auf (bei Bedarf können sie sich Inkontinenzeinlagen besorgen – auch für Wartezeit im Spital vor der Untersuchung günstig).
- Durch das häufige Absetzen von Stühlen kann es zu Hautirritationen (Wundsein) kommen. Zur Linderung empfiehlt sich die Anwendung von Feuchttüchern und Pflegecremes, wie z.B. Bepanthen.
- Zur Gewährleistung einer ausreichenden Nachtruhe ist es ratsam, nachmittags ab 16 Uhr die Vorbereitung zu beginnen.
- Benötigen sie eine Sehhilfe, bitten wir sie, am Untersuchungstag eine Brille zu tragen.

Bei ambulanten Untersuchungen:

- Es ist nicht notwendig Hausschuhe, Bademantel oder Toilettesachen mitzubringen. Ziehen sie bequeme Kleidung an.
- Schmuck bitte zu Hause lassen.
- Keine lackierten Fingernägel.
- Da sie für die Dickdarmspiegelung eine Sedierung (Spritze) bekommen, weisen wir nochmals darauf hin, dass Sie am Untersuchungstag kein Fahrzeug lenken dürfen. Bitte lassen sie sich abholen!

Falls die Patienten dazu nicht in der Lage sind, werden 1000 ml/Std. über eine Magensonde zugeführt. Je nach Durst dürfen die Patienten Fruchtsäfte, Tee und Mineralwasser trinken; untersagt sind Milch und Milchprodukte.

Entsprechend des Antibiotikaregimes der jeweiligen Abteilung wird entweder bereits am Vorabend oder eine Stunde vor dem Hautschnitt (Single shot) ein entsprechendes Antibiotikum verabreicht. Bei langer Operationsdauer kann die Gabe des Antibiotikums wiederholt werden. Üblicherweise findet eine Antibiotikaprophylaxe nur für maximal einen Tag statt.

Vorteile des früheren Beginns der Lavage sind:

- Die Patienten werden nicht in ihrer Nachtruhe gestört.
- Eine zum Teil recht beträchtliche Dehydrierung und Elektrolytentgleisung kann je nach Durst von den Patienten selbst oder durch Infusion und Zusätze ausgeglichen werden.
- Das gelegentlich auftretende Darmwandödem (lavagebedingt) hat sich bis zur Operation schon wieder zurückgebildet.

Operationsverlauf

Als adäquater Zugang wird eine große Mittelbauchlaparotomie durchgeführt, d.h. von der Mitte des Oberbauchs bis zur Emphyse.

Kolektomie

Nach dem Eröffnen des Peritoneums erfolgt die Exploration der gesamten Bauchhöhle. Nach der Mobilisation des rechten und linken Hemikolons werden die beiden Flexuren herausgelöst. Im Vergleich zu Tumorresektionen werden hier die Kolongefäße direkt am Darm abgesetzt. Dies dient am Schluss des Eingriffs der spannungsfreien Serosierung des Retroperitoneums, und im Bereich des Rektums ist eine Schonung des vegetativen Nervengeflechtes möglich. Dies ist für die Sexual- und Blasenfunktion sehr wichtig.

Die Absetzung des Kolons wird mit dem Klammerapparat unmittelbar an der Bauhin-Klappe durchgeführt. Aus dem kleinen Becken wird nach unten das Rektum unmittelbar am Darm entlang bis etwa 5–6 cm oberhalb des Beckenbodens skelettiert und offen mit der Diathermie oder mittels Klammernahtgerät durchtrennt (wenn möglich, erfolgt eine Schnellschnittuntersuchung des Resektionspräparates).

Proktomukosektomie

Als Analspreizer hat sich ein aus der Urologie übernommener Spreizer bewährt. Die kleinen Häkchen dieses Instruments werden nach vorsichtiger digitaler Dehnung des Anus in der Linea dentata angesetzt, sodass der Analkanal und das untere Rektum gut einsehbar werden. In der Höhe der Linea dentata kann mit NaCl mit Suprareninlösung die Schleimhaut unterspritzt werden, wodurch das Depot in der Submukosa liegt.

Danach wird die Schleimhaut zirkulär bis zur Submukosa durchtrennt. Dabei wird ein ganz schmaler Saum von der Mukosa oberhalb der Linea dentata erhalten, d.h. Anoderm wird geopfert, um späteren Kontinenzproblemen vorzubeugen. Wichtig ist eine sorgfältige Blutstillung, da diese nach dem Pouchdurchzug nicht mehr möglich ist.

Die Proktomukosektomie endet mit der Durchtrennung der Rektummuskelmanschette nur 3–4 cm oberhalb der Linea dentata.

Reservoirbildung

Die verschiedenen Ileumtaschenmodelle haben alle ein gleich gutes funktionelles Ergebnis **(Abb. 3.11)**. Unter den zahlreichen Gestaltungsmöglichkeiten des Reservoirs (J-Pouch, S-Pouch, W-Pouch), die sich funktionell unwesentlich unterscheiden, hat sich als Standardvorgehen der J-Pouch durchgesetzt.

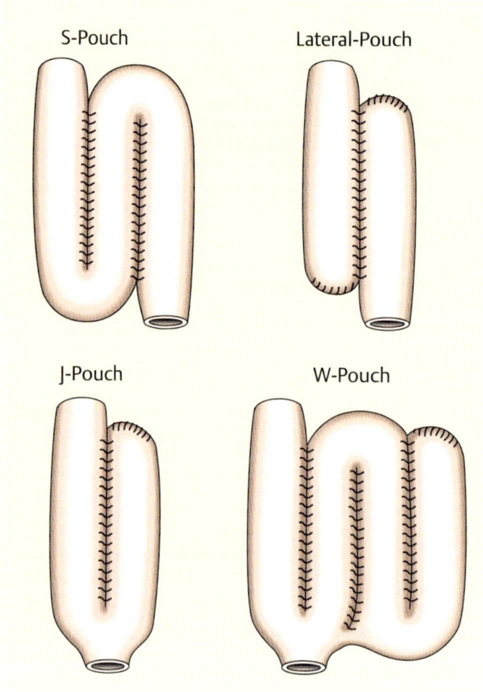

Abb. 3.11 ▪ **Pouch.** In der Praxis existieren verschiedene Ileumtaschenmodelle, die alle ein ähnlich gutes funktionelles Ergebnis herbeiführen.

Für den J-Pouch ist eine ausgiebige Mobilisierung des Ileums mit proximaler Durchtrennung der Arteria ileocolica und Skelettierung der Arteria mesenterica superior von rechts-lateral bis zum Duodenum hin notwendig. Lässt sich das terminale Ileum nicht locker und ohne jede Spannung bis zur Linea dentata bringen, wird die Skelettierung fortgesetzt. Bei der Skelettierung werden die Mesenterialgefäße diaphanoskopisch dargestellt und mit weichen Gefäßklemmen probeweise abgeklemmt.

Für den J-Pouch wird das terminale Ileum j-förmig aneinander gelegt, die Pouchlänge sollte ca. 12–16 cm betragen. Am tiefsten Punkt des J wird ein Gummizug durchgezogen und der Pouch gestreckt **(Abb. 3.12)**. Die Seit-zu-Seit-Anastomosen, die die Dünndarmschlingen vereinigen, können von Hand außen seromuskulär, innen allschichtig oder mit dem Klammerapparat erfolgen. Das fertige Reservoir wird auf Dichtigkeit und Fassungsvermögen geprüft. Bei der Operation fasst das Reservoir ca. 200 ml, später meist die doppelte Menge Flüssigkeit.

Ileoanale Anastomose

Eine minimale Spannung ist akzeptabel, da später nach dem Herausnehmen des Analspreizers die Linea dentata höher tritt. Mit dem Elektrocouter wird die distale Schleife des Reservoirs inzidiert. Die Anastomose wird mit atraumatischen resorbierbaren Nähten durchgeführt. Diese wichtigen Nähte fassen das Ileum allschichtig und greifen danach den Musculus sphincter ani internus und das Anoderm im Bereich der Linea dentata. Durch das Abdomen werden noch links und rechts des Reservoirs Drainagen (12–14 Ch.) eingelegt. Diese

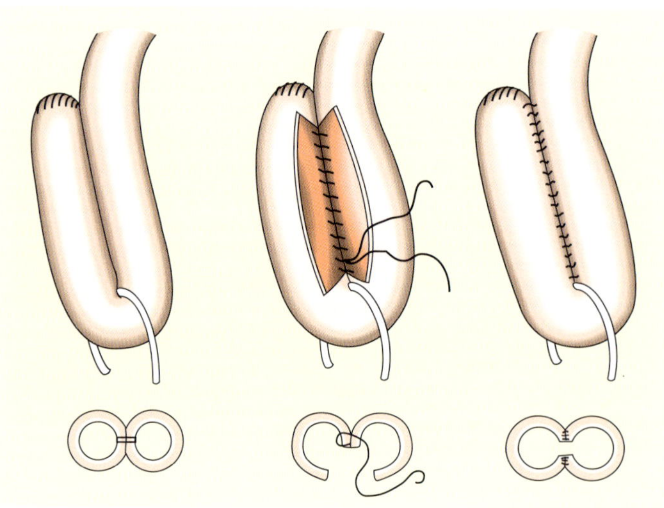

Abb. 3.12 ▪ **J-Pouch.** Chirurgische Details zur Konstruktion eines J-Pouch.

verbleiben ca. 4 bis 5 Tage. Der Oberrand der Rektummanschette wird mit 4 Nähten an der Ileumtasche fixiert.

Keine Drainage in das Reservoir!

Protektives Ileostoma (Loop-Ileostomie)

Simultan zur ileoanalen Anastomose wird eine protektive Schlingenileostomie angelegt. Die Ileumschlinge wird durch die Bauchdeckenlücke über einen Reiter hochgezogen und mit Einzelknopfnähten atraumatisch in die Haut eingenäht **(Abb. 3.13)**. Die zuführende Schlingenöffnung wird dabei prominent gehalten.

Die ideale Position für die Bauchdeckenlücke, in der die Ileostomie eingenäht wird, wird vor der Operation von der Stomatherapeutin eingezeichnet.

Nach der Anlage des Ileostomas erfolgt der schrittweise Wundverschluss der Bauchdecke. Das Ileostoma wird im Operationssaal mit einem Stomabeutel versorgt, wobei besonders auf den Reiter zu achten ist. Bei zu großer Spannung kann die Darmhinterwand durchreißen. Ein feuchter Verband wird angelegt.

Postoperative Pflege

Überwachung des Patienten

Der Patient ist besonders in Hinsicht auf folgende Komplikationen zu beobachten:

- Nachblutung
- Pelvine Sepsis
- Dehiszenz der Ileoanalanastomose
- Ileus
- Fisteln an der Analanastomose
- Anastomosenstenose

Pouch-Spülung – Pouch-Training

Der Pouch wird ab dem 7.–10. postoperativen Tag mit 50 ml sterilem NaCl über den aboralen Ileumschenkel (zum After hinführend) gespült. Innerhalb einer Woche kann kontinuierlich auf 250 ml gesteigert werden. Beginn und Steigerung sind auch vom Allgemeinzustand des Patienten abhängig.

Wenn der Patient die NaCl-Menge 10–15 Minuten halten kann, wird von einer „positiven Kontinenz" gesprochen.

M *Perianale Haut muss sehr gut gereinigt und exakt getrocknet werden. Dabei ist jede kleinste Falte zu beachten. Zum Hautschutz können verschiedene Präparate wie Salben, Cremes und Hautschutzfilme verwendet werden.*

Kontinenzprüfung

Zur Überprüfung der Sphinkterfunktion z. B. vor Wiederherstellung der Darmkontinuität wird ein Retentionstest mit einem stuhlähnlichen Äquivalent (mit Methylenblau gefärbter Grießbrei) durchgeführt. Die Konsistenz des Grießbreis soll möglichst dickbreiig sein, sodass er gerade noch in die Blasenspritze aufgezogen werden kann.

Im ersten Durchgang werden nach einer rektal-digitalen Palpation 50 ml Grießbrei mit einem Darmrohr appliziert. Der Patient wird aufgefordert, den eventuellen Stuhldrang zurückzuhalten und mit einer Schutzeinlage 5 Minuten spazieren geschickt. Dabei soll er auch Treppen steigen. Wenn er den Stuhldrang nicht unterdrücken kann, darf er vorzeitig die Toilette aufsuchen.

Ist nach den 5 Minuten bei der Inspektion kein unwillkürlicher Abgang von Grießbrei festzustellen, und der Patient kann den Drang gut unterdrücken, wird im zweiten Durchgang nochmals versucht, 50 ml zu applizieren (so viel wie der Patient toleriert). Dann versucht der Patient, trotz Stuhldrang unter Anspannung des Sphinkters vorsichtig aufzustehen und stoppt die Minuten, die er den Drang unterdrücken kann (entspricht der Zeit, die der Patient später hat, um eine Toilette aufzusuchen).

Diese einfache Prüfung ist auch für den Patienten sehr aussagekräftig und vermittelt ihm eine Vorstellung über die Situation nach der Operation. Ist die Sphinkter-

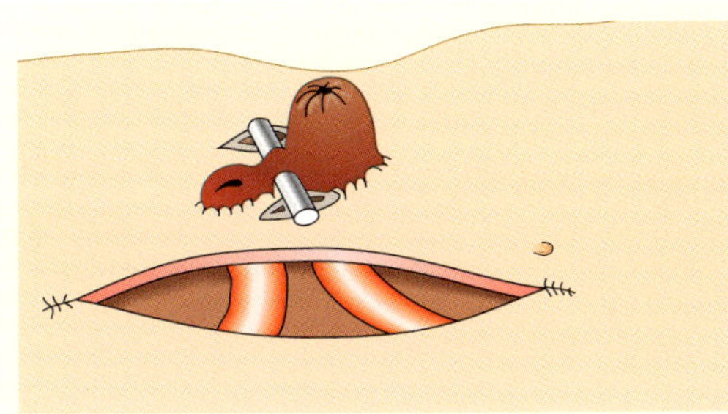

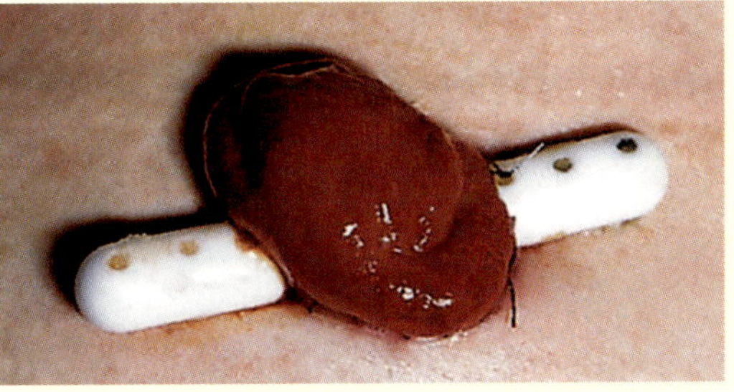

Abb. 3.13 ▪ **Loop-Ileostomie.** Eine Ileumschlinge wird durch die Bauchdecke über einen Reiter hochgezogen und so fixiert, dass sie nicht in den Bauchraum zurückrutschen kann.

leistung noch nicht entsprechend, wird die Rückoperation verschoben und die Sphinkterleistung durch ein gezieltes Training des Schließmuskels erreicht.

Der Retentionstest erlaubt eine gute Beurteilung, ob die Kontinenzsituation des Patienten eine möglichst hohe Lebensqualität und dadurch eine soziale Rehabilitation erwarten lässt.

3.3 Urostomata

Nach bestimmten Operationen und bei einigen Erkrankungen muss der Harn künstlich nach außen abgeleitet werden **(Abb. 3.14)**. Man unterscheidet prinzipiell zwei Verfahren der Harnableitung:

- Inkontinente Harnableitungen
- Kontinente Harnableitungen

Um die Inhalte zu vertiefen, können Sie sich das Video „Stoma-Arten" ansehen.

3.3.1 Inkontinente Harnableitungen

Zu den künstlichen Harnableitungen mit Verlust der Harnkontrolle gehören:

- Zystostomie
- Nephrostomie
- Ileum-Conduit (bzw. Kolon-Conduit)
- Ureterokutaneostomie (Harnleiterhautfistel)

Zystostomie

D *Zystostomie bezeichnet die suprapubische Harnableitung mittels Katheter.*

Die Zystostomie stellt die gebräuchlichste Form des Urostomas dar und wird angewendet, wenn die Harnableitung nur für einige Tage erforderlich ist. Dies ist z. B. der Fall, wenn bei einem akuten Harnverhalt aus technischen Gründen nicht katheterisiert werden kann (z. B. wegen Harnröhrenstriktur). Nach Entfernen des suprapubischen Katheters schließt sich die Punktionsstelle in der Blase spontan.

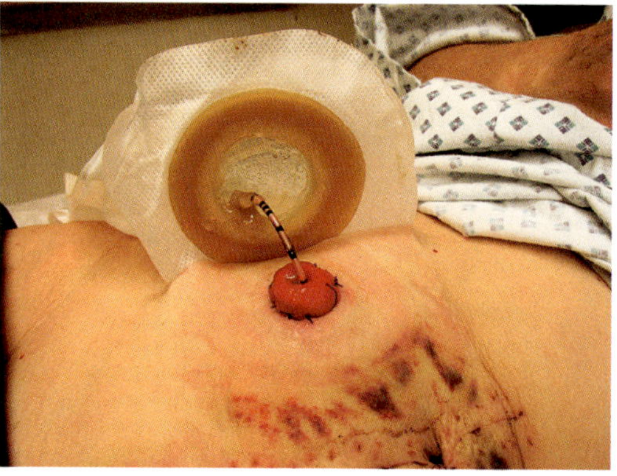

Abb. 3.14 ▪ Urostoma. Ileum-Conduit am 10. postoperativen Tag mit einem Splint.

Nephrostomie

D *Als Nephrostomie bezeichnet man eine äußere Nierenfistel, bei der ein transkutan eingelegter Katheter den Urin vom Nierenbecken nach außen in einen Auffangbeutel transportiert.*

Eine Nephrostomie kann entweder vorübergehend zur Harnsteinbehandlung oder dauerhaft bei inoperablen Tumoren angelegt werden.

Ileum-Conduit

D *Beim Ileum-Conduit werden die Harnleiter nach Entfernen der Harnblase in ein ausgeschaltetes Stück vom Dünndarm eingepflanzt, das als Conduit (franz.: Röhre, Rinne) bezeichnet wird* ***(Abb. 3.15)****. Nach dem Erstbeschreiber spricht man auch von Bricker-Blase (Bricker 1950).*

Das Darmsegment hat keine Reservoirfunktion, d. h. der Urin fließt permanent in einen Stomabeutel („feuchtes Stoma"). Wird das Segment aus dem Dickdarm entnommen, spricht man vom Kolon-Conduit.

Indikationen

Indikationen für ein Ileum-Conduit sind:

- Blasenkarzinom
- Strahlenschäden
- Schrumpfblase
- Neurogene Blase
- Genitalkarzinome
- Verletzungen

Operationsverlauf

Aus dem Darm wird ein ca. 15–20 cm langes Dünndarmsegment abgetrennt. Ein Ende des Darmsegments (Conduit) wird zugenäht, das andere als prominentes Stoma ausgeleitet. Beide Ureteren werden in das Darmsegment eingenäht. Zum Schutz der Darmnähte, aber auch zur getrennten Bilanzierung der beiden Nieren, werden intraoperativ Harnleiterschienen (sogenannte Splints) eingelegt, die über das Conduit nach außen führen.

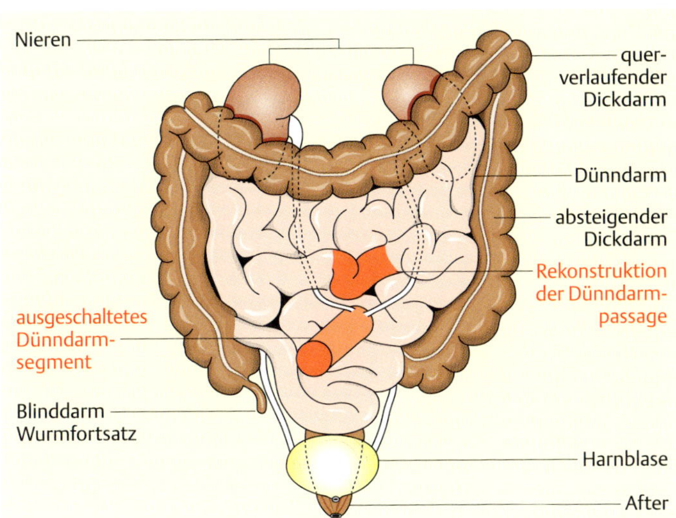

Abb. 3.15 ▪ **Ileum-Conduit.** Die Harnleiter werden in ein ausgeschaltetes Segment des Dünndarmes eingesetzt.

Vorteil dieser Operationsmethode ist, dass der Urin beider Nieren über ein Stoma abgeleitet wird und das Urostoma relativ leicht zu pflegen ist (S. 83).

Ureterokutaneostomie (Harnleiterhautfistel)

D *Bei Harnleiterhautfisteln wird ein Harnleiter direkt durch die Bauchdecke nach außen geleitet **(Abb. 3.16)**.*

Bestimmte Erkrankungen erfordern eine beiderseitige Harnleiterhautfistel. Es kann auch ein Harnleiter mit dem anderen verbunden werden, sodass nur eine Ausleitung erforderlich ist (Transureterokutaneostomie; **Abb. 3.17**). Die Ureterokutaneostomie wird bei inoperablem Tumor im kleinen Becken angewendet.

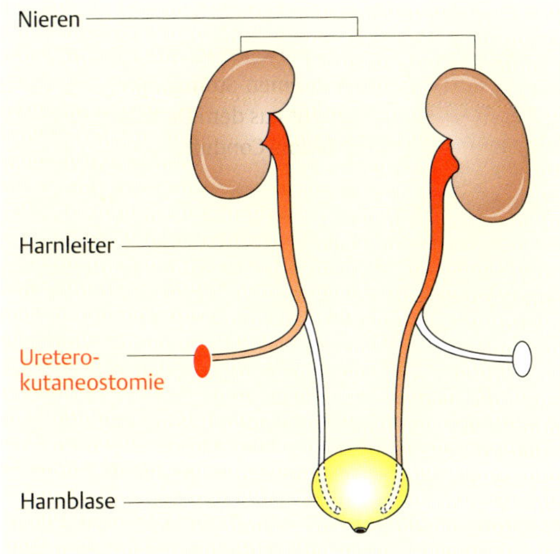

Abb. 3.16 ▪ **Ureterokutaneostomie.** Der Harnleiter wird ein- oder zweiseitig aus der Bauchdecke nach außen geleitet.

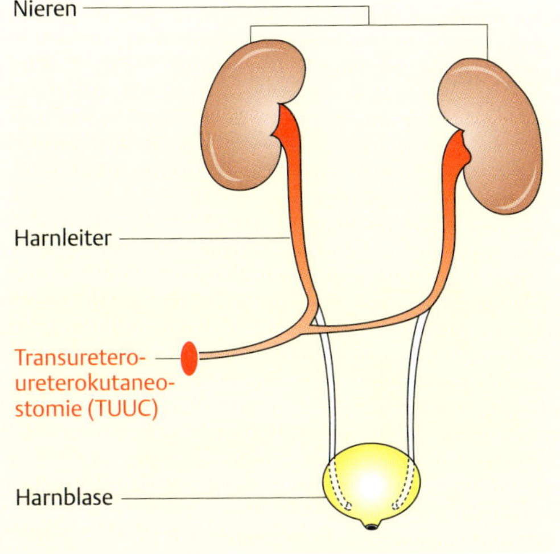

Abb. 3.17 ▪ **TUUC.** Transureterokutaneostomie. Manchmal wird ein Harnleiter mit dem anderen verbunden und dann gemeinsam aus der Bauchdecke herausgeleitet.

3.3.2 Kontinente Harnableitungen

Seit den 50er-Jahren wurde mit verschiedenen Operationsverfahren versucht, die Sammelfunktion der Harnblase durch kontinente Darmableitungen zu ersetzen. Bis zum Ende der 70er-Jahre waren jedoch nur Harnblasenersatzoperationen möglich, bei denen der Urin in einem Beutel außerhalb des Körpers gesammelt wurde. Wegen der hohen Komplikationsrate (insbesondere Nierenbeckenentzündungen, Mineralstoffstörungen, unfreiwillige Harnverluste) musste bis in die 80er-Jahre zumeist auf die inkontinente Form des Urostomas zurückgegriffen werden.

Im Jahr 1969 gelang es dem Schweden Nils Kock erstmals, einen in der Bauchhöhle liegenden Pouch (engl.: Tasche) zuverlässig abzudichten und ein Zurückfließen des Urins zu verhindern. Seine Erfindung blieb jedoch 10 Jahre lang fast unbemerkt. Erst in den 80er-Jahren übernahmen amerikanische Urologen die Operationstechnik und machten sie bekannt. Inzwischen haben sich mehrere Operationsverfahren etabliert, von denen hier folgende 3 vorgestellt werden:

- Mainz-Pouch I
- Neoblase
- Uretersigmoidostomie, die insbesondere bei Frauen und Kindern angewendet wird

Indikationen

Indikationen für eine Blasenersatzoperation sind hauptsächlich Zystektomien wegen Blasenkarzinomen **(Abb. 3.18)**, seltener z. B. chronische Blasenentzündungen oder neurogene Blasenentleerungsstörungen.

Mainz-Pouch I

Inzwischen gibt es eine nahezu unüberschaubare Anzahl von Pouch-Varianten, die meist nach ihrem Erfinder oder der Klinik benannt sind, an der die Operation erstmals durchgeführt wurde (z. B. Kock-Pouch, Mainz-Pouch, Münster-Pouch, Padua-Pouch, Indiana-Pouch).

Alle Pouch-Operationen folgen demselben Prinzip:

- Bei Männern werden Harnblase, Prostata und Samenblasen, bei Frauen Harnblase, Gebärmutter mit Eierstöcken und Harnröhre entfernt.
- Ein Reservoir aus Dünn- oder Dickdarm (oder einer Kombination aus beiden) speichert den Urin in der Bauchhöhle.
- Die Harnleiter mit dem Urin aus den Nieren werden am zuführenden Abschnitt implantiert.
- Ein ausführender Teil stellt die Verbindung zur Außenwelt dar.

Die Pouches haben den Vorteil, dass sie den oberen Harntrakt schützen und eine echte Kontinenz ohne Einschränkung der sozialen und körperlichen Aktivitäten bieten. Nachteilig sind die lebenslang notwendigen Kontrollen.

Operationsverlauf

Beim der Operation des Mainz-Pouch I wird zur Bildung der neuen Blase ein ca. 80 cm langes Stück Darm (meist aus dem Ileum) abgetrennt, wobei die Gefäßversorgung erhalten bleibt. Der Rest des Darms wird wieder miteinander verbunden.

Das Teilstück des Darms wird längs aufgetrennt und zu einer Kugel vernäht. Die natürliche Kontraktionsfähigkeit geht dabei verloren. Die Harnleiter werden in das Teilstück eingenäht, sodass eine neue Blase entsteht. Ein Anschlussstück der neuen Blase wird in der Regel durch den Bauchnabel ausgeleitet. Die Anschlussstelle von Darmblase zur Bauchhaut wird so eingenäht, dass sie wie ein Ventil funktioniert: Steigt der Druck in der Ersatzblase an, wird das Anschlussstück komprimiert und dichtet nach außen hin ab. Ein Katheter kann aber dennoch von außen eingeführt werden.

Komplikationen

Trotz der meist sehr guten Erfahrungen kann es aufgrund folgender Probleme postoperativ zu Komplikationen kommen:

- Schleimbildung
- Undichtigkeiten
- Verengungen
- Störungen des Säurehaushalts
- Rückresorption

Schleimbildung

Der Darm, aus dem die neue Blase genäht wurde, produziert weiterhin Schleim. Bleibt zu viel Schleim in der Blase zurück und wird die Blase durch den Katheter nicht vollständig geleert, so begünstigt der verbleibende Restharn die Entstehung von Entzündungen und Blasensteinen.

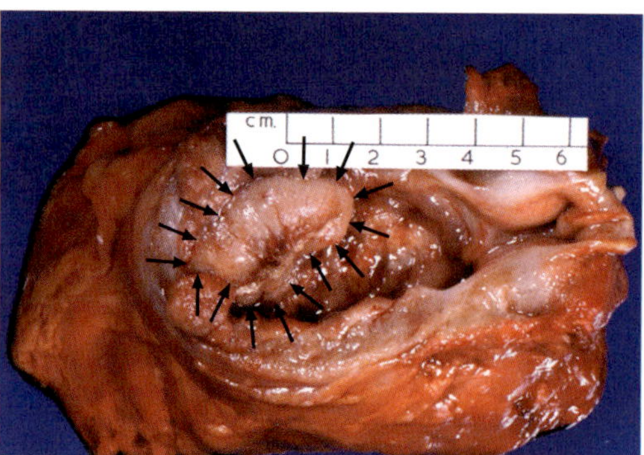

Abb. 3.18 ▪ Harnblasentumor. Operativ entfernte Harnblase mit infiltrierendem Karzinom (Paetz 2004).

Undichtigkeiten (Leckagen)
Anfänglich auftretende Undichtigkeiten lassen in den meisten Fällen innerhalb der ersten 6 Monate nach. Die Lecks treten eher bei geringem Füllungsstand der Blase auf, da dann der Druck auf die Verbindung zur Bauchdecke gering ist und so nur schlecht abdichtet. In Extremfällen muss operativ korrigiert werden.

Verengungen
Durch Vernarbungen können sowohl an den Übergangsstellen Harnleiter/Pouch als auch an der Verbindungsstelle Pouch/Bauchdecke Verengungen auftreten, die sich mit einer Schlitzung durch den Pouch beseitigen lassen.

Rückresorption
Die Blasenwand aus Darmgewebe ist in der Lage, eigentlich zur Ausscheidung bestimmte Säuren wieder aufzunehmen. Deshalb ist eine halbjährliche Laborkontrolle erforderlich. Nach drei Jahren muss Vitamin B12 kontrolliert und eventuell substituiert werden. Ebenso wie die Säuren kann der Pouch auch bereits ausgeschiedene Medikamente rückresorbieren.

Mainz-Pouch II

Mit der Anlage eines sogenannten Mainz-Pouch II kann die Entleerungsfrequenz herabgesetzt werden. Dabei wird eine Sigmaschleife eröffnet, isoliert und zum Niederdruckreservoir geschlossen, in dem sich der Urin sammeln kann.

Bei allen Operationen mit Ableitung des Urins in den nicht isolierten Enddarm müssen folgende Voraussetzungen erfüllt sein:

- Vor der Operation muss der Patient in der Lage sein, Probeeinläufe über Stunden halten zu können.
- Die Nierenfunktion darf nicht eingeschränkt sein.

Neoblase

Die sogenannte Neoblase ist ein kontinenter Anschluss der neuen Blase an die Harnröhre. Voraussetzung zur Anlage einer Neoblase ist, dass die Harnröhre nicht vom Blasenkarzinom betroffen ist. Ansonsten muss diese mit entfernt und ein Pouch (z.B. Mainz-Pouch) angelegt werden. Diese Operation wird vorwiegend bei männlichen Patienten durchgeführt.

Der Vorteil der Neoblase gegenüber der Mainz-Pouch-Anlage liegt darin, dass die Patienten nicht auf Hilfsmittel (Katheter) angewiesen und in ihrer Lebensqualität verhältnismäßig wenig eingeschränkt sind.

Operationsverlauf
Nachdem Prostata mit Samenblasen und Harnblase entfernt worden sind, wird ein ca. 60 cm langer Darmabschnitt isoliert. Der Abschnitt wird längs aufgeschnitten und so in Schlingen gelegt und vernäht, dass eine Kugel entsteht. Diese neu entstandene Blase fasst eine normale Urinmenge. Die Harnleiter werden im oberen Abschnitt der Neoblase implantiert, die Harnröhre wird unten angeschlossen. Dies ist bei Frauen sehr schwierig, da die Harnröhre leicht abknickt und so die Gefahr von Miktionsstörungen und Infektionen erhöht ist.

Um die Nähte zu schonen und die Blase zu spülen, werden Katheter eingelegt. Diese werden nach 2–3 Wochen gezogen, und der Patient kann normal Wasser lassen. Dies geschieht allerdings nicht durch die Kontraktion der Blase, sondern durch Muskelspannung der Bauchdecke (Bauchpresse).

M *Der äußere Schließmuskel, der nach Entfernung der Harnblase allein den Urin zurückhält, muss in der Regel ein Vierteljahr (bis zu einem Jahr) trainiert werden, um eine Kontinenz zu erzielen.*

Komplikationen
Aufgrund folgender Probleme kann es postoperativ zu Komplikationen kommen:

- Schleimbildung
- Verengungen
- Diarrhö

Schleimbildung
Die Darmwände, aus denen die Neoblase zusammengenäht wurde, produzieren weiterhin Schleim. Bei starker Produktion kann dieser den Ausfluss blockieren.

Verengungen
Diese treten besonders an den Übergangsstellen von Neoblase/Harnröhre und Harnleiter/Neoblase auf und müssen transurethral aufgeschlitzt werden.

Uretersigmoidostomie nach Coffey

D *Als Uretersigmoidostomie bezeichnet man die Einpflanzung der Harnleiter in das Colon sigmoideum nach Zystektomie (benannt nach ihrem Erstbeschreiber Coffey).*

Die Coffey-Operation stellt eine alternative Form der kontinenten Harnableitung dar.

Operationsverlauf
Nach Entfernen der Harnblase werden die Harnleiter direkt in die Hinterfläche des Dickdarms (Sigma) antirefluxiv eingepflanzt. So wird ein Zurücklaufen von Stuhl und Urin mit nachfolgender Pyelonephritis vermieden. Der Urin fließt dann mit dem Stuhl über den Enddarm ab. Bei erhaltenem Analsphinkter ist eine Kontinenz möglich. In Einzelfällen kann die Häufigkeit der Entleerungen allerdings sehr hoch sein.

3.4 Ernährungsstomata

Zu den Ernährungsstomata gehören
- perkutane endoskopische Gastrostomie (PEG)
- perkutane endoskopische Jejunostomie (PEJ)

3.4.1 Perkutane endoskopische Gastrostomie (PEG)

D *Als Gastrostomie bezeichnet man eine künstlich angelegte Magenfistel nach außen. Bei der PEG wird ein Ernährungskatheter perkutan im Magen appliziert (ausführlich ab S. 124).*

Mit der Anlage einer PEG ist es endoskopisch möglich, ohne chirurgischen Eingriff einen Ernährungskatheter im Magen oder Dünndarm zu platzieren. Es handelt sich dabei um eine einfache und komplikationsarme transkutane Applikation (durch die Haut hindurch). Mittels Gastroskopie wird über die Bauchdecke des Patienten eine direkte Verbindung zum Magen hergestellt (S. 124). Über den fixierten Schlauch können Lösungen zur Ernährung (Sondenkost) direkt in den Magen eingeleitet werden. Eine intestinale Sonde kann bis ins Duodenum und darüber hinaus (Perkutan Endoskopische Jejunostomie, PEJ) vorgeschoben werden (z. B. bei Bewusstseinsstörungen mit erhöhter Aspirationsgefahr).

Die PEG kann ambulant durchgeführt werden, wenn eine qualifizierte Beobachtung gewährleistet ist. Diese kann ab zwei Wochen nach der Anlage rückgängig gemacht werden.

Um die Inhalte zu vertiefen, können Sie sich das Video „Legen einer Ernährungssonde (PEG)" ansehen.

Indikationen
Die Anwendungsgebiete der PEG liegen in der intragastralen Langzeiternährung von Patienten, bei denen aus verschiedenen Ursachen eine orale Nahrungszufuhr nicht oder noch nicht möglich ist. Zu diesen Ursachen gehören
- Tumoren und Missbildungen im Hals-Nasen-Ohren-Bereich und im oberen Gastrointestinaltrakt,
- Schluckstörungen und Aspirationsgefahr infolge Apoplexie, Apallischem Syndrom, Schädel-Hirn-Trauma oder Morbus Parkinson,
- Langzeitbewusstlosigkeit,
- Strahlen- und Chemotherapie,
- Verätzungen und Verbrennungen,
- Zusatzernährung (z. B. bei Mukoviszidose, Aids),
- Prä- und postoperative Ernährung (nur wenn über Wochen notwendig).

Kontraindikationen
Absolute Kontraindikationen zur Anlage einer PEG sind
- fehlende Diaphanoskopie (Durchscheinen des Lichtes aus dem Mageninneren durch die Bauchdecke),
- Blutgerinnungsstörungen,
- Peritonitis, akute Pankreatitis, Ileus, reichlicher Aszites,
- Fehlende Einwilligung durch Patient oder Betreuer/Sachwalter,
- Alleinige Pflegeerleichterung bei geriatrischen Heimpatienten.

Relative Kontraindikationen sind
- Immunsuppression,
- Geringer Aszites, Ulcus ventriculi,
- Gastrektomie, Ulkusblutung,
- Schwere Psychosen.

Komplikationen
Hauptkomplikationen bei der Anlage einer PEG sind lokale Wundinfektionen, Eindringen von Luft in den Peritonealraum und Peritonitis.

3.4.2 Perkutane endoskopische Jejunostomie (PEJ)

Bei der PEJ wird unter endoskopischer Kontrolle die Ernährungssonde über eine liegende PEG-Sonde im Jejunum platziert.

Wenn keine PEG angelegt werden kann, aber eine Ernährung des Patienten angestrebt wird, kann eine PEJ platziert werden. Diese unterscheidet sich von der PEG dadurch, dass sie in den vorderen Teil des Dünndarms (Jejunum) eingelegt wird. Diese Methode erfordert sehr viel Erfahrung und sollte an einem medizinischen Zentrum durchgeführt werden.

Die meisten PEJ-Sonden werden heute intraoperativ als Feinnadelkatheterjejunostomie (FNKJ) angelegt, um nach großen Eingriffen am Magen und Pankreas bereits frühzeitig (Fast track) mit einer enteralen Ernährung beginnen zu können **(Abb. 3.19)**.

Indikation
Die Anlage einer PEJ ist zur längerdauernden künstlichen Ernährung bei erhöhter Aspirationsgefahr indiziert, wenn keine offene Bauchoperation geplant ist (dann Anlage einer FNKJ). Ein Indikationsbeispiel sind Patienten mit länger andauernder Schluckunfähigkeit bei gleichzeitiger Bewusstseinstrübung oder verminderten Schutzreflexen.

Feinnadelkatheterjejunostomie (FNKJ). Als Palliativmaßnahme, z. B. beim inoperablen Ösophaguskarzinom

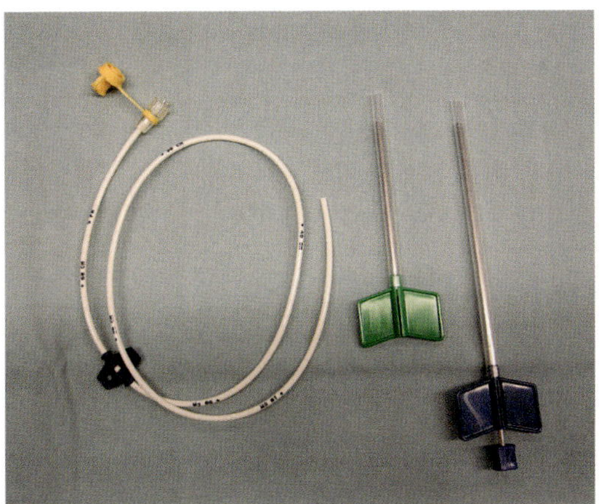

Abb. 3.19 ▪ FNKJ. Feinnadelkatheterjejunostomie. Häufig wird mittels FNKJ als Palliativmaßnahme eine Darmfistel gelegt.

kann im Rahmen einer ohnehin notwendigen Laparatomie (Eröffnung der Bauchhöhle) eine Darmfistel gelegt werden. Heute wird aufgrund der wenigen Komplikationen die Feinnadelkatheterjejunostomie, aber auch einfach eine PEG-Sonde angewendet, die sich aber noch nicht in allen Kliniken durchgesetzt hat.

4 Stuhlinkontinenz

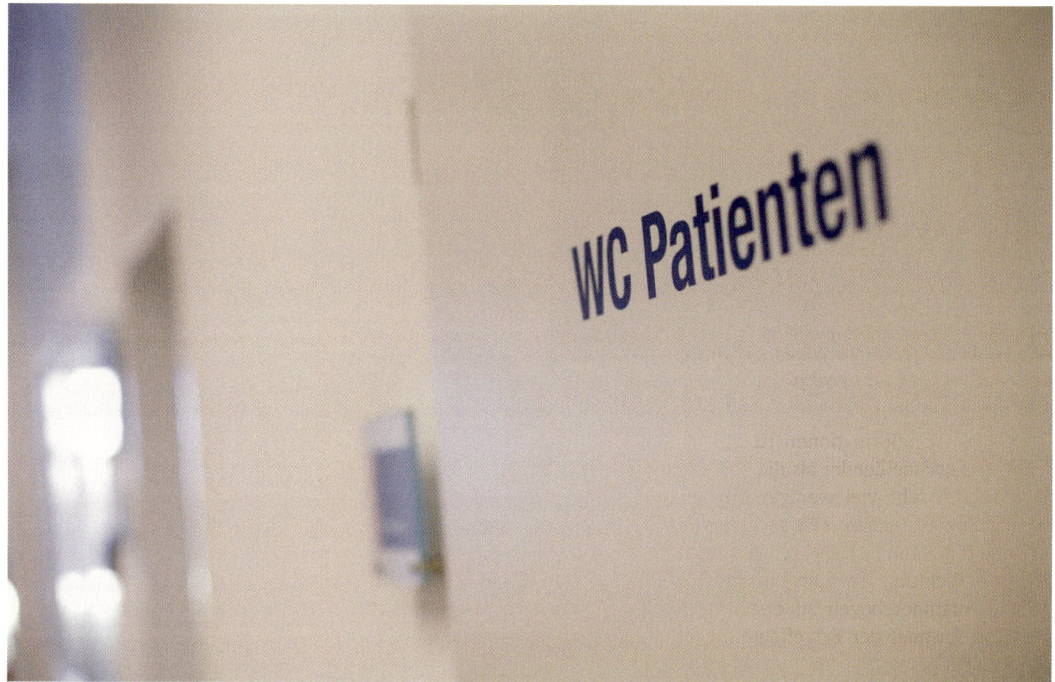

Vor ca. 4 Jahren, als ich gerade 36 Jahre alt war, bemerkte ich beim Wechseln meiner Unterwäsche häufiger eine Stuhlspur. Ich nahm es nicht weiter tragisch, denn bei dem Stress, den ich hatte, konnte das schon mal passieren. Die Augen wurden mir erst einige Wochen später geöffnet, als ich mit meinem Mann und unserem Kegelverein einen Ausflug machte. Ich spürte, dass ich Stuhl verlor, während ich vor der Toilette anstehen musste. Das war mir fürchterlich peinlich: Was sollte ich tun? Wäsche zum Wechseln hatte ich natürlich nicht dabei, und Toilettenpapier zwischen die Gesäßbacken klemmen, nein, dachte ich mir, das riecht zu sehr. Schließlich reinigte ich meine Unterhose, zog sie nass wieder an und tröpfelte etwas Kölnisch Wasser auf. Ich wollte nicht, dass irgendjemand etwas merkte. Der Ausflug war für mich dann natürlich eine Qual. Ich war froh, als wir abends wieder zuhause ankamen. Die ganzen nächsten Tage blieben meine Gedanken immer wieder an dem missglückten Ausflug und der schmutzigen Hose hängen: Kann es denn wirklich sein, dass ich als junge Frau schon Kontinenzprobleme habe? Das hört man doch sonst nur von alten Leuten. Ich schämte mich so sehr, dass ich noch nicht einmal mit meinem Mann über dieses Problem sprach. Ich versteckte sogar meine schmutzigen Kleider, damit er ja nichts merkte. Wenn mein Mann zärtlich werden wollte, spielte ich ihm immer Kopf- oder Bauchschmerzen vor, ich hatte solche Angst, beim Geschlechtsverkehr Stuhl zu verlieren. Mein Leben drehte sich nur noch um die Stuhlinkontinenz. Musste ich aus dem Haus, hatte ich immer Wäsche zum Wechseln dabei oder überlegte mir ganz genau, wo sich auf meinem Weg

eine Toilette befand, die ich sicher erreichen konnte. Am liebsten war ich jetzt allein. Durch meine Reiseunlust wurde auch unser Freundeskreis immer kleiner, mein Mann und unsere Kinder zogen sich zurück. Ich fühlte mich schlecht und von der Umwelt ausgeschlossen. Durch Zufall kam ich nach ca. 1/2 Jahr mit einer Bekannten ins Gespräch, die mir von ihrer Stuhlinkontinenz berichtete. Sie sagte, dass sie sich vor einem Jahr in ärztliche Behandlung begeben hätte und seitdem wieder unbeschwert Ausflüge mit ihrer Familie unternehmen könne. Doch das Beste sei, dass sie sich nicht mehr verstecken müsse, denn das wäre das Schlimmste gewesen. Sie sprach mir aus der Seele und da sie so offen darüber redete, begann auch ich von meiner Stuhlinkontinenz zu berichten. Sie gab mir die Adresse ihres Arztes, den ich schon am nächsten Tag aufsuchte. Jetzt, nach 3 Monaten ärztlicher Behandlung fühle ich mich schon viel besser und bin froh, dass ich mich doch noch offenbarte und so Hilfe bekommen konnte.

4.1 Stuhlinkontinenz und Obstipation als Erkrankung

D *Bei einer Stuhlinkontinenz besteht die Unfähigkeit, den Stuhlabgang zu kontrollieren. Der Darminhalt kann nicht willkürlich zurückgehalten werden.*

Nach Patienteninformationen ist die Stuhlinkontinenz sehr viel einschneidender als die Harninkontinenz. Und doch suchen sehr viel weniger Menschen mit Stuhlinkontinenz aus Scham erst in einem späten Stadium einen Arzt auf, um sich therapieren zu lassen. Der erste Schritt in Richtung Therapie kann es sein, einen individuellen Anamnesebogen zu erstellen, der aufzeigt in welchem Ausmaß der Betroffene an der Stuhlinkontinenz leidet.

4.1.1 Entleerungsmechanismus

Sensible Rezeptoren, die sich in der Wand des Enddarmes befinden, werden aktiviert, wenn die Darmwand sich aufgrund eintretender Stuhlmasse dehnt. Über die afferenten Fasern des vegetativen Nervensystems wird eine Meldung an das Gehirn übermittelt. Durch die spinalen Reflexe im Rückenmark wird der Darm in Bewegung gesetzt (Peristaltik). Die efferenten Fasern steuern vom Gehirn aus als Reflexantwort die glatte Muskulatur des Darmes. Das führt dazu, dass sich der Darm kontrahiert und der innere Analschließmuskel erschlafft. Bei noch geschlossenem äußeren Schließmuskel tritt der Stuhl nach unten. Soll der Stuhl trotz Stuhldrang noch im Darm verbleiben und nicht sofort ausgeschieden werden (z. B. wenn sich keine Toilette in unmittelbarer Umgebung befindet), verhindern der Nervus pudendus und der Nervus levator ani die unwillkürliche Darmentleerung. Bei länger bestehendem Stuhldrang fallen die Impulse der Dehnungsrezeptoren weg.

Soll die Stuhlentleerung erfolgen, erschlafft der äußere Schließmuskel durch eine bewusste Aufhebung der zentralen Hemmung. Dadurch entsteht ein offener Kanal für die Stuhlpassage. Bauchpresse und die Aufwärtsbewegung der Beckenbodenmuskulatur führen zur willkürlichen Stuhlentleerung.

4.1.2 Einteilung der Stuhlinkontinenz

Die Stuhlinkontinenz kann in Grad 1 bis 3 eingeteilt werden. **Tab. 4.1** verdeutlicht die Anzeichen.

Ursachen

Eine Stuhlinkontinenz kann z. B. durch folgende Ursachen ausgelöst werden:

- Entzündungen des Sphinkterapparates mit Fistelbildung (spontan ausgelöst oder bei Morbus Crohn)
- Neurogene Störungen (z. B. Myelomeningozele, Verletzungen des Rückenmarks, Tumoren, Apoplexie als Folge von Diabetes mellitus)
- Chirurgische Maßnahmen (z. B. tiefe Rektumresektion, Hämorrhoidaloperationen);
- Verletzungen des Sphinkterapparates oder seiner Innervation (z. B. abrupte Sphinkterdehnung, Pfählungsverletzungen)
- Geburtstraumen (z. B. Dammriss)

Weitere Auslöser für eine Stuhlinkontinenz können Folgende sein:

- Psychoorganische Probleme
- Rektum- oder Mukosaprolaps
- Chronische Durchfälle
- Abführmittelmissbrauch
- Altersdemenz
- Bestrahlungsschäden

Tab. 4.1 Einteilung der Stuhlinkontinenz.

Einteilung	Schweregrad	Anzeichen
Grad 1	leichte Inkontinenz	unkontrollierter Abgang von Winden
Grad 2	mittlere Inkontinenz	unwillkürlicher Verlust von flüssigem Darminhalt häufiges Verschmutzen der Wäsche
Grad 3	schwere Inkontinenz	regelmäßiger Verlust von flüssigem und festem Stuhl

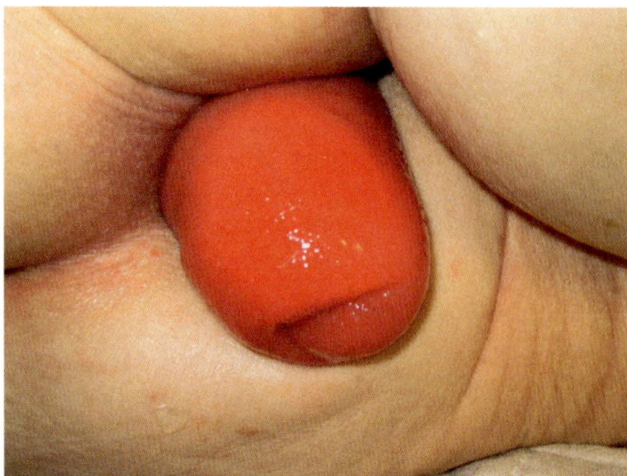

Abb. 4.1 ▪ **Analprolaps.**

Pflege bei Hauirritationen im Analbereich

Allgemeine Tipps zum Stuhlgang

- *Streben Sie geformten Stuhl an. Der Enddarm sollte ohne starkes Pressen entleeren.*
- *Versuchen Sie nicht krampfhaft, täglich Stuhlgang zu erzwingen.*
- *Gehen Sie zur Toilette, wenn Sie Stuhldrang verspüren. Machen Sie es kurz: entleeren, reinigen, aufstehen. Vermeiden Sie ein chronisches Pressen bei der Stuhlentleerung.*
- *Suchen Sie bei Stuhldrang die nächste Toilette auf und halten Sie den Stuhl nicht länger zurück. Sie lähmen sonst auf Dauer den Entleerungsreflex, woraus eine Verstopfung resultiert.*
- *Nehmen Sie regelmäßige Mahlzeiten nach einem ausgewogenen Ernährungsplan ein.*
- *Sorgen Sie für ausreichende Flüssigkeitszufuhr (in der Regel 1,5–2 l Wasser).*
- *Auch regelmäßige körperliche Bewegung trägt zur Stuhlregulierung bei.*

Beim häufigen, unkontrollierten Absetzen von weichen Stühlen können im perianalen Bereich Hautirritationen auftreten, die mit Brennen, Juckreiz Schmerzen bis zum Auftreten von Blutungen einhergehen **(Abb. 4.2)**.

Aus diesem Grund ist die Intimpflege besonders wichtig, wobei einige Punkte zu beachten sind:

- Es sollte weiches unparfümiertes und unbedrucktes Toilettenpapier verwendet werden. Bei „Recyclingpapier" sollte ein weiches hochwertiges Produkt gewählt werden (siehe Testergebnisse der Stiftung Warentest: www.test.de).
- Nach der Stuhlentleerung den Analbereich mit Wasser (am besten ist eine Analdusche) oder Babypflegetüchern reinigen.
- Produkte ohne Parfümstoffe verwenden (Inhaltsstoffe können auf Dauer Allergien auslösen).
- Im häuslichen Bereich ist ein Bidet neben der Toilette ideal.
- Waschen mit milder, pH-neutraler Seife.

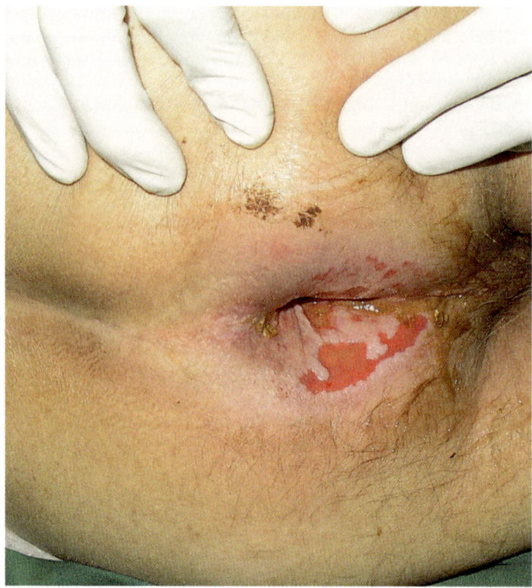

Abb. 4.2 ▪ **Hautirritation** im Analbereich.

- Weiche Baumwollunterwäsche tragen, um Schwitzen zu vermeiden.
- Schutz und Pflege der Haut mit Salben und Pflegecremes, die bei lokaler Anwendung zur Linderung und Heilung der erkrankten Haut beitragen können.
- Die Vorlage häufig wechseln.

4.1.3 Obstipation

Die Anamnese erfolgt anhand der Rom-III-Kriterien zur Diagnose der funktionellen Obstipation (Longstreth et al. 2006):

- Innerhalb der letzten 6 Monate müssen in 3 Monaten mindestens zwei oder mehr der folgenden Kriterien dauernd oder intermittierend auftgetreten sein:
  - Pressen zur Stuhlentleerung (bei mindestens 25 % der Defäkationen)
  - harter Stuhlgang (bei mindestens 25 % der Defäkationen)
  - Gefühl der unvollständigen Entleerung (bei mindestens 25 % der Defäkationen)
  - Gefühl der anorektalen Blockierung (bei mindestens 25 % der Defäkationen)
  - manuelle Unterstützung der Stuhlentleerungen (bei mindestens 25 % der Defäkationen)
  - weniger als 3 Stuhlentleerungen pro Woche
- Kein weicher Stuhlgang ohne Laxanzien (Abführmittel)
- Kein Reizdarmsyndrom

Einteilung der Obstipation

Funktionelle Obstipation

In diesem Fall liegt die Ursache außerhalb des Dickdarms.

- Habituelle Obstipation, z. B.
  - zu wenig Ballaststoff- und Flüssigkeitszufuhr,
  - Bewegungsmangel, Immobilisation,
  - falsche Ernährung,
  - Unterdrückung von Stuhldrang.
- Zentrale neurologische Erkrankungen, z. B.
  - Tumor,
  - Morbus Parkinson,
  - Trauma,
  - Multiple Sklerose,
  - Tabes dorsalis,
  - Meningozelen,
  - Cauda-equina-Tumor.
- Periphere neurologische Erkrankungen, z.B Innervationsstörungen oder Neuropathien
- Psychiatrische Erkrankungen, z. B.
  - Depression,
  - Andere Psychosen,
  - Anorexia nervosa.
- Endokrine Erkrankungen, z. B.
  - Hypothyreose,
  - Hyperparathyreoidismus,
  - Hyperkalzämie.
- Metabolische Veränderungen, z. B.
  - Diabetes mellitus,
  - Exsikkose,
  - Niereninsuffizienz,
  - Amyloidose,
  - Hypokaliämie.
- Medikamente, z. B.
  - Opiate,
  - Antacida,
  - Anticholinergika,
  - Antihypertensiva (Catapresan, Kalziumantagonisten),
  - Diuretika,
  - Parasympatholytika.

Slow-transit-Obstipation

In diesem Fall liegt eine Bewegungsstörung (Motilitätsstörung) vor.

- Störungen des enterischen Nervensystems (ENS, ein in der Darmwand lokalisiertes intrinsisches Nervengeflecht, das sogenannte „Bauchhirn“):
  - Angeborene Aganglionose (Morbus Hirschsprung)
  - Erworbene Aganglionose (Chagas-Krankheit, Infektionserkrankung durch den Biss der Raubwanze)
  - Intestinale neuronale Dysplasie (Störung der neuronalen Struktur der Darmwand)
  - Dysganglionose (Hypoganglionose, Heterotopie)
  - Intestinale Myopathie
  - Desmosis coli (gestörtes Bindegewebe in der Dickdarmwand)
- Megakolon/Megarektum
- Chronische intestinale Pseudoobstruktion
- Idiopathische Inertia coli (Darmträgheit)

Outlet-Obstipation (anorektale Entleerungsstörung)

In diesem Fall liegt meist eine Fehlfunktion des Sphinkterapparates oder der Beckenmuskulatur vor.

- Funktionelle Störung
  - Beckenboden:
    - Fehlkoordination
    - Anismus
    - Spastik
    - psychogene Ursache
  - Kolon und Rektum:
    - idiopathische Inertia recti
    - gestörte autonome Innervation
- Morphologisch-organische Störung
  - Beckenboden:
    - vererbliche Myopathie des Spincter internus
    - Internushypertrophie
    - dorsale Sphinkterdysplasie
    - anorektale Stenose
    - Analfissur
  - Kolon und Rektum:
    - postoperative Intertia recti
    - Dysganglionose
    - mangelhafte Internusrelaxation
    - Morbus Hirschsprung
    - Enterozelen
    - Rektozelen
    - Rektumprolaps
    - reduzierte Rektum-Compliance
    - obstruierender Tumor

Medikamentöse Maßnahmen

Bei Obstipation sollten medikamentöse Maßnahmen nach einem Stufenplan erfolgen, das heißt mit milden Laxanzien beginnen und diese bei Bedarf steigern **(Tab. 4.2)**. Durch den Stufenplan kann die Stuhlentleerung kontrollierter erfolgen, die Kontinenz gefördert und eine Elektrolytentgleisung verhindert werden.

Die Einnahme von Medikamenten wie Morphinpräparate, Antidepressiva, Medikamente zur Behandlung von Morbus Parkinson und Neuroleptika sollte immer mit einer stuhlregulierenden Maßnahme kombiniert werden.

Tab. 4.2 Stufenplan Laxanzien bei Obstipation.

Art	Substanz	Wirkprinzip
abführende Suppositorien/ Zäpfchen	Lecicarbon	Abgabe von Wasser in den Darm bewirkt das Aufweichen und Quellen des Darminhalts
Einlauf	Einbringen von körperwarmem Wasser mit einem Irrigationsset Klistiere wie Mikroklist oder Clysmol	osmotische Wirkung
Füll- und Quellmittel	Weizenkleie, Leinsamen, Agiocur (Flohsamenpräparate) in Kombination mit ausreichender oraler Flüssigkeitszufuhr	▪ Aufweichen und Quellen des Darminhalts ▪ Anregung der Darmperistaltik
osmotische Abführmittel	Movicol, Lactulose, Milchzucker	▪ durch die osmotische Wirkung wird das Wasser im Darm zurückgehalten ▪ Anregung der Darmperistaltik ▪ Aufweichung des Stuhls
hydragoge oder anthranoide Abführmittel	sennoside Substanzen aus Sennesblättern, Aloe, Agiolax, Pursennid, Guttalax	▪ aktive Sekretion von Wasser in den Dickdarm ▪ Verhindern der Resorption von Elektrolyten aus dem Darm ▪ Verstärkung der Peristaltik
diphenolische Abführmittel	Bisacodyl, Natriumpicosulfat, Dulcolax, Laxobene	▪ Abgabe von Wasser und Elektrolyten in das Darmlumen ▪ Verhindern der Rückresorption von beiden

4.2 Diagnostische Maßnahmen

Zur Abklärung der Stuhlinkontinenz gehört neben der genauen Erfassung der Anamnese auch die exakte klinische Untersuchung. Der Patient muss vor der Untersuchung vom Arzt über die Notwendigkeit und den geplanten Untersuchungsablauf aufgeklärt werden.

4.2.1 Pflegerische Vorbereitung

Damit die Untersuchung auch adäquat und zielführend stattfinden kann, muss der Patient darauf vorbereitet werden.

Untersuchungsraum

Die Untersuchung wird in einem separaten Raum durchgeführt, in dem sich außer dem Patienten nur noch der behandelnde Arzt und der assistierende Pflegende befinden. Der Patient ist in einer für ihn äußerst unangenehmen Situation, darauf muss einfühlsam eingegangen werden. Vorteilhaft für den Ablauf und das Wohlbefinden wären ein integriertes Waschbecken und eine Toilette (auch behindertengerecht) im Zimmer. Von der Pflegeperson werden schon vorab Einmalwaschlappen und Vorlagen in verschiedenen Größen vorbereitet.

Lagerung

Der Patient wird entweder in Linksseitenlage auf einer Untersuchungsliege oder auf einem verstellbaren Untersuchungsstuhl in Knie-Ellenbogen-Lage gelagert.

Wahrung der Intimsphäre

Hat der Patient eine für ihn erträgliche Lage eingenommen, wird der Unterkörper entkleidet. Die unbedeckten Körperstellen sollten mit einem Tuch zugedeckt werden, um die Intimsphäre des Patienten soweit wie möglich zu schützen.

Die Vorbereitungsmaßnahmen verfolgen zwei wesentliche Ziele:

1. Sie helfen dem Patienten, seine Angst und Nervosität abzubauen.
2. Bei einem entspannten Patienten kann die geplante Untersuchung erfolgreich und schmerzarm durchgeführt werden.

4.2.2 Untersuchungsmethoden

Mit folgenden Untersuchungen kann eine Stuhlinkontinenz und deren Ursache diagnostiziert werden:

- Manuelle und neurologische Untersuchungsmethoden
- Endoskopische Untersuchungsmethoden
- Radiologische Untersuchungsmethoden
- Sonografische Untersuchungsmethoden
- Therapieabhängige Untersuchungsmethoden

Manuelle und neurologische Untersuchungsmethoden

Zu den manuellen und neurologischen Untersuchungsmethoden gehören

- anale Inspektion und digitale Austastung,
- Reflexüberprüfung.

Anale Inspektion und digitale Austastung

Während der Patient in der Linksseitenlage oder Knie-Ellenbogen-Lage liegt, fordert der behandelnde Arzt ihn auf zu pressen. Damit kann ein Analprolaps als Ursache der Stuhlinkontinenz ausgeschlossen werden. Für die digitale Inspektion zieht sich der Arzt einen Handschuh an und gibt etwas Gleitgel auf den Zeigefinger. So kann er Prostata (beim Mann) oder Portio (bei der Frau) tasten. Auch der Sphinktertonus ist mit dem Finger beurteilbar. Fistelöffnungen können mit einer Knopfsonde diagnostiziert werden.

Reflexüberprüfung

Die Reflexe werden überprüft, um Aufschluss über Art und Lokalisation einer vermuteten Schädigung des Rückenmarkes als Ursache einer Stuhlinkontinenz zu erlangen. Dafür soll der sogenannte Glutäalreflex ausgelöst werden (betrifft das Rückenmarksegment L4–S1). Mit einer zarten Nadel wird über die Haut der Gesäßbacken gestrichen bzw. diese leicht angetupft. Eine Frage des Untersuchers könnte dabei lauten: „Spüren Sie die Nadel spitz oder stumpf?"

Zieht sich der Musculus glutaeus maximus spontan zusammen, kann eine Rückenmarksschädigung als Ursache der Stuhlinkontinenz ausgeschlossen werden.

Endoskopische Untersuchungsmethoden

Zu den endoskopischen Untersuchungsmethoden gehören

- Proktoskopie,
- Rektosigmoideoskopie,
- Koloskopie.

Proktoskopie

Eine Proktoskopie ist eine Spiegelung des Analkanals und der unteren Abschnitte des Rektums. Dazu wird ein kurzes Endoskop (Proktoskop) ohne Luftzufuhr ca. 10–15 cm in den Darm eingeführt (**Abb. 4.3**). Mit dieser Methode lassen sich Erkrankungen des Mastdarmes (z. B. Mukosaprolaps oder Hämorrhoiden) als Verursacher der Stuhlinkontinenz ausschließen (**Abb. 4.4**).

Spezielle Untersuchungsvorbereitung

Es ist keine vorbereitende Maßnahme notwendig.

Bei Darmblutungen muss immer im Anschluss an eine Proktoskopie eine Koloskopie durchgeführt werden.

Rektosigmoideoskopie

Hier handelt es sich um eine Spiegelung des Mastdarmes und evtl. des Sigmas. Das Endoskop wird mit Gleitmittel versehen und dann in den Darm eingeführt.

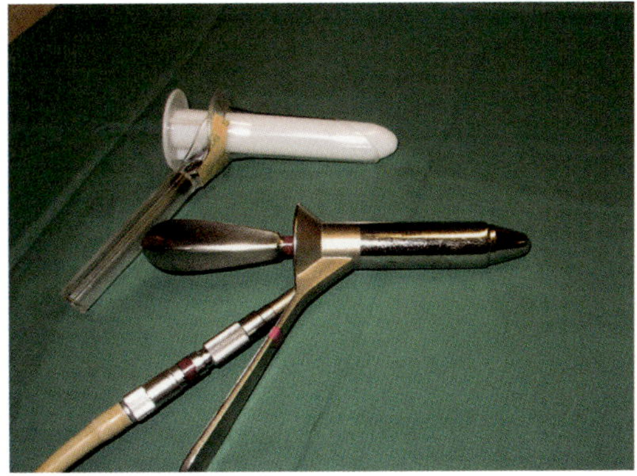

Abb. 4.3 ▪ **Proktoskop.** Ein ca. 15 cm langes Endoskop wird in den Darm des Patienten eingeführt, um evtl. Erkrankungen des Mastdarmes als Ursache der Stuhlinkontinenz zu diagnostizieren.

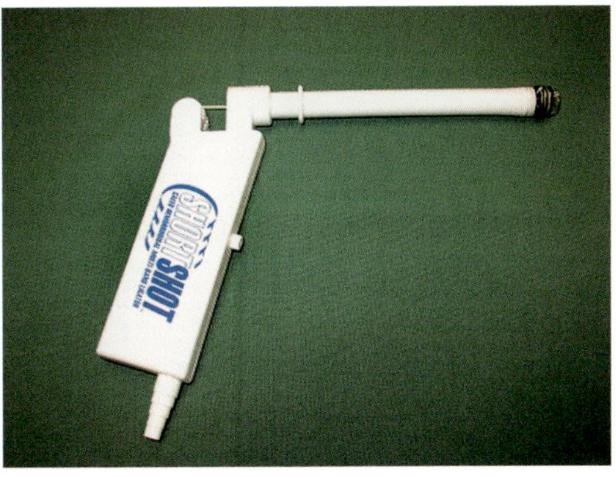

Abb. 4.4 ▪ **Shooter.** Mit einem Shooter können Hämorrhoiden nach einer Proktoskopie behandelt werden.

Anschließend wird Luft insuffliert, um alle Darmschichten in allen Abschnitten beurteilen zu können.

Spezielle Untersuchungsvorbereitung. Der Patient muss nicht nüchtern sein, sollte aber eine Stunde vor der Untersuchung seinen Enddarm mit einem Klysma entleeren. Im Aufklärungsgespräch wird ihm empfohlen am Vortag der Untersuchung keine oralen Abführmittel einzunehmen. Dabei bestünde die Gefahr, dass von oral her flüssiger Stuhl in das Untersuchungsgebiet nachrinnt und die Übersicht behindert.

Koloskopie

Bei einer Darmspiegelung (Koloskopie) können Teile des Dickdarmes (Sigmoidoskopie) oder der gesamte Dickdarm (totale Koloskopie) untersucht und beurteilt werden. Bei Bedarf können Gewebeproben entnommen werden. Mittels flexiblem Endoskop gelingt es, den gesamten Darm zu inspizieren, verdächtige Stellen zu fotografieren und Probematerial für histologische Untersuchungen (Biopsie) zu gewinnen.

Spezielle Untersuchungsvorbereitung

Einen Tag vor der Untersuchung muss der Patient mindestens 2 Liter einer Elektrolytlösung trinken, um seinen Darm vollständig zu reinigen. Am Untersuchungstag wird er noch einmal angehalten, zwei Liter dieser salinischen Lösung zu sich zu nehmen.

Er darf in dieser Zeit nichts mehr essen. Der Patient ist optimal vorbereitet, wenn die Elektrolytlösung ungefärbt wieder ausgeschieden wird.

Da für älteren Menschen oder Patienten mit Herz-Kreislauf-Problemen die Vorbereitung und Untersuchung belastend sein können, sollten sie stationär aufgenommen werden.

P *Sollte bei einer endoskopischen Untersuchung eine Abtragung von Polypen oder eine Biopsie geplant sein, muss als vorbereitende Maßnahme der Gerinnungsstatus des Patienten erhoben werden.*

Radiologische Untersuchungsmethoden

Zu den radiologischen Untersuchungsmethoden gehören

- Irrigoskopie,
- Computer-/Magnetresonanztomografie des Abdomens,
- Magnetresonanzdefäkografie,
- Messung der Kolonpassagezeit.

Irrigoskopie

Um den Dickdarm bildlich darstellen zu können, erhält der Patient rektal einen Einlauf mit Kontrastmittel. Danach können Röntgenbilder vom Darm angefertigt werden.

Spezielle Untersuchungsvorbereitung. Zwei Tage vor der Untersuchung erhält der Patient nur noch flüssige Nahrung. Um den Darm zu entleeren, werden ihm orale Abführmittel verordnet. Von besonderer Bedeutung ist eine hohe Flüssigkeitsmenge (z. B. Wasser, Tee). Für spezielle Vorbereitungsmaßnahmen hält man sich an die vorgeschriebenen Empfehlungen der Röntgeninstitute.

Computertomografie

Aufnahmen können von den verschiedensten Bereichen des Darmes, wie auch von anderen Organen, angefertigt werden. Schleimhautveränderungen sind durch Computertomografie jedoch schlecht zu erfassen.

Spezielle Untersuchungsvorbereitung. Es gelten keine speziellen Maßnahmen. Wird dem Patienten allerdings Kontrastmittel verabreicht, sollte immer eine 3-stündige Nahrungskarenz eingehalten werden.

Magnetresonanzdefäkografie

Das Verfahren basiert auf der Magnetresonanztomografie und gibt Einblick in den Funktionsablauf des Beckenbodens und der darin liegenden Organe. Um das Zusammenspiel der organischen Strukturen beurteilen zu können, werden die Aufnahmen im Ruhezustand, beim Pressen, Husten und bei der Defäkation durchgeführt.

Messung der Kolonpassagezeit

Die Messung der Kolonpassagezeit wird bei chronischer Obstipation oder bei Verdacht auf Ausscheidungsverzögerung durchgeführt. Der Patient wird aufgefordert, sechs Tage lang täglich eine Kapsel mit unterschiedlichen röntgendichten Markern zu schlucken **(Abb. 4.5)**. Am 7. Tag wird eine Nativaufnahme des Abdomens

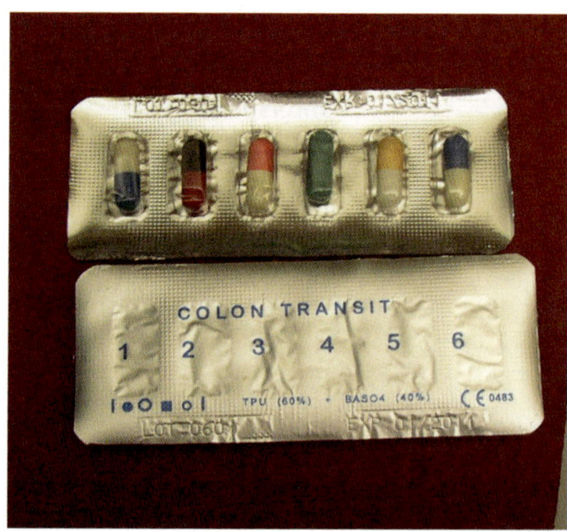

Abb. 4.5 ▪ **Marker.** Verschiedene röntgendichte Marker.

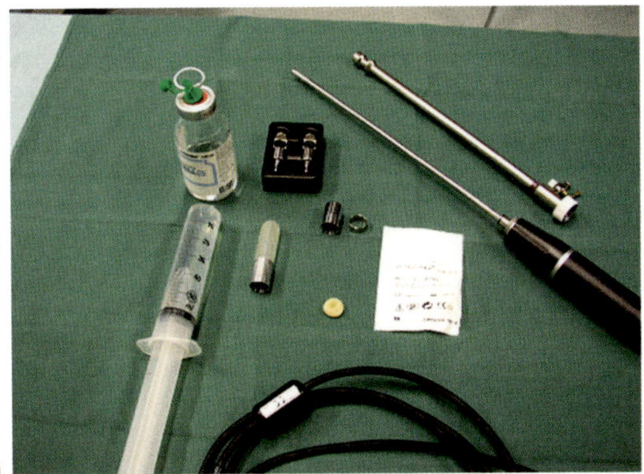

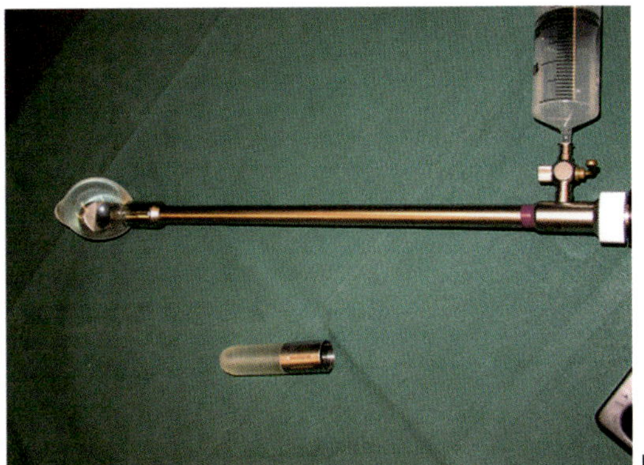

Abb. 4.6 ▪ **Analsonografie.** Am Untersuchungstag erhält der Patient ein Abführzäpfchen.
a Vorbereitete Materialien.
b Sonografiestab.

gemacht. Die Anzahl und Verteilung der Marker geben Aufschluss über die Passagezeit.

Die Berechnung der Kolonpassagezeit erfolgt nach Metcalf et al. (1987): Die auf dem Röntgenbild sichtbaren Marker werden mit dem Faktor 2,4 multipliziert. Der Normalwert bei Frau beträgt 70 Stunden, bei Männern 60 Stunden.

Sonografische Untersuchungsmethoden

Transanale Sonografie

Der Ultraschall (Sonografie) kommt ohne Strahlen aus. Ein in den Darm eingeführter kleiner Schallkopf ruft sozusagen in den Körper hinein **(Abb. 4.6)**. Das Echo der zurückgeworfenen Schallwellen wird vom Ultraschallgerät gemessen und in Bilder umgesetzt. Mit der transanalen Sonografie können Wandveränderungen im Analkanal erkannt und beurteilt werden.

Therapieabhängige Untersuchungsmethoden

Zu den therapieabhängigen Untersuchungsmethoden gehören

- anorektale Manometrie,
- Elektromyografie,
- Retentionstest.

Anorektale Manometrie

Mit einem anorektalen Manometer kann der Druck im Analkanal gemessen werden. Zurzeit bieten verschiedene Firmen solche Manometer an. Eine Manometersonde wird direkt im Analkanal platziert.

Durchführung

Der Druck im Analkanal wird gemessen:

- Im Ruhezustand: der Patient liegt ruhig da, damit das Gerät den Druck messen kann.
- Beim Zusammenkneifen, um die Funktion des Schließmuskels zu beurteilen.
- Beim Husten, um zu sehen, wie sich der Druck verändert.

Anorektaler Reflex. Zur Überprüfung, ob der anorektale Reflex funktioniert, wird ein Ballon eingeführt. Bei funktionierendem Reflex erschlafft der innere Schließmuskel, sobald ca. 50–100 ml Luft insuffliert wurden. Damit lässt sich erkennen, wie sich der Schließmuskel verhält, wenn die Ampulle gefüllt ist.

M *Die gemessenen Werte müssen dokumentiert werden, um sie eventuell mit den nach einem 6-wöchigen therapeutischen Beckenbodentraining ermittelten Werten vergleichen zu können. Damit können die Wirksamkeit des Trainings und der Erfolg in Richtung Kontinenz beurteilt werden.*

Elektromyografie

Die Elektromyografie liefert durch elektrische Impulse Informationen über die Muskelaktionspotenziale der quergestreiften anorektalen Muskulatur und gibt somit Auskunft über neurogene Schäden oder Defekte. Die Übertragung und Aufzeichnung der Reize erfolgt über eine direkt in den Muskel eingestochene hauchdünne Nadelelektrode.

Retentionstest

Der Retentionstest ist billig und aussagekräftig. Er eignet sich sehr gut für Patienten nach einer Hartmann-Operation mit Sigmakolostomie (S. 31), die nach 6 Wochen zur Rückoperation anstehen.

Durchführung

Mittels Einmalkatheter und Blasenspritze werden 50 ml lauwarmer Grießbrei in das Rektum injiziert. Der Patient wird aufgefordert, den Brei mindestens 10 min zu halten. Dabei ist es wichtig, dass er in Bewegung bleibt, er kann z. B. spazieren gehen oder Treppen steigen. Anschließend wird überprüft, inwieweit der Brei gehalten werden konnte. Dabei schaut sich der Untersuchende die Vorlage an, die dem Patienten nach der Applikation des Grießbreies in die Unterhose gelegt wurde.

Sollten sich Breireste in der Vorlage befinden, muss mit dem Patienten nochmals das richtige Beckenbodentraining besprochen werden. Da die Patienten nach einer Rückoperation die Gewissheit haben müssen, stuhlkontinent zu sein, wird gegebenenfalls der Termin für die Rückoperation verschoben.

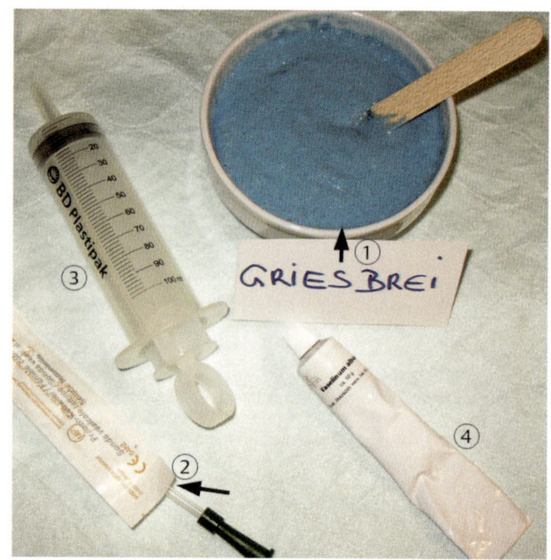

Abb. 4.7 ▪ Retentionstest.
① Griesbrei mit Blaufärbung.
② Darmrohr.
③ Blasenspritze.
④ Gleitmittel.

4.3 Therapeutische Maßnahmen

Die Behandlung der Stuhlinkontinenz richtet sich nach der zugrunde liegenden Ursache und muss individuell angepasst werden.

4.3.1 Konservative Therapie

Zu den konservativen Therapiemöglichkeiten gehört auch die Behandlung der Grundkrankheit. Meist werden hier jedoch nur Symptome gelindert, da die zur Stuhlinkontinenz führenden Mechanismen sehr vielfältig sind. Weitere Möglichkeiten beinhalten

- Ernährungsumstellung,
- Irrigation,
- Stuhltraining.

Ernährungsumstellung

Eine Ernährungsumstellung hilft, die Stuhlbeschaffenheit und -häufigkeit so zu verändern, dass der Stuhl geformt ist. Durch das Vermeiden von Reizstoffen (z. B. Kaffee, Alkohol) und blähenden Speisen (Bohnen und Erbsen) kann der Darm dahingehend trainiert werden, dass er sich zu bestimmten Zeiten entleert. Die Umstellung der Ernährung auf faser- (z. B. Orangen, Ananas) und ballaststoffreiche Kost (z. B. Salat, Gemüse) ist empfehlenswert.

Ernährungsplan. Der Patient sollte ermutigt werden, sich seinen individuellen Ernährungsplan zu erstellen. Darin wird eingetragen, was und wie viel er wann gegessen bzw. getrunken hat. Außerdem sollten die Ausscheidungszeiten und -mengen und aufgetretene „Pannen" dokumentiert werden. Aus diesem Plan kann der Patient schon nach ca. einer Woche erkennen, welche Lebensmittel bei ihm eher zur Diarrhö bzw. zur Obstipation führen. Ernährungsberater werden ihm gerne bei der ersten Aufstellung seiner Ess- und Trinkgewohnheiten zur Seite stehen. Sie geben z. B. Tipps über die übliche Wirkungsweise verschiedener Nahrungsmittel:

- Abführende Lebensmittel: z. B. Sauerkraut, Joghurt, Sauermilch;
- Stopfende Lebensmittel: z. B. Rotwein, schwarzer Tee, Schokolade;
- Stuhlregulierende Lebensmittel: z. B.: Ballaststoffe, gedörrtes Obst.

P *Wichtig für Patienten mit Stuhlinkontinenz ist die Flüssigkeitszufuhr.*

Irrigation

Die Irrigation ist eine Methode, die aus der Versorgung des Stomaträgers übernommen wurde. Sie eignet sich für mobile Menschen. Wird der Darm einmal täglich mittels Einlauf entleert, bleibt der Mastdarm für einige Stunde leer, sodass unwillkürlich kein Stuhl abgehen kann. Die Vorgehensweise ist die gleiche wie beim Stomaträger (detaillierte Beschreibung S. 89).

Um die Inhalte zu vertiefen, können Sie sich das Video „Irrigation" ansehen.

Stuhltraining

Ziel des Stuhltrainings ist es, eine Stuhlentleerung mit oder ohne Hilfsmittel immer zur selben Tageszeit zu erreichen. Dem Betroffenen wird empfohlen, die Toilette regelmäßig ca. 20–30 min nach den Mahlzeiten aufzusuchen. Damit wird die Funktion des sogenannten gastrokolischen Reflexes ausgenutzt. Diese Dehnung des Magens bei Nahrungsaufnahme führt zur verstärkten Aktivität im Bereich des Enddarmes und damit zu Stuhldrang und Defäkation.

P ***Stuhlentleerungstechniken***
Für die geplante Stuhlentleerung können folgende Techniken angewendet werden:

- *Stimulation des Darmes mit dem Finger*
- *Einführen eines Zäpfchens zum richtigen Zeitpunkt*
- *Dehnen des Anus mit zwei Fingern*
- *Pressen durch die Bauchdecke, indem die Luft angehalten und gegen den Bauch gedrückt wird*
- *Schnelles Wippen oder Stützen an der Toilette (Vor- und Zurückbeugen)*
- *Kolonmassage*

4.3.2 Medikamentöse Therapie

Cremes und Salben können bei lokaler Anwendung zur Linderung der Beschwerden und Heilung der erkrankten Haut beitragen. Durch die Einnahme von Antidiarrhoika (z. B. Loperamid) kann die Darmpassage verlangsamt werden. Antidiarrhoika hemmen die Schleimproduktion und die Darmtätigkeit. Der Einsatz dieser Medikamentengruppe ist jedoch aufgrund der zahlreichen Nebenwirkungen eingeschränkt. Nebenwirkungen sind z. B.:

- Müdigkeit;
- Erbrechen;
- Bauchkrämpfe.

4.3.3 Physikalische Therapie

Bei der physikalischen Therapie der Stuhlinkontinenz handelt es sich um ein komplexes Trainingsprogramm. Dabei kann die Fähigkeit des Patienten gefördert werden, bisher automatisch ablaufende Körperfunktionen bewusst zu erleben und korrigierend zu steuern.

Zu den physikalischen Therapiemöglichkeiten zählen:

- Beckenbodengymnastik:
- Biofeedback-Sphinktertraining;
- Elektrostimulation.

Beckenbodengymnastik

Da der Beckenboden hauptsächlich in der aufrechten Körperhaltung aktiv ist, sollte vor allem in dieser Position geübt werden **(Abb. 4.8)**. Die Übungen orientieren sich an der krankengymnastischen Therapie zur Stärkung des Beckenbodens nach einer Entbindung.

Eine große Rolle spielt das Einüben von Alltagsbewegungen. Krummes Sitzen, falsches Bücken oder Pressen beim Heben und Tragen führen zu einer unphysiologischen Belastung des Beckenbodens. So sollten Patienten z. B. beim Husten nach oben schauen oder über die Schulter abhusten. Die Wirbelsäule bleibt dabei aufrecht, der Hustendruck wird nicht direkt auf Darm und Blase weitergeleitet. Durch eine konsequente Beckenbodengymnastik über ein bis zwei Jahre lassen sich gute Erfolge erzielen. Eine Kombination von Beckenbodengymnastik und Biofeedback-Therapie (S. 55) erhöht die Erfolgschancen noch weiter.

P *Das Beckenbodentraining beginnt mit leichten Übungen, die sich stetig steigern, den Patienten aber nicht überfordern dürfen.*

Biofeedback-Sphinktertraining

Beim Biofeedback werden dem Patienten Signale des eigenen Körpers verdeutlicht, die ansonsten unbewusst ablaufen. Das Training beeinflusst diese Körpervorgänge willentlich.

Das Ziel des Trainings besteht darin, die Muskelkraft zu steigern. Bei der Stuhlinkontinenz wird die Kontraktionskraft des Schließmuskels mit der Manometriesonde in ein Licht- oder Tonsignal umgewandelt. Die Übungskontrolle des signalgesteuerten Trainings verbessert und steigert die Verschlusskraft und die Kontraktionsstärke des Schließapparates. Die Zeitspanne zwischen Dehnungsreiz, spürbarem Stuhldrang und der Anspannung der Schließmuskulatur soll verkürzt werden. Dadurch lässt sich der ungewollte Stuhlabgang vermeiden.

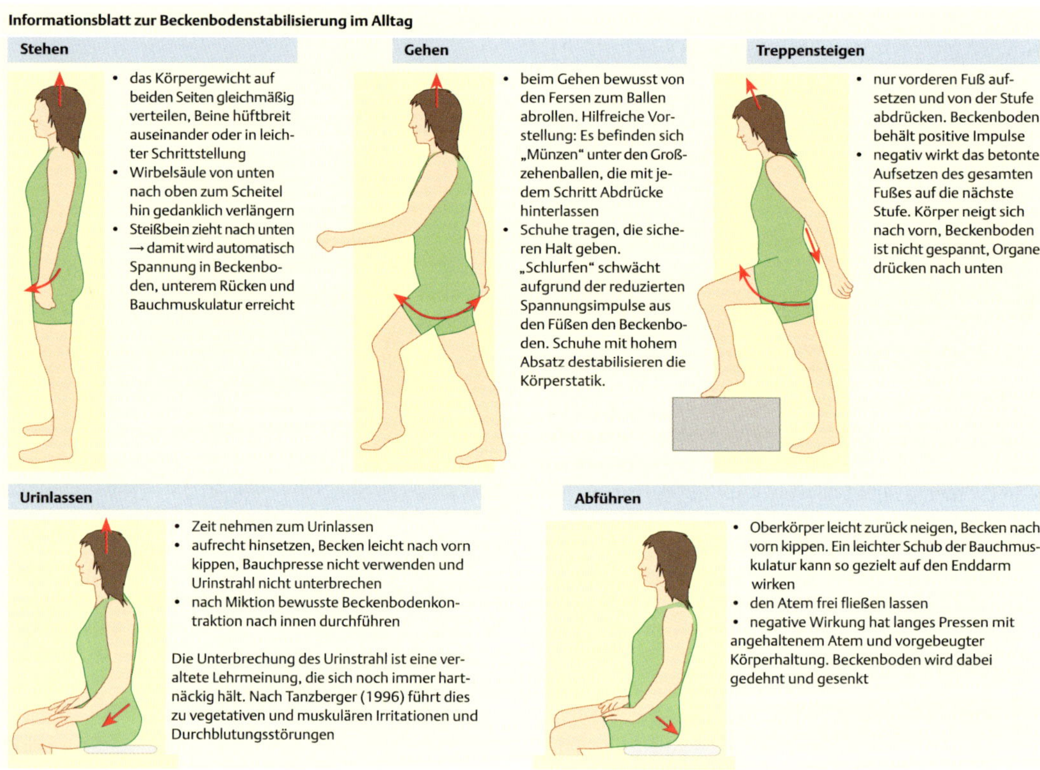

Abb. 4.8 ▪ **Beckenbodentraining.** Ein regelmäßiges Trainieren der Beckenbodenmuskulatur kann eine Stuhlinkontinenz verhindern bzw. reduzieren.

Zielgruppe

Das Biofeedback-Sphinktertraining können Personen durchführen, die folgende Voraussetzungen erfüllen:

- Der Dehnungsreiz im Analkanal wird noch wahrgenommen.
- Der äußere Schließmuskel ist noch funktionsfähig.
- Der Patient ist in der Lage, das Training zur Steigerung der Muskelkraft im Beckenboden durchzuführen.

Anwendung

Eine anale Elektrode wird in den Schließmuskel eingeführt. Diese Elektrode ist mit einem Computer verbunden. Auf Kommando zieht der Patient jeweils seinen Schließmuskel zusammen und entspannt ihn wieder. Das gesamte Programm dauert ca. 30 min. Auf dem Bildschirm kann der Patient genau erkennen, was passiert, wenn er den Schließmuskel zusammenkneift (die Kurve steigt an) und wieder entspannt (die Kurve sinkt ab). Eine Verbesserung der Schließmuskelfunktion kann er anhand der ausgedruckten Kurvenveränderungen erkennen.

Um Erfolge zu erzielen, muss das Biofeedback-Training mindestens 6 Wochen lang zweimal täglich durchgeführt werden. Nach der Anleitungszeit von ungefähr 2 Wochen absolviert der Patient das Trainingsprogramm zuhause mit Leihgeräten. Regelmäßig werden Erfolgskontrollen und weitere Trainingsstunden angeboten, bei denen das Gefühl für das Kontinenzorgan verbessert werden soll. Manche Patienten müssen das Biofeedback-Training wiederholen, wenn die Schließkraft der Beckenbodenmuskulatur wieder nachlässt.

Elektrostimulation

Bei der Elektrostimulation spannt der Patient den Schließmuskel nicht wie beim Biofeedback aktiv an, sondern die Kontraktion des Muskels wird ohne seine Mithilfe durch elektrische Stromimpulse ausgelöst.

Zielgruppe

Die Elektrostimulation zur Kräftigung des Schließmuskels und der Beckenbodenmuskulatur ist bei Patienten sinnvoll, deren Nervenbahnen im kleinen Becken oder unteren Rückenmark geschädigt sind, da die Muskulatur durch die elektrischen Impulse direkt angeregt wird. Somit kann auch hier eine Verbesserung des Ruhedrucks des Schließmuskels erreicht werden.

Anwendung

Dem Patienten wird eine Elektrode im After platziert, die kleine Stromimpulse abgibt. Diese Stromimpulse stimulieren die Muskelfasern des Schließmuskels. Nach einer Anlernphase können Patienten die Elektrostimulation zuhause anwenden.

4.3.4 Operative Therapie

Eine operative Behandlung sollte erst dann in Betracht gezogen werden, wenn über Jahre hinweg keine Verbesserung der Lebensqualität mit den vorgeschlagenen anderen therapeutischen Möglichkeiten erzielt wurde. Folgende operative Möglichkeiten gibt es:

- Reparaturoperation des Schließmuskels
- Schließmuskelersatzoperation
- Künstlicher Schließmuskelersatz

Reparaturoperation des Schließmuskels

Die Reparaturoperation des Schließmuskels kommt zum Einsatz, wenn die Muskulatur durch narbige oder bindegewebige Veränderungen nicht mehr in der Lage ist, den Analkanal vollständig zu verschließen. Ursachen dieser Veränderungen können sein:

- Defekte im Muskelring des äußeren Schließmuskels
- Überdehnung des Beckenbodens aufgrund von Geburtsverletzungen oder Dammschnitten

Durch die sogenannten Sphinkter-Repair-Operationen kann durch eine überlappende Naht des Schließmuskels oder die Einengung der Beckenbodenschlinge die anatomische Funktion des Schließmuskels wiederhergestellt werden. Es besteht außerdem die Möglichkeit, den Beckenboden zu raffen oder den Schließapparat zu verändern, sodass der normale Stuhlentleerungsvorgang wieder funktionieren kann.

Schließmuskelersatzoperation

Bleibt die Reparaturoperation ohne Erfolg, d.h. es stellt sich keine zufrieden stellende Kontinenzleistung ein, kann der Schließmuskel komplett ersetzt werden. Dazu wird der Musculus gracilis von der Innenseite des Beins entnommen und schleifenförmig um den Analkanal gelegt und mit Nähten befestigt. Mit einem speziellen am Unterbauch unter die Haut implantierten Schrittmacher kann der Muskel über zwei Elektroden stimuliert werden, sodass er sich zusammenzieht und den Analkanal verschließt.

Der Patient kann den Schrittmacher mit einem Magneten von außen abschalten. Die Folge ist, dass der Muskel erschlafft und die Stuhlentleerung erfolgt. Beim Wiedereinschalten des Gerätes spannt der Muskel erneut an und verschließt den Analkanal wieder. Durch die anhaltenden elektrischen Impulse ändern sich die Skelettmuskelfasern in ermüdungsarme Muskelfasern, die eine Dauerspannung aufrechterhalten können.

Der operierte Patient muss in die Anwendung eingeführt werden, um adäquat damit umgehen zu können. Nachdem Überwindung anfänglicher Schwierigkeiten lassen sich bei ca. zwei Drittel der Operierten zufriedenstellende Ergebnisse erzielen.

Künstlicher Schließmuskelersatz

M *Der künstliche Schließmuskelersatz ist die letzte Hoffnung für Patienten, denen früher häufig nur noch ein Stoma angelegt werden konnte, weil keine Aussicht auf eine Wiederherstellung der Stuhlinkontinenz bestand.*

Den Betroffenen kann ein künstliches Schließsystem (Artificial bowel sphincter) als Sphinkterersatz für den nicht funktionierenden Schließapparat eingesetzt werden. Ein ähnliches System hat sich bei der Harninkontinenz bereits bewährt.

Um den Analkanal wird ein manschettenartiger Ballon gelegt, der mit einer Pumpe über ein Ventil mit Flüssigkeit aus einem Reservoir gefüllt oder entleert werden kann. Die Schließmuskelprothese wird vollständig unter die Haut eingepflanzt.

W *Die operative Therapie der Stuhlinkontinenz wird häufig mit einem Biofeedback-Sphinktertraining oder einer Elektrostimulation ergänzt.*

4.4 Hilfsmittel bei Stuhlinkontinenz

Auf dem Markt gibt es verschiedene Hilfsmittel, die den Betroffenen ein Stück ihrer Lebensqualität zurückgeben können, unter anderem

- Inkontinenzeinlagen,
- Analtamponanden,
- anale Stuhlableitungen (Fäkalkollektoren, Stuhldrainagesysteme).

4.4.1 Inkontinenzeinlagen

In der pflegerischen und häuslichen Praxis werden vermehrt die aufsaugenden Vorlagen verwendet. Sie bestehen aus einem saugfähigen Zellstoffmaterial, das von einem durchlässigen und hautfreundlichen Vliesstoff festgehalten wird. Dieser bleibt auch bei Verunreinigungen relativ trocken und bildet eine Schutzschicht zwischen Haut und aufsaugendem Material. Die körperabgewandte Seite ist mit einer Außenfolie abgeschlossen, die das Durchnässen nach außen verhindert. Inkontinenzeinlagen können direkt am Körper getragen werden. Auf dem Markt gibt es verschiedenen Größen und Formen.

P *Bei Inkontinenzeinlagen ist darauf zu achten, dass dem Patienten die kleinstmögliche Größe angepasst wird.*

Vorüberlegungen

Die Vorlagen lassen sich mit einer Netzhose fixieren. Bei der Auswahl der richtigen Inkontinenzeinlage sollten folgende Überlegungen angestellt werden:

- Die Saugkapazität muss dem Schweregrad der Inkontinenz angemessen sein.
- Die Einlage muss gut passen und eine körpergerechte Form besitzen.
- Die Zellstoffmasse sollte fixiert sein, um nicht zusammenzuklumpen.
- Die Einlage sollte unter der Kleidung nicht auftragen und einfach anzulegen sein.
- Die Einlage solle leicht zu entsorgen und wirtschaftlich sein.

Babywindeln (z.B. Pampers) sollten bei erwachsenen Menschen nicht eingesetzt werden, da die Haut wegen der Undurchlässigkeit der Windeln nicht atmen kann, was Allergien provoziert. Außerdem wird der Erwachsene in ein Kleinkindalter zurückversetzt und wie ein Säugling gewickelt. Dies kann sein Selbstwertgefühl zerstören.

4.4.2 Analtamponaden

Ein Analtampon besteht aus weichem Schaumstoff, der mit einer Folie überzogen ist und mit einem Bändchen abschließt **(Abb. 4.9)**. Verschiedene Herstellerfirmen bieten diesen in unterschiedlichen Formen und Größen an. Der Tampon wird wie ein Zäpfchen in den Darm eingeführt, wobei sich die Folie durch die Feuchtigkeit im Darm auflöst. Der Analtampon dehnt sich zylinderförmig aus und verschließt den Analkanal. So kann der Stuhlgang zurückgehalten werden. Die jeweilige Tragedauer ist unterschiedlich und in den jeweiligen Bedienungshinweisen nachzulesen.

Inkontinenzhilfen

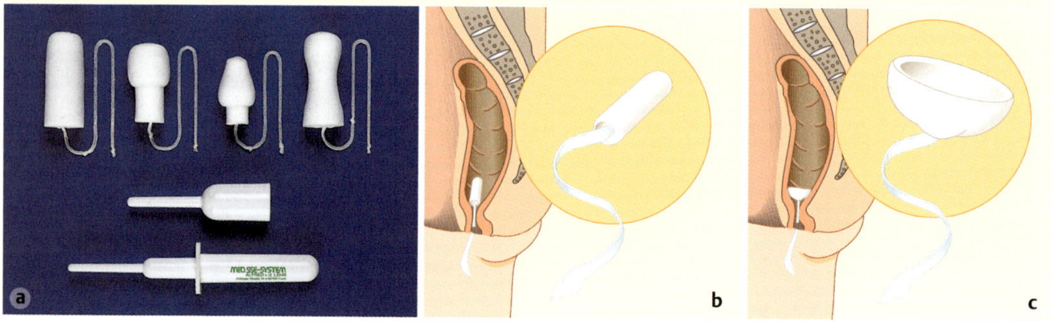

a b c

Abb. 4.9 ▪ Analtamponaden.
a Verschiedene Analtamponaden und dazugehörige Einführhilfen.
b Analtampon nach dem Einführen.
c Analtampon nach Platzierung im Rektum.

Der Analtampon ist für inkontinente Patienten gedacht, die sicher sein wollen, dass sich kein Stuhl entleert, wenn sie außer Haus oder unterwegs sind. An den Fremdkörper müssen sich die Patienten erst gewöhnen. Die Anschaffung ist relativ teuer und wird nicht immer von den Krankenkassen erstattet.

Pflegehinweise für Analtamponaden
Zuerst wird die notwendige Größe der Tamponade festgestellt, wobei immer mit einer kleineren Größe begonnen wird. Handelt es sich um ein Produkt ohne Beschichtung (z. B. Polyvinylalkoholschaumstoff), den Tampon vorab ca. 1 min in einem warmen Wasserbad tränken, leicht ausdrücken und je nach Größe auf den passenden Applikator aufschieben. Den mit Folie beschichteten Tampon (z. B. Peristeen Analtampon mit Polyurethanschaumstoff) unmittelbar vor dem Einführen in den After mit einem Gleitgel benetzen.

Nach Abwarten des Kneifreflexes den Analtampon ähnlich wie ein Suppositorium in den After einführen, beim Entfernen des Applikators die Gesäßbacken aneinanderpressen. Beim Einführen des Tampons darauf achten, den Rückholfaden festzuhalten. Dieser kann lose in der Einlage platziert oder mit hautfreundlichem Pflaster an der Gesäßbacke fixiert werden oder alterantiv eine Analsicherung verwenden (hautfreundlicher Schaumstoff mit Klebefläche z. B. 3 M).

Bei der Verwendung von Analtamponaden ist Folgendes zu beachten:

- Anfänglich sind die Patienten möglicherweise durch das Stuhldranggefühl (Fremdkörper) irritiert, nach einigen Tagen gewöhnt sich der Körper jedoch daran.
- Der anfängliche Stuhldrang lässt sich durch Entspannungsübungen überbrücken.
- In der Einlernphase sollte ein Stuhlprotokoll geführt werden.
- Der Tampon kann mehrere Stunden (6 bis maximal 12 Stunden) im Darm bleiben, muss jedoch bei auftretenden Beschwerden oder Krämpfen entfernt werden.
- Sollte der Rückholfaden beim Entfernen des Tampons reißen, ist umgehend ein Arzt aufzusuchen.

Kontraindikationen

- Diarrhö
- Morbus Crohn
- Analfisteln
- Wunden im Analkanal und Rektum
- Dickdarmentzündung

4.4.3 Anale Stuhlableitungen

Bei analen Stuhlableitungen handelt es sich um Stuhlauffangbeutel für beelägerigen, immobile und pfelgebedürftige Patienten.

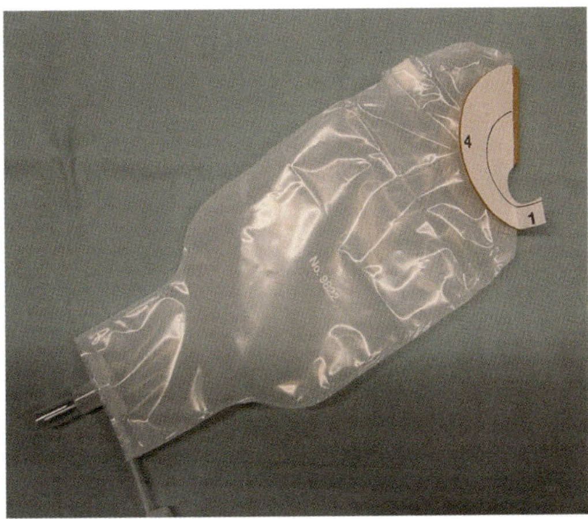

Abb. 4.10 ▪ **Fäkalkollektor.** Er wird bei immobilen und bettlägerigen Patienten eingesetzt und kann für ca. 1–2 Tage verbleiben.

Fäkalkollektoren

Ein Fäkalkollektor wird nur bei immobilen Patienten angewandt **(Abb. 4.10)**. Er wird mit seiner Haftfläche direkt um den After geklebt. Dieser Auffangbeutel nimmt – ähnlich wie in bei Stomaversorgung – den Stuhl auf. Der Fäkalkollektor kann für ca. 1–2 Tage angeklebt bleiben.

Stuhldrainagesysteme

Stuhldrainagesysteme, wie z. B. Flexi-Seal (Fa. Convatec; **Abb. 4.11**) oder KSS (Fa. Bard Medical) können bei entsprechender Indikation nach ärztlicher Anordnung als Ersatz für Analkollektoren eingesetzt werden. Indikation ist die Stuhlinkontinenz (speziell bei flüssigem Stuhl), um diese unter Kontrolle zu bringen.

Die Systeme werden vorwiegend bei Patienten im Intensivbereich eingesetzt. Das Ziel dieser Ableitungsdrainage ist es, Hautschäden zu vermeiden und Infektionen vorzubeugen (z.B. bei Lappenplastiken, Spalthautdeckungen, großflächige Wunden wie bei Verbrennungen, Polytraumen).

Ein positiver Nebeneffekt bei der Anwendung der Systeme ist die effizientere Nutzung von Pflegeressourcen.

P *Bei einer nur für 1–2 Tage notwendigen Stuhlableitung sollte aus Kostengründen ein Analkollektor verwendet werden. Bei länger erforderlicher Stuhlableitung ist das Stuhldrainagesystem ratsam.*

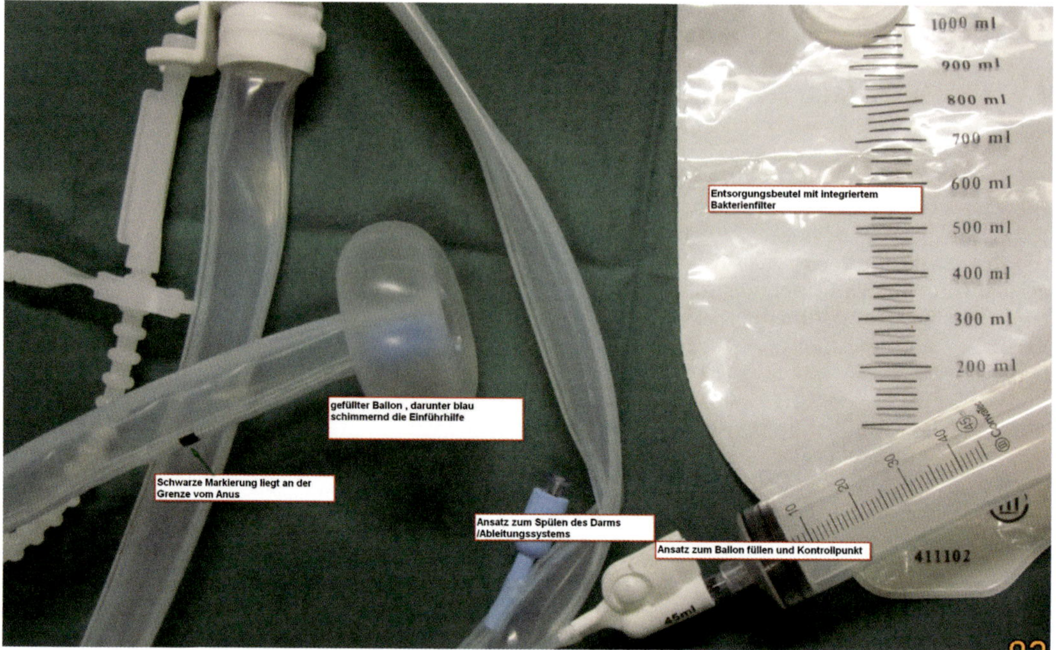

a

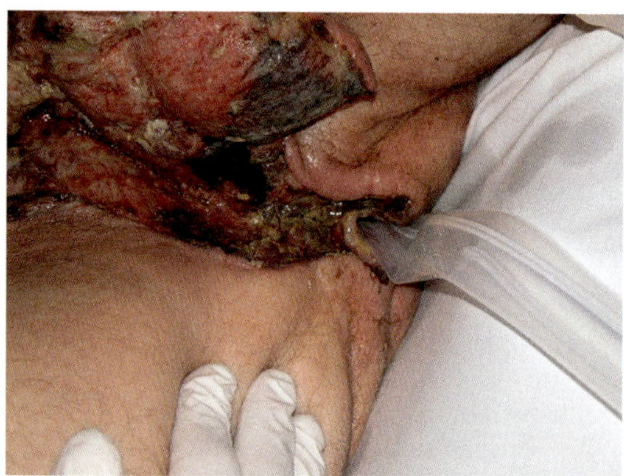

b

Abb. 4.11 ▪ **Flexi-Seal.** Stuhldrainagesystem (Fa. Convatec).
a System mit seinen einzelnen Komponenten.
b Flexi-Seal als entlastende Maßnahme bei Fournier-Gängrän.

Kontraindikationen

- Die Stuhldrainagesysteme sind nicht für den Gebrauch über einen Zeitraum von mehr als 29 aufeinander folgenden Tagen und bei pädiatrischen Patienten vorgesehen.
- Die Stuhldrainagesysteme sollten nicht (oder nur in Absprache mit dem Chirurgen) in folgenden Fällen verwendet werden:
  - Dickdarm-oder Mastdarmoperation in den vorangegangenen 6 Monaten
  - Verletzung im Rektum oder Analbereich
  - Gravierende rektale oder anale Verengung oder Stenose (sodass das distale Rektum den geblockten Ballon nicht aufnehmen kann)
  - Vermutete oder bestätigte rektale Schleimhautschädigung (d. h. schwere Proktitis, ischämische Proktitis, Schleimhautulzerationen)
  - Diagnostizierter Mastdarm- oder Analtumor
  - Schwere Hämorrhoiden
  - Verstopfung

Pflegehinweise für Stuhldrainagesysteme

Bei Verstopfung der Ableitung durch feste Stuhlpartikel kann ein Perfusor mit NaCl angeschlossen oder portionsweise mit NaCl gespült werden. Bei festem Stuhl muss das System entfernt oder nach medizinischer Anordnung der Stuhl in flüssige Konsistenz gebracht werden.

Das Verrutschen des Systems kann zu Austritt von flüssigem Stuhl führen. Daher ist auf die Pflege und den Schutz der perianalen Haut zu achten. Die Auffangbeutel müssen täglich erneuert werden.

4.5 Prognose

Ist der Leidensweg eines stuhlinkontinenten Patienten trotz verschiedener intensiver Behandlungsmethoden nicht beherrschbar, sollte über die Analge eines endständigen Kolostomas nachgedacht werden. Diese Aussicht ist anfangs für den Betroffenen ein Schock, aber ein gut angelegtes Stoma ist einerseits besser zu versorgen und trägt andererseits zu einer besseren Lebensqualität bei. Mit der Beutelversorgung oder der Irrigation erspart sich der inkontinente Patient:

- Schmerzen, die z. B. durch die dauernden Reizungen in der Analregion auftreten;
- Massive Geruchsbelästigung bei Vorlagen;
- Weg in die Isolation und Vereinsamung.

II Stomapflege

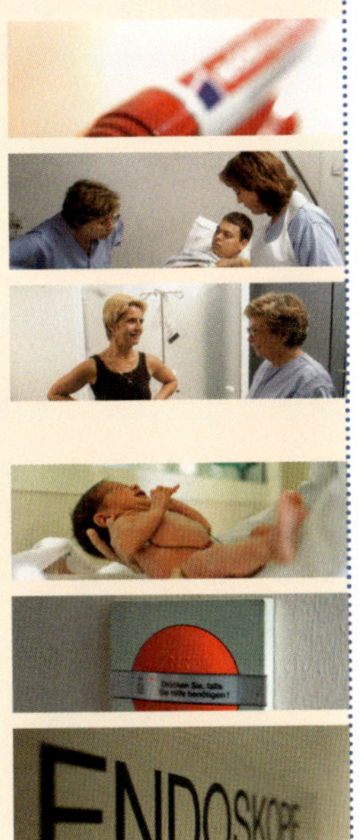

5 Präoperative Markierung

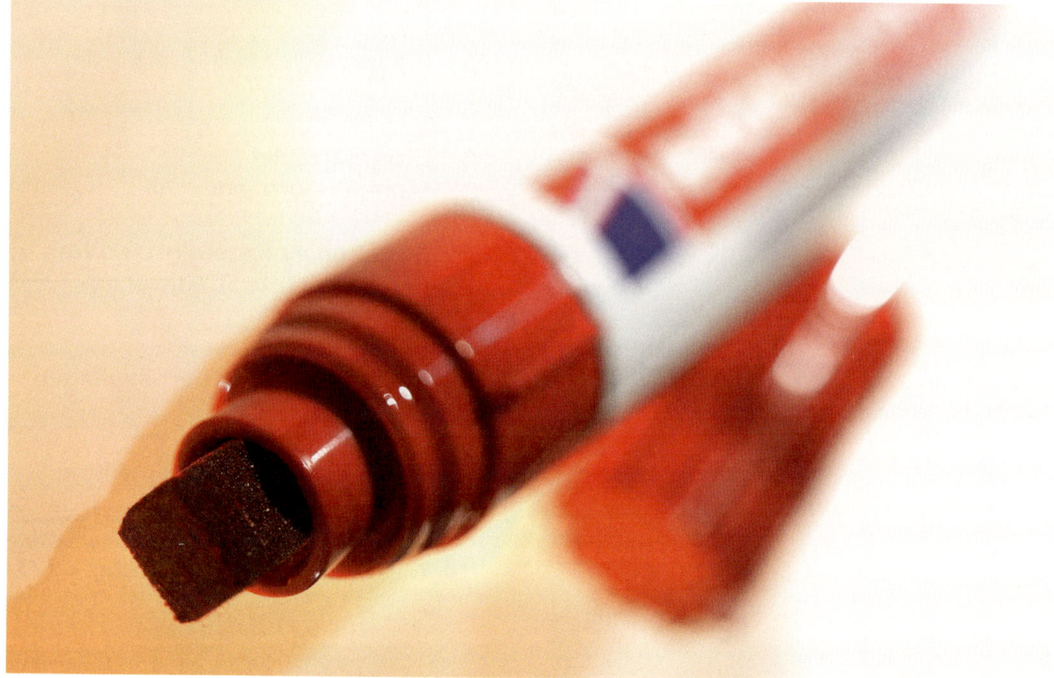

Für mich bedeutete das Anlegen einer Urostomie das Ende einer mich belastenden Inkontinenz. So sah ich voller Hoffnung der Zukunft entgegen, trotz aller Ängste, die mit dieser Operation verbunden waren. Meine Hauptfrage war: Wie wird danach dein Leben aussehen? Mut machte die Erkenntnis: Schlimmer als es jetzt ist, kann es nicht werden! Auch erfuhr ich, dass es andere vor mir gegeben hat, die mit ihrem Stoma lebten. Inzwischen lebe ich 12 Jahre mit der Urostomie, bin immer noch voll berufstätig. Das habe ich damals nur zu träumen gewagt. Ich lebe gut damit, obwohl die Versorgung nach wie vor schwierig ist und viel Zeit in Anspruch nimmt. Je mehr ich mich mit meinen erfüllten und enttäuschten Hoffnungen annehmen konnte, desto freundlicher ging ich mit meinen und den Grenzen meiner Mitmenschen um (ILCO 2002).

5.1 Pflegerische Beratung

Die Stomatherapeutin markiert präoperativ die günstigste Stelle auf der Bauchhaut, an die später das Stoma gelegt werden soll. Das ist die Voraussetzung für die spätere komplikationslose Selbstversorgung des Stomas durch den Stomaträger. Um dieses Ziel zu erreichen, muss eine genaue Pflegeplanung festgelegt werden. Der Patient erfährt bereits im Aufklärungsgespräch, welche Art von Operation bei ihm durchgeführt werden soll.

M *Das Aufklärungsgespräch muss immer vor der präoperativen Markierung stattfinden.*

Um den richtigen Platz für das zukünftige Stoma zu markieren, muss auch die Stomatherapeutin über die individuelle Operationsart des Patienten informiert sein. Verschiedene Operationsmöglichkeiten und deren Platzierung zeigt **Tab. 5.1**.

Bei der Stomamarkierung eines geplanten Urostomas muss immer das Gefälle von Niere zu Stomaanlage berücksichtigt werden, um einen späteren Rückstau des Harns in das Nierenlager zu verhindern.

5.1.1 Grundsätzliches zum Beratungsgespräch

Für ein präoperatives Beratungsgespräch bzw. für das Markieren des Stomas sollten Patient und Stomatherapeutin mindestens eine Stunde Zeit einplanen **(Abb. 5.1)**. Es ist unbedingt notwendig, dass diese Prozedur ohne Eile durchgeführt wird. Der Patient muss Ruhe haben, um sich auf das Gespräch mit der Stomatherapeutin einstellen zu können. Wenn die Möglichkeit besteht, sollten Patient und Stomatherapeutin die präoperative Markierung in einem abgeschlossenen Raum ohne Mitpatienten durchführen.

Materialien. Zur präoperativen Markierung bereitet die Stomatherapeutin folgende Materialien vor **(Abb. 5.2)**:

Tab. 5.1 Stomaplatzierungen.

geplante Operation	Stomaplatzierung
Ileostomie endständig oder doppelläufig	rechter Unterbauch
Sigmoideostomie	linker Unterbauch
Transversum-Kolostomie endständig oder doppelläufig	linker oder rechter Oberbauch
Ileumkonduit	rechter Unterbauch
Kolonkonduit	linker Unterbauch

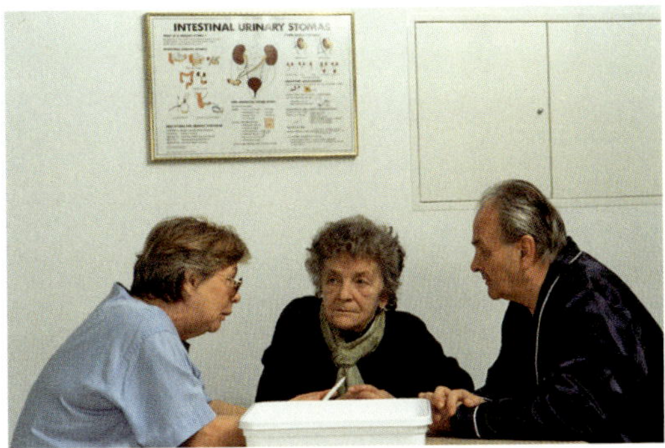

Abb. 5.1 ▪ Beratungsgespräch. Der einbestellte Patient soll eine Urostomie erhalten. Seine Frau ist beim präoperativen Beratungsgespräch dabei.

- Wasserfester Markierungsstift
- Einteilige Beutelsysteme, je nach Stomaart
- Zweiteilige Beutelsysteme in verschiedenen Größen (z. B. transparent oder hautfarben)
- Einmalrasierer (wird nur bei Körperhaaren an Markierungsstelle benötigt)
- Runde Papierklebeetiketten (z. B. Filterabdecketikette)
- Wasserfeste Klebefolie

 *Um die Inhalte zu vertiefen, können Sie sich das Video „Präoperative Markierung" ansehen.*

Dem Patienten wird empfohlen, für den Vorgang des präoperativen Markierens Alltagskleidung zu tragen. So kann die Markierung auch an den Rock- oder Hosenbund des Patienten angepasst werden. Die Stomatherapeutin lässt den Patienten, nachdem er seine Oberbekleidung ausgezogen hat, auf einem Stuhl vor einem Tisch Platz nehmen und bittet ihn, sich so hinzusetzen, wie er auch im täglichen Leben sitzt.

P *Da die meisten Menschen die Angewohnheit haben, bei entblößtem Oberkörper den Bauch einzuziehen oder so steif und gerade wie eben möglich zu sitzen, wird der Patient gebeten, eine natürliche Körperhaltung einzunehmen.*

Die Stomatherapeutin inspiziert das Abdomen des sitzenden Patienten, auf dem evtl. Hautfalten, Narben oder Knochen erkennbar sind. Das vorgewölbte Abdomen ist für die Höhe der Markierung ausschlaggebend. Die Stomatherapeutin stellt dem Patienten u. a. folgende Fragen:

- Ist Ihre Figur immer gleich?
- Haben Sie in letzter Zeit ab- oder zugenommen?

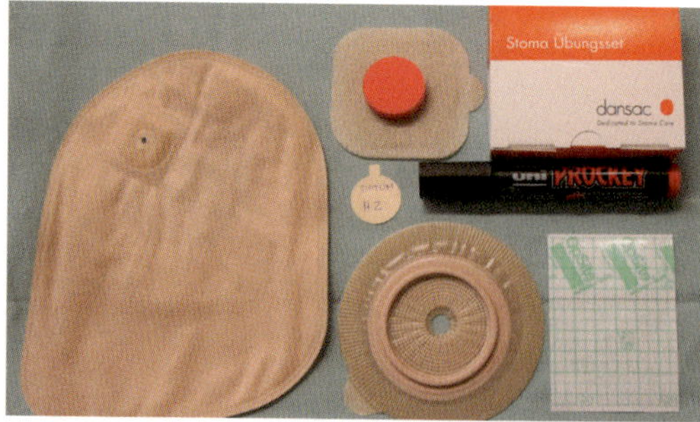

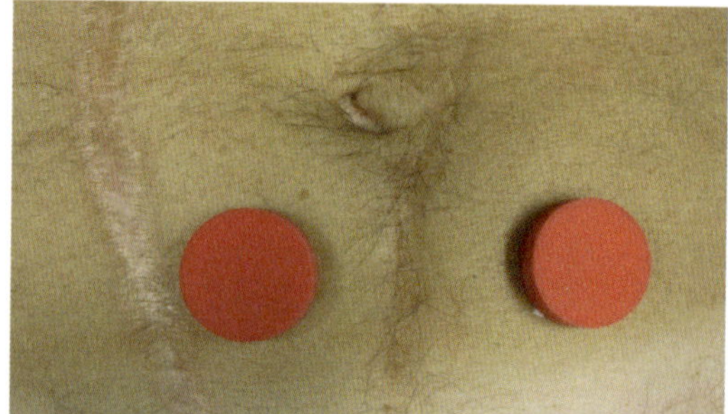

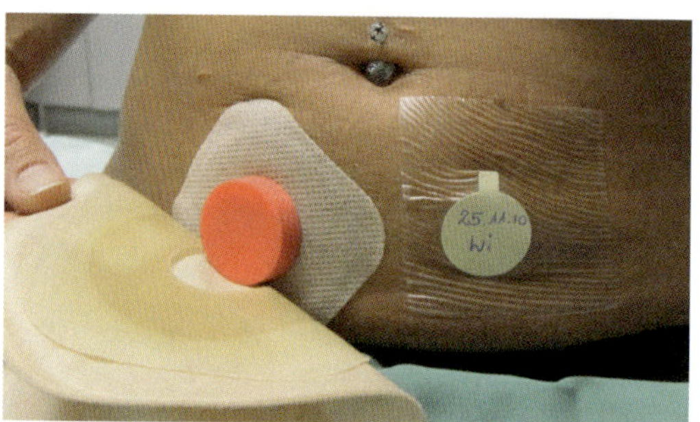

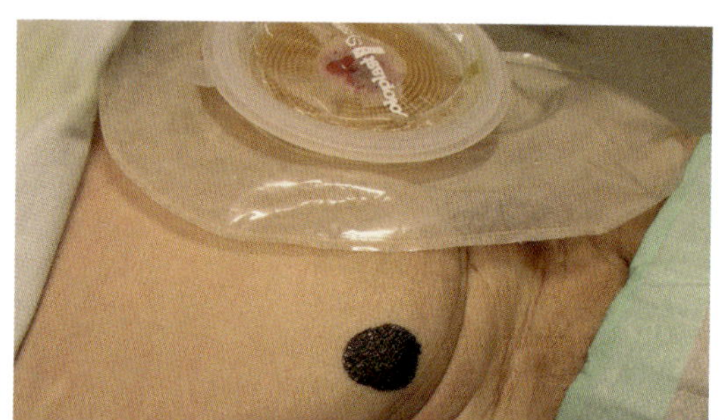

Abb. 5.2 ▪ Materialien zur korrekten Markierung eines Stomas.
a Material zur Markierung.
b Markierung am rechten und linken Unterbauch (wegen Narbe).
c Position (rechts) und Dansac-Übungsset (links). Mit diesem Test wird ein „Phantomstoma" aufgeklebt. Die gewählte Position für die spätere Stomaanlage kann so besser überprüft werden.
d Markierung für eine geplante Urostomie im rechten Unterbauch (Narbe und liegendes Kolostoma).

- Wie hoch ist Ihr Normalgewicht?
- Welchen Beruf üben Sie aus, ist das eher eine sitzende oder körperlich anstrengende Tätigkeit?

5.1.2 Kooperation des Patienten

Die Stomatherapeutin muss den Patienten dahingehend motivieren, dass er bei der Positionierung „seines" künftigen Stomas mitarbeitet. Da er seine individuellen Bekleidungswünsche (z. B. Gürtel immer in Bauchnabelhöhe) am besten kennt, soll der Patient mitentscheiden können, an welcher Stelle das Stoma ausgeleitet wird.

Natürlich ist vom Chirurgen eine Groborientierung vorgegeben, aber dem Wunsch des Patienten sollte soweit wie möglich stattgegeben werden. Ist z. B. eine Rektumamputation geplant, wird das Stoma aufgrund der anatomischen Verhältnisse im linken Unterbauch angelegt. Ob das Stoma auf Wunsch des Patienten jedoch 5 cm höher oder tiefer platziert wird, spielt meistens für den Operateur keine Rolle, weil beides anatomisch möglich sein sollte. Deshalb wird hier der Wunsch des Patienten berücksichtigt. Durch das Einbeziehen des Patienten wird dieser später besser in der Lage sein, das Stoma anzunehmen und selbstständig zu versorgen.

5.1.3 Vorbereitende Maßnahmen

Die Ausleitung des Darmes schafft zwangsläufig eine Lücke im Muskelgefüge der Bauchdecke. Deshalb wird der Darm in den meisten Fällen durch den Musculus rectus abdominis, einen stärkeren Muskel, ausgeleitet.

Provisorische Markierung. Die Stomatherapeutin bittet

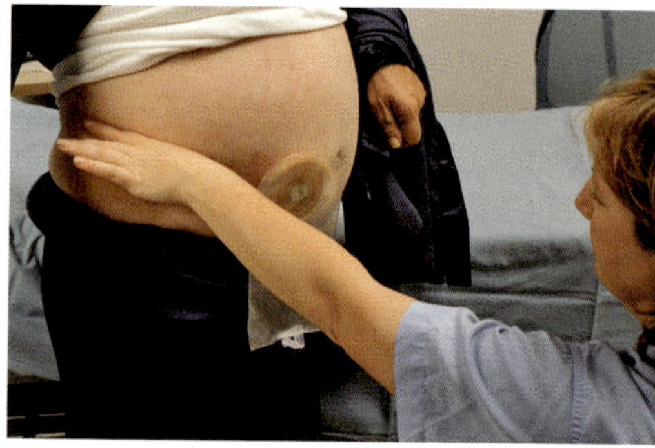

Abb. 5.3 ▪ Korrekte Stomalage. Die Stomatherapeutin überprüft die Lage des Stomas. Bei einer Urostomie soll ein leichtes Gefälle von der Niere zur Urostomie bestehen, damit ein Harnrückstau in die Niere vermieden wird.

den Patienten seinen Bauch einzuziehen und zu spannen. Dadurch kann der Musculus rectus abdominis gut getastet werden. Es ist wichtig, dass das Stoma fern von knöchernen Vorsprüngen angelegt wird **(Abb. 5.3)**.
Magere Patienten. Die Versorgung sollte nicht über vorspringenden Knochen angebracht werden. An solchen Stellen kann die Versorgung nicht haften.
Falten und Narben. Auch auf Falten und Narben der Bauchhaut ist zu achten, denn auch hier würde die Stomaversorgung nicht haften. Die Markierung sollte möglichst an anderer Stelle erfolgen.
Bauchnabel. Ein Grübchen, wie z. B. der Bauchnabel, sollte nicht unter der Versorgung in der Nähe eines Stomas liegen.

Für die Stomaversorgung eignet sich am besten eine 10 × 10 cm große und glatte Fläche an der Bauchhaut.

5.2 Schulung des Patienten

Nachdem die vorläufige Stelle am Bauch markiert ist **(Abb. 5.4)**, wird mit dem Patienten das Anbringen des Versorgungsbeutels geübt. Sollte das Abdomen behaart sein, werden vorab mit dem Einverständnis des Patienten die Haare rund um die provisorische Markierung abrasiert. Die Beutelversorgung würde ansonsten nicht halten und das führt schon präoperativ zu Verunsicherung. Dem Patienten wird empfohlen den Bereich, an dem später die Versorgung haften wird, regelmäßig zu rasieren.

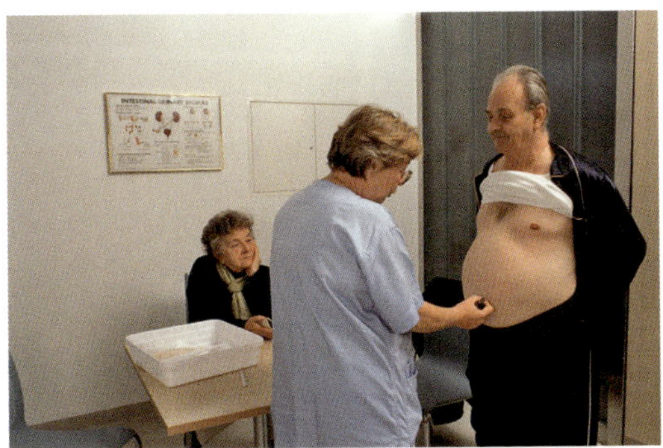

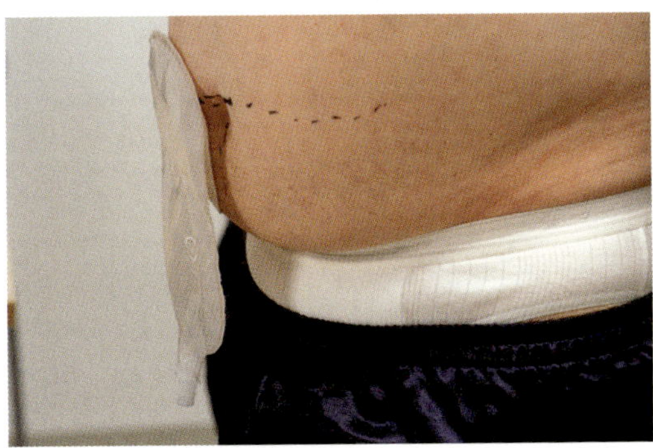

Abb. 5.4 ▪ **Vorläufige Markierung.** Mit einem Filzstift werden die Lage der geplanten Urostomie und die Höhe des Hosenbundes gekennzeichnet, wobei zuerst im Stehen und danach im Sitzen markiert wird (Produkte Fa. Hollister).

5.2.1 Versorgungsbeutel anbringen

Die Stomatherapeutin zeigt dem Patienten, wie er den Versorgungsbeutel auf dem vorgegebenen Punkt korrekt fixieren kann **(Abb. 5.5)**. Das künftige Stoma muss vom Patienten im Liegen, Sitzen und Stehen und in jeder Position gut einsehbar sein. Der Patient wird ermutigt, die Stomaversorgung einmal selbst anzubringen. Dabei gibt die Stomatherapeutin Hilfestellungen und fachliche Tipps. Zusammen mit dem Patienten wird solange probiert, bis er in jeder Position seine Versorgung selbst anbringen kann. Das ist schon der erste Schritt zur späteren Selbstversorgung.

Der Patient sollte präoperativ das Fixieren eines Versorgungsbeutels am vorgegebenen Punkt auf seiner Bauchhaut im Liegen, Stehen und Sitzen erlernen.

5.2.2 Verschiedene Auslaufrichtungen

Dem Patienten werden des Weiteren die verschiedenen Möglichkeiten zur Positionierung des Stomabeutels gezeigt. Nach der Operation wird der Patient vermehrt liegen. Der Beutel wird deshalb so aufgeklebt, dass sich das Auslaufventil an der rechten oder linken Körperseite (je nach Stomaanlage) befindet. So können Stomatherapeuten oder Pflegende den Beutel ohne Schwierigkeiten leeren. Wird der Patient später wieder mobiler, wird die Stomaversorgung so geklebt, dass das Auslaufventil nach unten zeigt, damit er seinen Beutel ohne Komplikationen oder „Pannen“ selbstständig ausleeren kann.

Um die Inhalte zu vertiefen, können Sie sich die Videos „Postoperative Stomaversorgung“ ansehen.

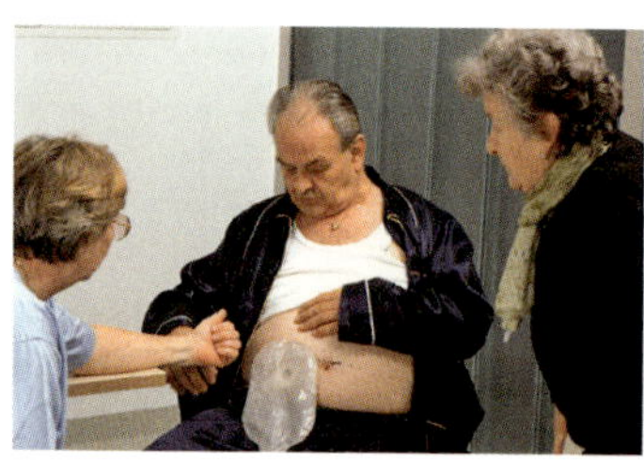
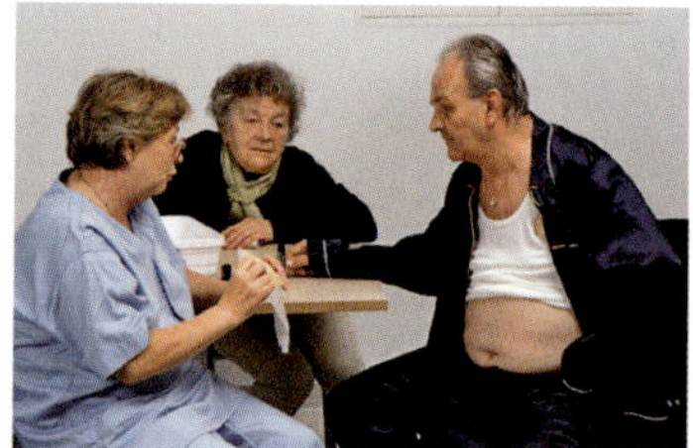
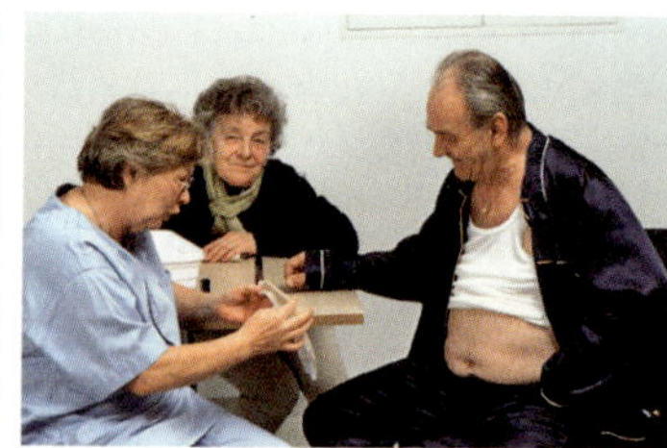

Abb. 5.5 ▪ **Anbringen des Beutels.** Die Stomatherapeutin berät den zukünftigen Stomaträger hinsichtlich der verschiedenen Fixierungsmöglichkeiten und Beutelversorgungen. Welche Versorgung nach der Operation tatsächlich verwendet wird, kann erst im Nachhinein ermittelt werden.

5.2.3 Üben in Alltagskleidung

Nachdem der Patient das Anbringen der Stomaversorgung mit freiem Oberkörper und heruntergezogener Hose geübt hat, wird er gebeten, seine Alltagsbekleidung komplett anzuziehen. Da die Kleidung im täglichen Leben von großer Bedeutung für das Wohlbefinden eines Menschen ist, sollte nun nochmals überprüft werden, ob die vorläufige Beutelversorgung den Patienten behindern oder einengen würde. So ist es z. B. wichtig, dass sich der Rock- oder Hosenbund nicht direkt über dem Stoma befindet. Des Weiteren soll verhindert werden, dass der Patient sich nach der Stomaanlage komplett neu einkleiden oder unbedingt Hosenträger tragen muss.

5.3 Anzeichnen des Stomas

Nachdem die Stomatherapeutin gemeinsam mit dem Patienten folgende Punkte geklärt hat, kann das Stoma präoperativ markiert werden:

- Richtige Position im Liegen, Sitzen und Stehen;
- Frei von knöchernen Vorsprüngen;
- Innerhalb des Musculus rectus abdominis;
- Links oder rechts, ober- oder unterhalb des Bauchnabels;
- Nicht in Falten oder Narben;
- Entsprechend der vorhandenen Kleidung;
- Nach Wunsch des Patienten.

5.3.1 Durchführung

Mit einem wasserfesten Stift wird die geplante Stomastelle markiert. Dabei wird ein Punkt aufgezeichnet, der in etwa so groß sein sollte wie das zukünftige Stoma ca. 6 Wochen nach der Operation. Auf den Punkt wird ein Etikett mit aktuellem Datum und Namenszeichen der beteiligten Stomatherapeutin angebracht. Darüber klebt die Stomatherapeutin eine wasserdichte Folie (z. B. von 3 M im Format 5 × 7,5 cm), damit der Patient die Möglichkeit hat, vor der Operation zu duschen **(Abb. 5.6)**.

5.3.2 Störungen im Ablauf

Patient und Stomatherapeutin sollten während der Stomamarkierung nicht gestört werden. Es ist wenig hilfreich, wenn neben der Markierung gleichzeitig auch noch weitere vorbereitende Maßnahmen (z. B. Aufklärungsgespräch durch Anästhesisten oder Chirurgen) durchgeführt werden. Der Patient wird im normalen Ablauf schon deshalb gestört, weil er zur Darmvorbereitung eine Spüllösung trinken muss, die zu vermehrtem Toilettengang führt.

Markierung im OP. Eine Stomamarkierung im Operationssaal sollte vermieden werden. Die postoperative Lage des Stomas ist beim gelagerten und anästhesierten Patienten nicht mehr abschätzbar, z. B. flacht ein stark vorgewölbtes Abdomen im Zuge der zur Operation erforderlichen überstreckten Rückenlage ab. Auch die Art und Lage von Falten der Bauchhaut ist am Operationstisch nicht beurteilbar.

5.3.3 Komplikationen

Ein nicht oder falsch angezeichnetes Stoma – z. B. im Rahmen einer Notfallsituation – könnte dazu führen, dass ein Patient das Stoma im Stehen gar nicht sehen kann oder es unter der Leibesprominenz liegt. Wird ein Stoma durch eine falsche Markierung in einer Hautfalte ausgeleitet, kann die Technik der Versorgung außerordentlich problematisch werden. Die Hautflächen der Stomaversorgungsbeutel werden rasch durch das Austreten von Ausscheidung unterwandert. Die Versorgung würde dadurch nicht mehr halten, Komplikationen sind vorprogrammiert.

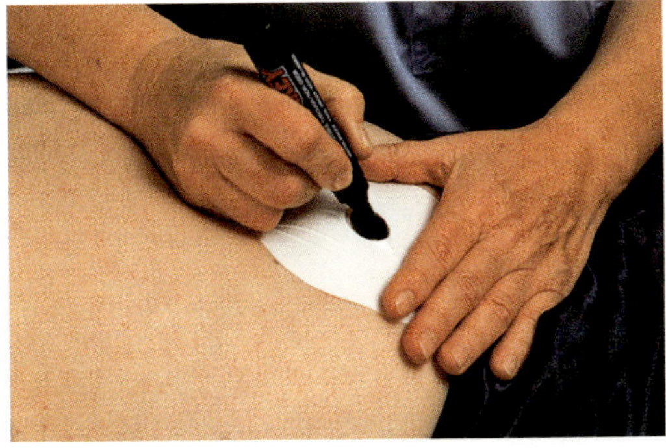

a

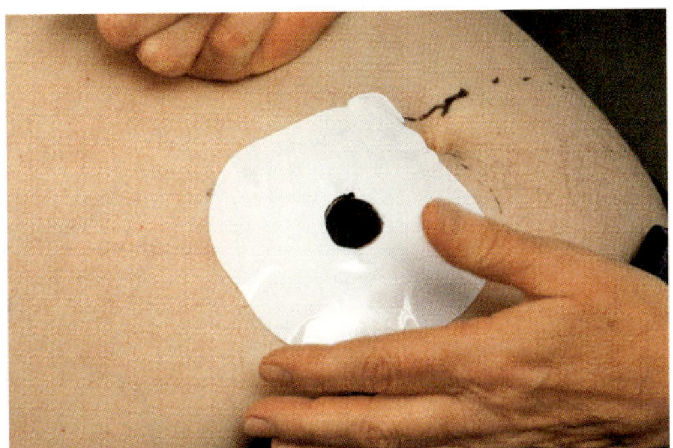

b

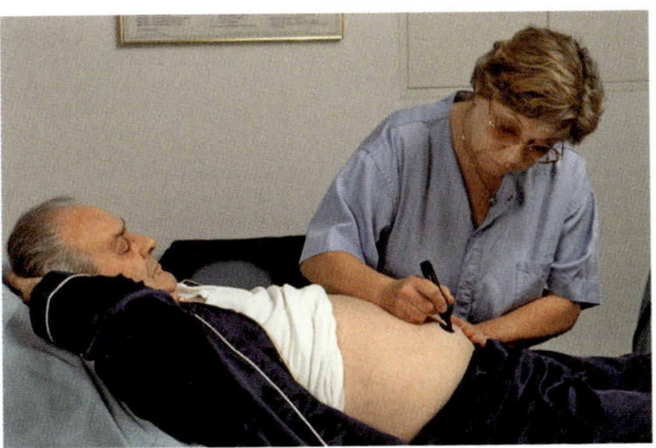

c

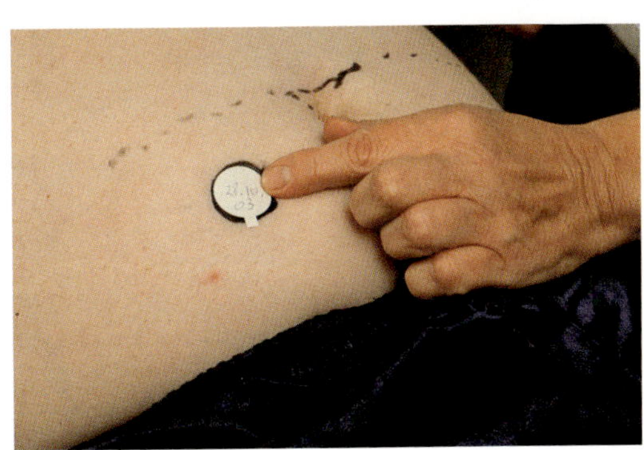

d

Abb. 5.6 ▪ Markierung einer Urostomie.

a Die Schutzfolie eines Urostomiebeutels wird als Schablone verwendet. Die Markierung wird mit einem wasserlöslichen Filzstift in
b der Größe des zukünftigen Urostomas angezeichnet.
c Die Schutzfolie eines Urostomiebeutels wird als Schablone verwendet. Die Markierung wird mit einem wasserlöslichen Filzstift in der Größe des zukünftigen Urostomas angezeichnet.
d Nachdem die Schutzfolie entfernt wurde, wird noch mal ohne markiert.
e Auf den markierten Punkt wird ein Aufkleber mit dem Datum der Markierung und dem Handzeichen der Stomatherapeutin angebracht (Produkte Fa. Hollister).

6 Grundsätze der Stomaversorgung

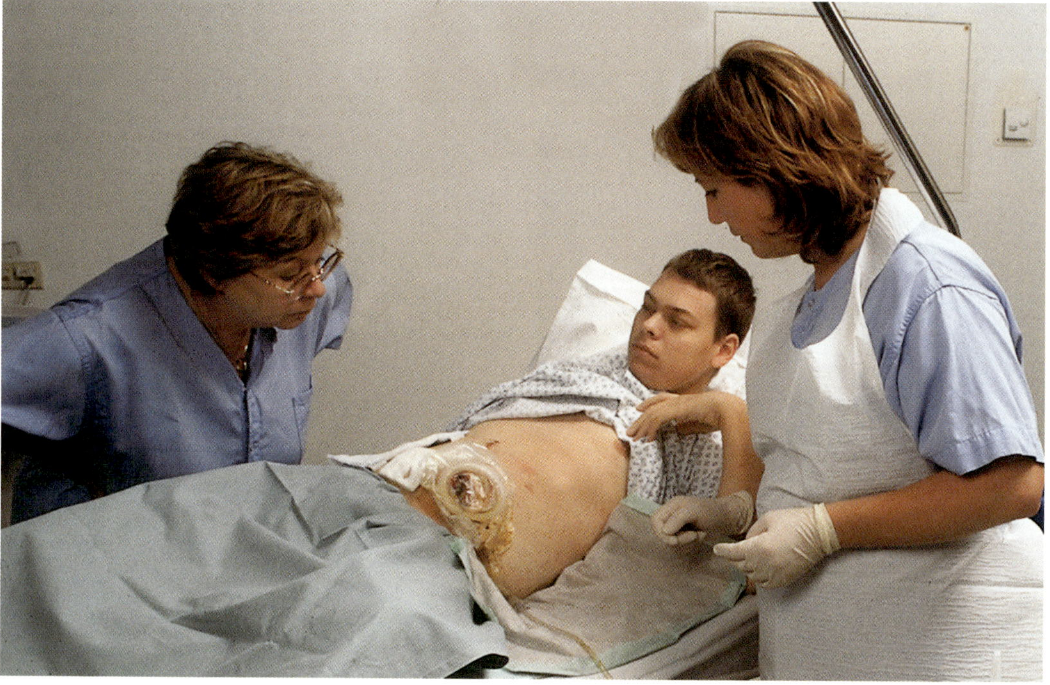

Eine ehemalige Stomatherapeutin berichtet: „Ein Patient mit einer angelegten Querkolostomie, die am 1. postoperativen Tag eröffnet werden sollte, lag mit einem stark aufgeblähten Abdomen in schlechtem Allgemeinzustand im Bett. Der Chirurg und die OP-Schwester waren dabei, den Darm mittels Diathermie zu eröffnen. Der Patient war wach und klagte über starke Schmerzen im Abdomen. Trotz laufendem Sauger entleerte sich schwallartig flüssiger Darminhalt. Das Bett war beschmutzt, übler Geruch breitete sich im Zimmer aus. Die Psyche des Patienten war derart angeschlagen, dass es nicht möglich war, ihn zur selbstständigen Stomaversorgung anzuleiten. Leider passiert das immer noch. Was würde dieser Chirurg empfinden, wäre er selbst Patient? So darf und soll es nicht sein!"

6.1 Allgemeine Stomapflege

Der Stomaträger sollte nach seiner physiologischen und psychischen Erholung rücksichtsvoll, aber bestimmt an die einzelnen Versorgungsvorgänge herangeführt werden. Von wenigen Ausnahmen abgesehen (z.B. verwirrte, geistig behinderte oder gelähmte Menschen, Kinder bis zum Kindergartenalter), sollte kein Stomaträger entlassen werden, der sein Stoma nicht selbst korrekt versorgen kann. Um eine Qualität der Versorgung zu erreichen, muss der Stomaträger durch die Pflegenden zuvor von der Sicherheit eines korrekt angelegten Versorgungssystems überzeugt werden.

P *Sobald der Stomaträger mobil ist, sollte der Beutelwechsel bzw. die Entleerung des Beutels nicht mehr im Krankenzimmer stattfinden, um eine Geruchsbelästigung der Mitpatienten zu vermeiden.*

Was der Stomaträger im Krankenhaus nicht oder falsch erlernt, wird ihm zuhause Schwierigkeiten bereiten. Eine falsche Stomaversorgung kann verstärkt zu Hautirritationen und Versorgungsproblemen führen. Vor seiner Krankenhausentlassung soll der Stomaträger über evtl. auftretende Pflegeprobleme informiert werden. So ist es z.B. für ihn wichtig zu wissen, dass Diarrhö zu Hautirritationen führen kann. Wird mit einer trockenen Kompresse zu fest über das Stoma gewischt, kann es zu einer Blutung kommen. Präventive Informationen und das Einüben der korrekten Stomaversorgung helfen dem Stomaträger, seinen Alltag zu planen und Sicherheit zu erzeugen.

6.1.1 Ausscheidungsgeruch

Gerüche gehören zum Leben. So genießen es Menschen, wenn ihr Gegenüber „gut riecht". Sind Gerüche eher unangenehm, führen sie häufig zu spontanen Antipathien, ohne den betreffenden Menschen näher zu kennen.

Geruchsbildung

Da jeder Abschnitt im Verdauungsapparat eine besondere Aufgabe hat, entsteht auch in jedem Bereich eine Geruchsbildung. Besonders Darmbakterien verwerten unverdauliche Nahrungsbestandteile und setzen die entstandene Energie als Gas frei. Ein Mensch mit normal funktionierendem Schließmuskelapparat kann die Darmgase und den Stuhl bewusst zurückhalten, während ein Stomaträger dies nicht kann. Des Weiteren kann durch den Filter des Stomabeutels Geruch austreten, wenn sich Stuhl länger im Beutel am Körper des Stomaträgers befindet – der integrierte Kohlefilter in der Beutelfolie ist nur begrenzt aktiv.

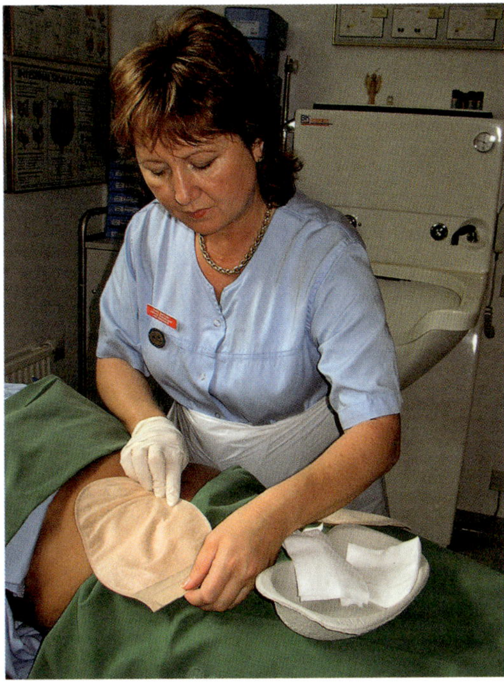

Abb. 6.1 ▪ **Mimik und Gestik.** Bei der Stomaversorgung müssen Pflegeperson und Stomatherapeutin auf ihre Mimik und Gestik achten, denn durch die Scham des Stomaträgers könnte diese falsch interpretiert werden.

Im Krankenhaus sollten Pflegepersonen während der Stomaversorgung ganz bewusst auf ihre eigene Gestik und Mimik achten, denn jede Tätigkeit wird vom Stomaträger genau registriert **(Abb. 6.1)**. Da das Selbstbewusstsein des Patienten nach der Anlage eines Stomas nicht besonders ausgeprägt ist und er sich schämt, seine Ausscheidungen so zu offenbaren, werden ihn negative Eindrücke noch mehr verunsichern. Häufig auftretende, unbewusst ablaufende Fehler des Personals im Krankenhaus sind

- Hochziehen der Nase beim Beutelentfernen,
- Äußerungen über den Geruch,
- sofortiges Fensteröffnen.

Diese Aspekte können eine Geruchsphobie beim Stomaträger auslösen oder verstärken.

Geruchsvermeidung

Die Geruchsbelästigung spielt für den Stomaträger eine sehr große Rolle. Obwohl die heutigen Beutelfolien absolut geruchsdicht sind, besteht bei den Stomaträgern immer noch ein schwer abbaubares Misstrauen gegenüber diesen Produkten. Die Angst vor peinlichen Darmgasentweichungen oder schlechten Gerüchen ist zu groß. Um unangenehme Gerüche gar nicht erst aufkommen zu lassen, sollte der Stomaträger folgende Punkte berücksichtigen:

- Beutelwechsel den tatsächlichen Stuhlfrequenzen anpassen
- Basisplatte maximal drei Tage belassen
- Bei Kontamination der Basisplatte (z. B. beim Beutelwechsel) Wechsel der Platte auch dann, wenn sie noch keine drei Tage klebt
- Ausstreifbeutel täglich erneuern **(Abb. 6.2)**

Um die Inhalte zu vertiefen, können Sie sich das Video „Stomaversorgung mit Ausstreifbeutel" ansehen.

Ernährungsberatung

Bei stark gärenden, übelriechenden Stühlen wird dem Stomaträger eine Ernährungsberatung empfohlen, denn auch die Zusammensetzung der Nahrung verursacht verschiedene Gerüche. Der Ernährungsberater kann dem Stomaträger darüber Auskunft geben, welche Nahrungsmittel die Geruchsbildung verstärken und welche geruchshemmend sind. Geruchserzeugend sind z. B. Eier, Spargel, Knoblauch und Käse; geruchshemmende Nahrungsmittel sind z. B. Preiselbeeren und grüne Gemüse wie Spinat und Petersilie.

Zusatzprodukte

Verschiedene Firmen bieten Produkte an, die den auftretenden Geruch kaschieren können **(Abb. 6.3)**:

- Aktivkohlefilter
- Deodorantien
- Duftöle

Aktivkohlefilter. Um den Geruch der Ausscheidungen zu minimieren, können Stomabeutel mit integriertem Kohlefilter verwendet werden.

Deodorantien. Auf dem Markt gibt es Deodorantien (z. B. Ostobon, Ozium-Spray, Nodor S Tropfen oder Kohlekompletten), die in den Beutel eingebracht werden können.

Duftöle. Je nach Geschmacksempfinden können Stomaträger z. B. Zitronen-, Orangen- oder Pfefferminzöl auf ihren Stomabeutel, die Nachtwäsche, Taschentücher usw. geben, um dem Geruch zu hemmen. Mobile Stomaträger können im Alltag ihre Parfüms verwenden.

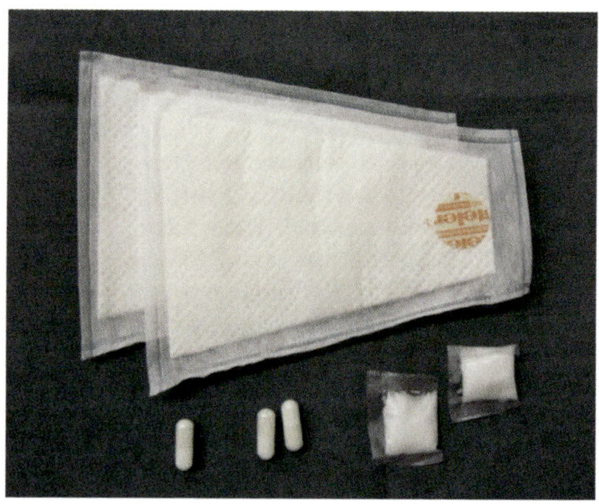

Abb. 6.3 ▪ **Superabsorber** zur Geruchsbindung.

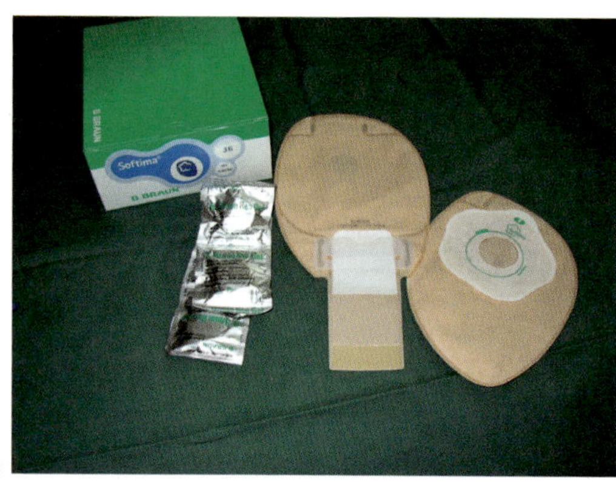

a

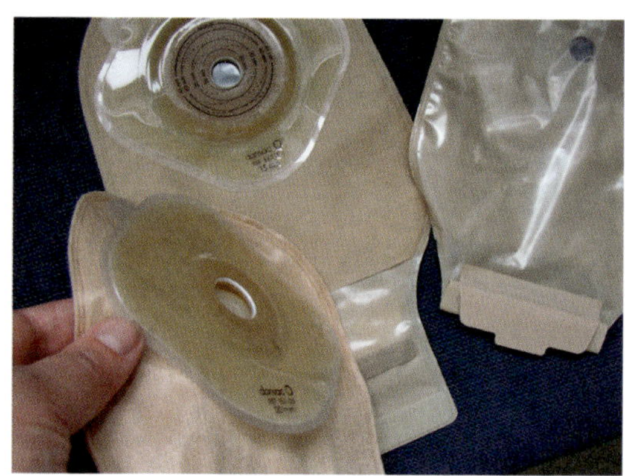

b

Abb. 6.2 ▪ **Ausstreifbeutel.**
a Geschlossener Ausstreifbeutel mit Ileogel.
b Nova X3 Ausstreifbeutel (Produkte Fa. Allomed, Dansac).

6.1.2 Postoperative Pflege

Nach einer durchgeführten operativen Stomaanlage liegt der Beobachtungsschwerpunkt in der postoperativen Überwachung der Vigilanz (Wachheitszustand) des Patienten und dem Verhalten des Stomas. Dabei ist auf folgende Aspekte besonders zu achten:

- Durchblutung des Stomas
- Entstehung eines Stomaödems (S. 116)
- Hautreaktionen
- Ausscheidungen und Flüssigkeitszufuhr

Durchblutung des Stomas

Die Pflegenden bzw. Stomatherapeuten achten besonders auf die Durchblutung des Stomas, indem sie regelmäßig die Schleimhaut inspizieren. Ist diese hellrot bis rot, wird das Stoma gut durchblutet. Verfärbt sich die Schleimhaut violett bis weißlich, kann davon ausgegangen werden, dass sich die Durchblutung verschlechtert und auf dem Weg zur Nekrose (schwarze Schleimhaut) ist.

Entstehung eines Stomaödems

Direkt nach der Operation schwillt das neu angelegte Stoma meistens etwas an, kann deshalb aber noch nicht als Ödem bezeichnet werden. Die Pflegenden sollten jedoch darauf achten, dass die Schwellung in den ersten postoperativen Tagen rückläufig ist. Sollte dies nicht der Fall sein oder das Gegenteil eintreten, muss der behandelnde Arzt informiert werden.

Hautreaktionen

Die peristomale Haut wird bei der Stomaversorgung täglich sorgfältig auf Veränderungen inspiziert. Treten Hautrötungen oder Hautmazerationen (S. 110) auf, könnte das ein Indiz für eine allergische Reaktion auf die Versorgungsmaterialien sein. Dies sollte beobachtet und dann evtl. auf andere Materialien umgestellt werden. Außerdem ist auf Infektionszeichen zu achten, welche die Wundheilung negativ beeinflussen könnten.

M *Tritt eine Stomaretraktion (S. 112) auf, muss wegen der Gefahr einer beginnenden Peritonitis sofort der Arzt informiert werden, um weitere Maßnahmen einzuleiten.*

Ausscheidungen und Flüssigkeitszufuhr

Die Ausscheidungen durch das Stoma werden auf Menge, Konsistenz und Beimengungen kontrolliert. Ein leichter Blutabgang in den ersten postoperativen Tagen ist normal.

Um den Flüssigkeitshaushalt zu stabilisieren und eine ausreichende Nierenfunktion zu gewährleisten, sollte der Stomaträger zum Ausgleich des Flüssigkeitsverlusts (gerade bei einer Ileostomie) in den ersten postoperativen Tagen ausreichend Infusionen erhalten oder täglich ca. 2–2,5 Liter Flüssigkeit zu sich zunehmen. Um den Kaliumverlust auszugleichen, werden Suppen, Tees und Orangensaft oder kaliumhaltige Nahrungsmittel, wie z. B. Bananen, Kartoffeln, Spinat angeboten. Sollte vermehrt Durchfall auftreten, sind eine Flüssigkeitsmangelerscheinung sowie eine Entgleisung des Elektrolythaushaltes möglich.

Die Anzeichen einer Flüssigkeitsmangelerscheinung sind

- persistierender Durst,
- allgemeine Schwäche,
- langsam ansteigendes Fieber,
- Rückgang der Urinausscheidung,
- reduzierte Aufmerksamkeit bis hin zum Dämmerzustand,
- Muskelkrämpfe.

Sollte eines dieser Symptome auftreten, muss der zuständige Arzt kontaktiert werden.

Anforderungen an die postoperative Versorgung

In den ersten postoperativen Tagen muss besonders auf die peristomale Haut geachtet werden **(Abb. 6.4)**. Die Beutelversorgung wird jeden zweiten Tag gewechselt. Der Hautschutz sollte sich gut an das Stoma anschmiegen, um Feuchtigkeit aufnehmen zu können. Beim Anlegen des Stomabeutels ist darauf zu achten, dass die Versorgung seitlich am Patienten angebracht wird, da die Entleerung des Beutels am liegenden Patienten sonst sehr schwierig wird.

Intraoperativ angelegte Drainagen werden zwischen dem 4. und 5. postoperativen Tag gezogen. Die Nähte der Laparotomie werden zwischen dem 7. und 10. Tag entfernt.

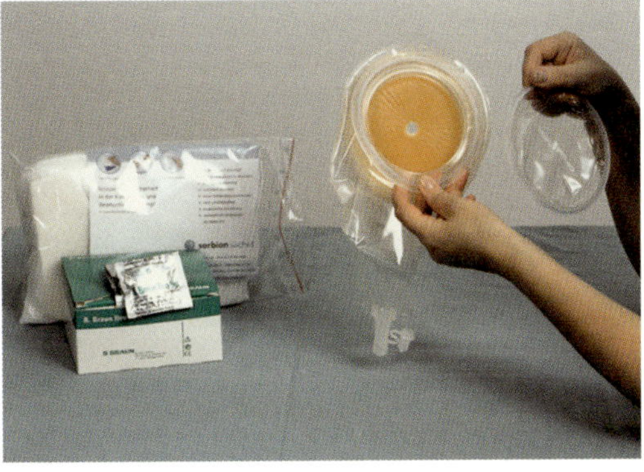

Abb. 6.4 ▪ Post-OP-Versorgung. In den ersten postoperativen Tagen wird ein transparenter Beutel angebracht, um das neu angelegte Stoma ständig inspizieren zu können, ohne dabei die Versorgung zu wechseln.

Um die Inhalte zu vertiefen, können Sie sich die Videos „Postoperative Stomaversorgung" und „Verbandwechsel bei Wunddehiszenz" ansehen.

Training der Beckenbodenmuskulatur bei Patienten mit ileoanaler oder Kolon-Pouchanlage

Die Übungen zur Stärkung der Beckenbodenmuskulatur werden vor der Operation begonnen und nach der Operation für den Rest des Lebens durchgeführt. Durch diese Maßnahme dehnt sich das Reservoir auf und trainiert den Schließmuskel, es kann sich eine größere Stuhlmenge im Pouch ansammeln.

6.1.3 Reinigung der peristomalen Haut

Die Pflege der peristomalen Haut ist von besonderer Bedeutung, um sie gesund zu erhalten und Schädigungen vorzubeugen (siehe Kap. 6.3 zum Thema Hautirritationen erheben). Der Stomaträger sollte deshalb einige Grundregeln beherzigen und in seinen Alltag integrieren.

- Für das Reinigen der Haut dürfen nur Einmalmaterialien verwendet werden, weil Waschlappen und Schwämme eine geeignete Brutstätte für Bakterien und andere Krankheitserreger sind.
- Die Einmalmaterialien wie Kompressen sollen einerseits weich (um die Schleimhaut nicht zu schädigen) und andererseits saugfähig (um Sekrete oder Stuhl vollständig aufnehmen zu können) sein. Für die Grobreinigung kann auch sehr weiches Toilettenpapier verwendet werden.
- Materialien wie Zellstoff, Einmaltaschentücher oder Papiertaschentücher, also Materialien, die fusseln können, dürfen für die Reinigung der peristomalen Haut nicht verwendet werden.
- Waschbenzin, Äther, Öle, Pflegeschaum, Enthaarungscremes oder ähnliche Produkte sind im peristomalen Bereich tabu. Bei Verwendung solche Substanzen kommt es zu (allergischen) Hautschäden oder die Versorgung löst sich frühzeitig ab.

Waschzusätze. Zur Reinigung der Stomaumgebung werden warmes Wasser und eine ph-neutrale Seife verwendet. Andere Seifen eignen sich nicht für die Reinigung der peristomalen Haut, weil sie stark alkalisch sind und so den Säureschutzmantel der Haut zerstören. Der Reinigungszusatz sollte außerdem parfümfrei sein, da Parfüms häufig zu Hautirritationen und Allergien führen. Moderne Hautschutzmaterialien, wie z. B. Stomahesive, SenSura oder Modermaflex, sind auf den natürlichen ph-Wert der Haut abgestimmt und erfordern keine zusätzliche Hautpflege.

Bei der Verwendung einer Stomaversorgung mit einem Kleberand müssen die Kleberrückstände mit einem geeigneten Pflasterentferner (z. B. Convacare Reinigungstuch) entfernt werden.

P *Die Reinigung der peristomalen Haut wird bei Ileostomien und Kolostomien immer in kreisförmigen Bewegungen von außen nach innen und zum Stoma hin durchgeführt. Bei der Urostomie erfolgt die Reinigung von innen nach außen und vom Stoma weg.*

Festes Reiben oder Wischen während des Abtrocknens des Stomas und der peristomalen Haut sind zu vermeiden, weil leicht Schleimhautläsionen entstehen, die bluten können. Auch kleine Granulationspolypen am Stomarand können sehr leicht zu bluten beginnen, wenn sie irritiert werden.

Reinigung und Enthaarung. Die Reinigung des Stomas kann der Stomaträger am besten in seine tägliche Ganzkörperpflege integrieren. So kann er die peristomale Haut z. B. unter der Dusche oder während eines Vollbades reinigen. Ist die Stuhlkonsistenz geformt und die Zeit zwischen den Entleerungen ausreichend für eine Reinigung unter der Dusche oder für eine Wannenbad, kann die Stomaversorgung ohne Bedenken entfernt werden. Nach Beendigung der Körperwaschung ist auf die vollständige Trocknung der peristomalen Haut zu achten bevor eine neue Stomaversorgung angelegt wird (hängt von Ausscheidungsrhythmus und -konsistenz ab). Die jeweilige Handhabung und Durchführung an verschiedenen Orten sollte der Stomaträger bereits während seines Klinikaufenthaltes erlernt haben.

Ob die Reinigung des Stomas von der zuständigen Pflegeperson mit oder ohne Handschuhe durchführt werden sollte, ist sehr umstritten. Die hygienischen Vorschriften befürworten eindeutig das Tragen von Handschuhen beim Umgang mit Ausscheidungen. In manchen Fällen sprechen die psychische Situation des Stomaträgers und ein erschwerter Umgang mit den Haftmaterial und Modellierstreifen dagegen.

Zur Pflege des Stomabereiches gehört auch die regelmäßige Enthaarung. Die Haare im Stomabereich sollten komplett entfernt werden, damit sie nicht durch das Ablösen der Stomaversorgung herausgerissen werden. Besonders geeignet für die Rasur der peristomalen Haare sind hierbei Einmalrasierer. Es ist darauf zu achten, dass die Haut nicht verletzt wird.

6.1.4 Anleitung zum Versorgungswechsel

Der Patient mit einem neu angelegten Stoma wird vom Stomatherapeuten in die Stomaversorgung eingewiesen. Kann der Stomaträger bei der Krankenhausentlassung seine Versorgung ohne Hilfe selbst durchführen, stärkt das sein Selbstbewusstsein. Die Stomaversorgung wird in drei Schritte eingeteilt (**Abb. 6.5** und Anhang):

1. Trägerplatte langsam von oben nach unten abziehen (ablösen)
2. Haut rund um das Stoma selbst mit unsterilen in lauwarmem Wasser getränkten Tupfern reinigen.
   Gereinigt wird kreisförmig von außen zum Stoma hin
3. Haut mit 2 Kompressen trocknen
4. Eventuell die nachgewachsenen Haare in der Umgebung des Stomas nachrasieren, gut eignet sich ein Einmalrasierer
5. Die ersten Wochen nach der Operation Stoma nachmessen
6. Schneidegerät auf die ermittelte Größe des Stomas einstellen, Schablone auf die Trägerplatte legen und genau ausschneiden
7. Schutzpapier abziehen und die Trägerplatte auf die Haut geben. Es sollte keine Haut zwischen dem Stoma und dem Hautschutz zu sehen sein. Klebepapier faltenfrei ausstreichen. Die Trägerplatte kann 3 Tage auf der Haut bleiben, dann wechseln
8. Geschlossenen Beutel oder Ausstreifbeutel auf den Ring stecken und festdrücken
9. Halteprobe durchführen, indem am Beutel leicht gezogen wird

Zum Duschen den Filter abkleben - er sollte nicht feucht werden, da er sonst nicht mehr aktiviert ist. Platte und schmutzigen Beutel nicht in die Toilette entsorgen, sondern in einen Plastiksack und in den Restmüll geben.

Bei Problemen kontaktieren Sie bitte Ihre Stomafachschwester.

Abb. 6.5 ▪ Checkliste der Stomaversorgung (siehe auch Anhang).

1. Vorbereitung
2. Durchführung
3. Nachbereitung

Vorbereitung

Der Stomaträger wird vorab über die geplante Maßnahme informiert. Folgende Materialien werden vorbereitet:

- Vorgeschnittene Basisplatte und den dazu passenden Stomabeutel oder eine einteilige Stomaversorgung
- Nasse und trockene Kompressen zum Reinigen des peristomalen Bereiches
- Entsorgungsbeutel für die alte Stomaversorgung
- Evtl. Hautschutzfilm, Paste oder Modellierstreifen zum korrekten Anpassen der Versorgung an das Stoma
- Einmalrasierer
- Evtl. eine Messhilfe, um die korrekte Ringgröße bestimmen zu können **(Abb. 6.6)**

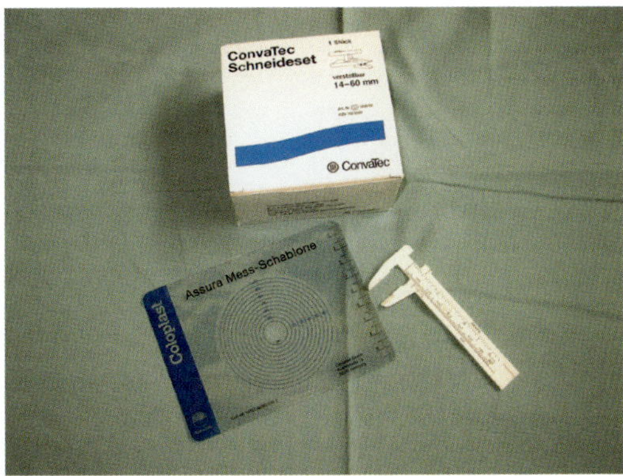

Abb. 6.6 ▪ Schablone und Schneidegerät. Für die Ermittlung der korrekten Ringgröße kann eine Schablone zu Hilfe genommen werden. Das Schneidegerät ermöglicht ein rasches und genaues Ausschneiden der Basisplatten (Produkte Fa. Coloplast, Convatec).

Durchführung

Zuerst wird die alte Stomaversorgung vorsichtig von oben nach unten abgelöst. Danach erfolgt die Reinigung der peristomalen Haut mit lauwarmem Wasser und wassergetränkten warmen Kompressen. Ist eine Rasur im Stomabereich notwendig, wird Convacare auf das zu rasierende Areal aufgebracht. Convacare löst alle Haftstoffe von der Haut, damit ein glattes geschmeidiges Rasieren möglich ist. Mit einer trockenen Kompresse werden die Reste des Klebers und der Haare entfernt, anschließend reichlich abgewaschen und die Haut sanft abgetrocknet. Bei Bedarf kann nach dem Abtrocknen ein Hautschutzfilm aufgetragen werden (z. B. Cavilon).

Ist die Haut richtig getrocknet, werden Basisplatte und Stomabeutel bzw. einteiliges Versorgungssystem von unten nach oben auf das Stoma geklebt. Die Größe der Öffnung muss korrekt an das Stoma angepasst werden **(Abb. 6.7)**. Der Stuhl darf keinesfalls mit der Haut in Berührung kommen, weil die austretenden Ausscheidungen die Haut reizen. Das Wechselintervall richtet sich nach der individuellen Ausscheidungsfrequenz und nach folgenden Grundsätzen. Die Versorgung muss gewechselt werden, wenn:

- sie undicht ist,
- die Basisplatte nicht mehr haftet,
- der Filter Gerüche durchlässt,
- aufgrund von Komplikationen (z. B. Mykosen) Lösungen und Medikamente appliziert werden müssen.

Anpassen der Versorgung. Die Beutelversorgung richtet sich nach dem Stomatyp, der Hautverträglichkeit und der Beschaffenheit der Ausscheidung. Die Stomaversorgung soll so gewählt werden, dass sie mit dem Stoma weitgehend abschließt, die peristomale Haut abdeckt und vor Ausscheidungen schützt. Die Öffnungsgröße der Stomaversorgung sollte ca. 2 mm größer als das Stoma sein. Ist eine Versorgung zu weit ausgeschnitten, kann dies mit einer Hautschutzpaste ausgeglichen werden **(Abb. 6.8)**. Andererseits muss die Stomatherapeutin darauf achten, dass die Versorgung nicht zu eng um das Stoma liegt. Wird das Stoma eingeengt, führt das nicht selten zu Drucknekrosen und Verletzungen.

Bei runden Stomata lässt sich die benötigte Größe der Öffnung mithilfe von Schablonen messen **(Abb. 6.9)**. Verschiedene Firmen bieten solche Schablonen zum Kauf an. Ist ein Stoma oval, sollte eine maßgerechte Schablone angefertigt werden.

Versorgungsauswahl. In der ersten Zeit nach der Stomaanlage verkleinert sich das Stoma um etwa 40 %, die Verkleinerung verlangt eine Umstellung der Beutelöffnung. Für Sigmakolostomieträger werden in der Regel einteilige, geschlossene Beutel mit integriertem Kohlefilter verwendet. Durch die bessere Hautverträglichkeit und das verminderte Auftreten von Hautirritationen sollte vorzugsweise ein Beutelsystem mit durchgehendem Hautschutzmaterial verwendet werden.

Bei Stomata mit häufiger Produktion von flüssigen bis breiigen Stühlen, besonders bei Ileostomien oder rezidivierenden Hautreizungen ist ein zweiteiliges System zu empfehlen. Bei gutem Sitz kann die Basisplatte mehr-

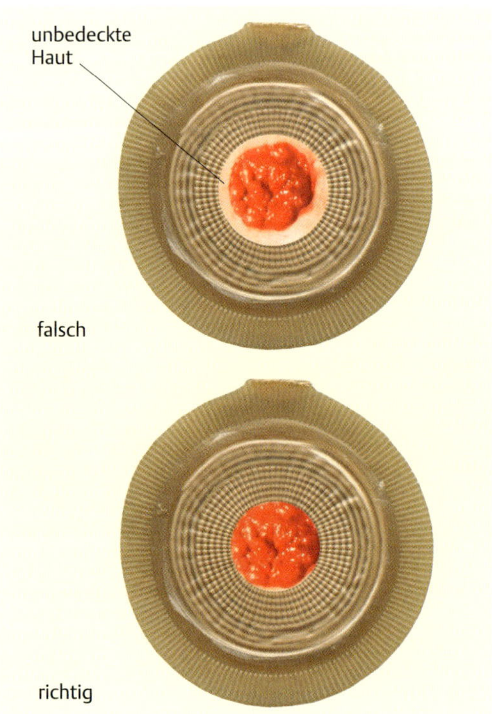

Abb. 6.7 ▪ Basisplatte. Die Größe der Öffnung muss korrekt der Größe des Stomas angepasst werden, um Komplikationen zu vermeiden (Produkte Fa. Coloplast).

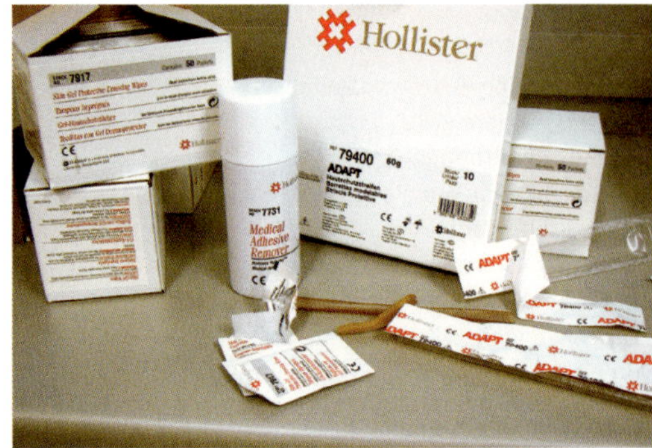

Abb. 6.8 ▪ Hautschutz. Mit verschiedenen Produkten, z. B. Hautschutzstreifen, können Hautirritationen verhindert werden (Produkte Fa. Hollister).

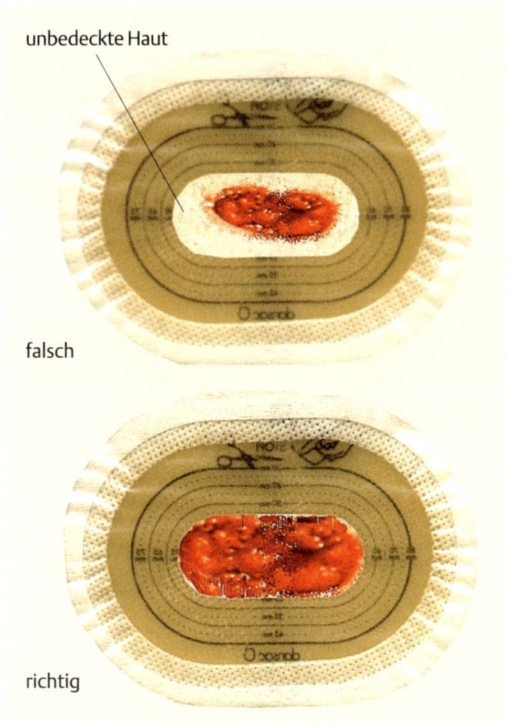

Abb. 6.9 ▪ **Schablonen.** Mit vorgefertigten oder selbst angefertigten Schablonen kann die Größe der Öffnung exakt ermittelt werden (Produkte Fa. Dansac).

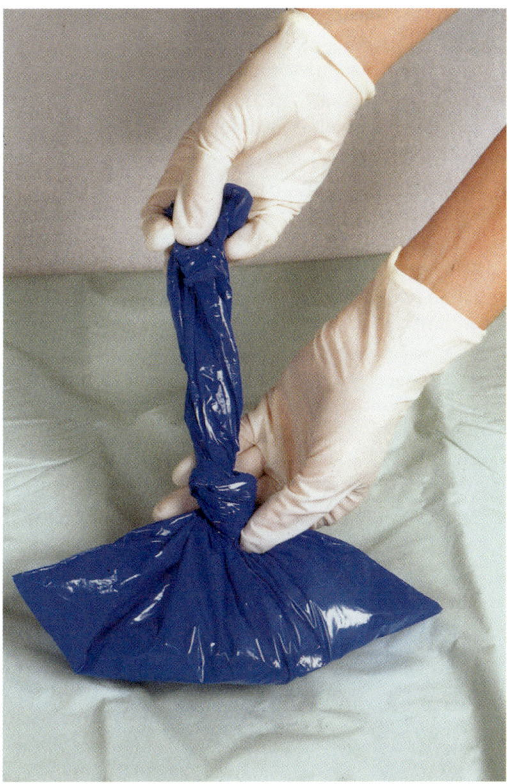

Abb. 6.10 ▪ **Abwurfbeutel.** Die alte Stomaversorgung und alle benötigten Materialien werden in einem Abwurfbeutel entsorgt, der zuvor zugeknotet wurde.

tägig (2–3 Tage) in situ verbleiben, während nur der hierauf applizierte Beutel einmal täglich gewechselt werden muss.

P *Wurden beim Patienten eine Urostomie und eine Kolostomie angelegt, muss aus hygienischen Gründen die Urostomie immer zuerst versorgt werden.*

Nachbereitung

Zur Entsorgung der Stomaversorgung werden von der Industrie sogenannte Entsorgungsbeutel angeboten. Um eine unauffällige Entsorgung zu garantieren, können auch alte Einkaufstüten aus Plastik verwendet werden. Die alte Stomaversorgung und alle verwendeten Materialien werden geruchsdicht und reißfest in den Entsorgungsbeutel und nach dessen Verknoten in den Restmüll gegeben **(Abb. 6.10)**. Alle anderen Materialien werden desinfiziert und weggeräumt.

6.1.5 Anwendung planer (flacher) oder konvexer (gewölbter) Stomaversorgung

Ist das Stoma prominent (2– 3 mm über Hautniveau) angelegt, die peristomale Umgebung frei von Hautunebenheiten und Falten, wird eine plane Versorgung verwendet.

Einsatz konvexer Systeme bei:

- Stomaretraktion
- Ungenügender prominenter Stomaanlage
- Stomaanlage in Hautfalten
- Wunddehiszenz zwischen Darmschleimhaut und peristomaler Haut
- Unmittelbar postoperativ bei Stomaanlagen im Hautniveau
- Temporäre Anwendung im Rahmen der Chemotherapie
- Temporäre Anwendung im Rahmen der Radiotherapie
- Temporäre Anwendung in der Schwangerschaft
- Fistelversorgungen im abdominalen Bereich

Die Auswahl einer konvexen Versorgung setzt eine differenzierte Beurteilung voraus:

- Postoperative Einheilung des Stomas
- Größe der Wunddehiszenz am Stoma
- Tiefe der Stomaretraktion
- Form des Stomas
- Zirkuläre Retraktion
- Veränderungen der Retraktion bei Bewegungen
- Beschaffenheit des peristomalen Gewebes (z. B. Narben oder Granulome) durch zu langes Belassen von „Stomanähten“

M *Konvexe Versorgungen üben Druck auf das peristomale Gewebe aus. Um Druckschäden zu vermeiden, sind konvexe Systeme gezielt und kontrolliert einzusetzen.*

Druckveränderungen im Bauchraum können verursacht werden durch

- Gewichtszunahme,
- Hernienbildung,
- Aszites,
- Schwangerschaft,
- Chronischen Husten,
- Verstärkung des Drucks von innen auf das peristomale Gewebe.

P *Ein Gürtel kann die Sicherheit erhöhen, verstärkt aber auch das Druckrisiko **(Abb. 6.11)**. Daher sollten Gürtel nur zeitlich begrenzt eingesetzt und die peristomale Haut regelmäßig kontrolliert werden.*

Um den Druck bei der Anwendung von konvexen Systemen niedrig zu halten und zusätzliche Sicherheit in der Haftung der Versorgung zu geben, werden Hydrokolloidstreifen (z. B. Secuplast Hydro) empfohlen **(Abb. 6.12)**.

Der Stomaträger muss über den Sinn und Zweck der konvexen Versorgung informiert und in dessen Handhabung gut geschult werden. Um Stoma- oder Hautveränderungen frühzeitig behandeln zu können, sind regelmäßige Kontrollen angeraten.

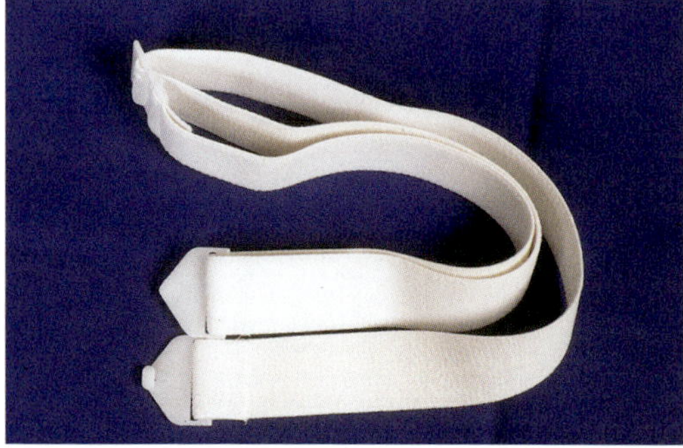

Abb. 6.11 ▪ **Gürtel.** Ein Gürtel bietet dem Stomaträger eine gewisse Sicherheit (Produkte Fa. Dansac).

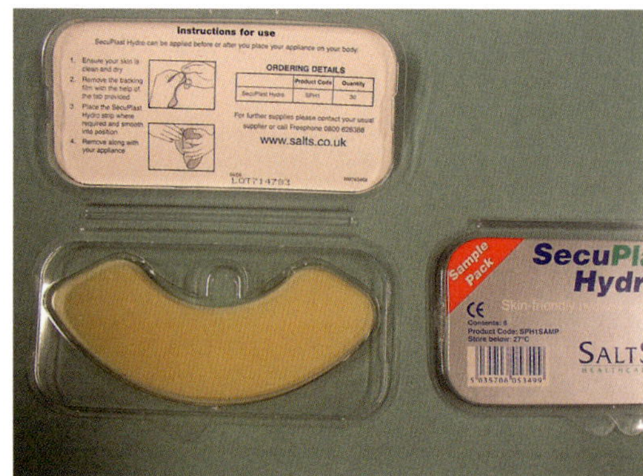

Abb. 6.12 ▪ **Hydrokolloidstreifen.** Bei konvexen Stomasystemen halten Hydrokolloidstreifen den Druck gering und bieten zusätzlich Haftungssicherheit.

Konvexe Systeme müssen nicht immer dauerhaft eingesetzt werden. Das gilt besonders bei Kolostomien. Bei sehr flach angelegten, noch nicht vollständig eingeheilten Stomata kann die Versorgung mit einem konvexen System ab dem 2. postoperativen Tag bis ca. 3 Wochen nach der Stomaanlage zu einer leichten Prominenz führen. Um die runde Einheilung des Stomas zu unterstützen, sollten die Stomanähte bis zum 8. postoperativen Tag (in Rücksprache mit dem Operateur) entfernt werden.

Bei Wunddehiszenzen am Stomarand verhindert der Druck einer konvexen Versorgung den Austritt von Ausscheidungen zur Dehiszenz hin. Dadurch können diverse Wundfüller besser angewendet werden, was die Wundheilung beschleunigt. Nach der Abheilung der Dehiszenz kann je nach Ausscheidung auf eine plane Versorgung umgestellt werden.

Bei gut angelegten Stomata können im Rahmen einer Chemotherapie oder Radiotherapie vorübergehend Veränderungen der Ausscheidung und der peristomalen Haut auftreten, die ein konvexes System erfordern.

Das Profil der Konvexität sollte dem Niveau der Retraktion entsprechen, was wiederum voraussetzt, dass die Eigenschaften der verschiedenen Produkte bekannt sind und diese auch zur Verfügung stehen.

Bei den Stomaprodukten wird zwischen den verschiedenen „Wölbungen“ der Konvexität ausgewählt:

- **„Soft“ konvex:** Konvexität entsteht durch die Verstärkung des Hauschutzmaterials um die Hautschutzöffnung (z. B. X3 Fa. Dansac).
- **„Light“ konvex:** Konvexität entsteht durch eine konvexe steife Plastikschale mit 5–7,5 mm Tiefe (Zebu Coloplast Assura konvex light, Fa. Pelikan).
- **„Flexible“ konvex:** Konvexität entsteht durch eine weiche formstabile Plastikfolie mit 5 mm Tiefe (z. B. Fa. Forlife Stomocur, Hollister).

- **Konvex:** Konvexität entsteht durch eine konvexe steife Plastikschale mit bis zu 7,5 mm Tiefe (z. B. Fa. Convatec Natura, Coloplast Assura, Biotrol).

Alle Hersteller von Stomaprodukten bieten konvexe Versorgungen als ein- oder zweiteilige Systeme für Kolostomien, Ileostomien und Urostomien an **(Abb. 6.13)**. Alternativ kann mit Ausgleichsringen und Modellierstreifen eine Konvexität erzeugt oder verstärkt werden. Minimale Unebenheiten lassen sich mit Stomapaste, Modellierstreifen, Hautschutzringen oder -streifen ausgleichen.

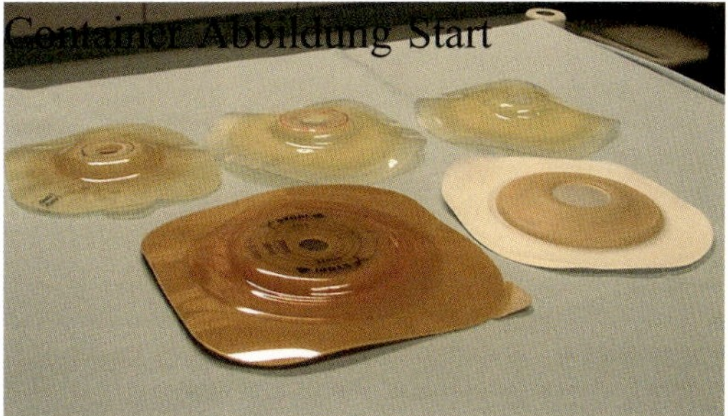

Abb. 6.13 ▪ Konvexe Stomabeutel-Basisplatten. Verschiedene konvexe Stomabeutel und Basisplatten (Produkte: Fa. Convatec).

6.2 Spezielle Stomapflege

Für alle Stomaarten gelten zwar die gleichen Grundsätze, doch unterscheiden sich einige Details aufgrund der verschiedenen Stomaanlagen bzw. der Grund- bzw. Zusatzerkrankungen des einzelnen Menschen.

6.2.1 Versorgung einer Kolostomie

Die endständige Kolostomie ist eine häufig angelegte Stomaart. Dabei erfolgt die Ausleitung des Kolons durch die Bauchdecke. Die Funktion des Dickdarmes bleibt erhalten, der Stuhl wird eingedickt. Daher sind die Ausscheidungen beim Kolostoma breiig bis normal geformt.

Hartmann-Stoma

Dieses ist eine besondere Form des endständigen Stomas, wobei hier das absteigende Kolon oder das oberste Sigma endständig ausgeleitet und ein Teil des Sigmas und/oder oberen Mastdarms entfernt wird. Die Operation wird gelegentlich bei durchgebrochener Entzündung des Sigmas, perforierter Sigmadivertikulitis oder Durchbruch eines bösartigen Tumors in diesem Bereich mit schwerer Bauchfellentzündung (Peritonitis) durchgeführt. Bei Vorliegen einer Peritonitis birgt eine primäre Anastomose die hohe Gefahr einer Undichtigkeit der Darmverbindung (Anastomosendehiszenz). Prinzipiell ist die Hartmann-Situation nach Ausheilung der Bauchfellentzündung nach 6–10 Wochen in einer neuerlichen Operation wieder auf eine normale Darmkontinuität rückführbar.

Dissektionsresektion nach Hartmann

Bei dieser Operation wird ein Stück des Sigmas reseziert und das verbleibende Sigma im linken Mittelbauch oder Unterbauch ausgeleitet. Deshalb spricht man von der Dissektionsresektion nach Hartmann. Alle anderen Eingriffe, bei denen ein endständiges Kolostoma im linken Unterbauch angelegt und ein Rektumstumpf belassen wird, nennt man Operation wie nach Hartmann.

Doppelläufige Kolostomie

Bei einer doppelläufigen Kolostomie wird eine Schlinge des Dickdarmes vor die Bauchhaut gezogen und geöffnet. Dabei entsteht ein Stoma mit zwei Öffnungen, eine vom zuführenden (oralen) und eine vom wegführenden Teil des Dickdarmes **(Abb. 6.14)**. Der wegführende Teil des Stomas entlastet den verbleibenden Darm, weil die Ausscheidungen diesen Bereich aufgrund von Engstellen, Fisteln oder neu angelegten Anastomosen nicht passieren können oder dürfen (Schutzkolostoma). Stomaträger mit doppelläufigem Kolostoma spüren den normalen Stuhldrang, sie können eventuell auch kleinere Mengen Stuhl über den After ausscheiden. Doppelläufige Kolostomien werden meist im querverlaufenden Kolon angelegt, was zur Folge hat, dass weniger Darm

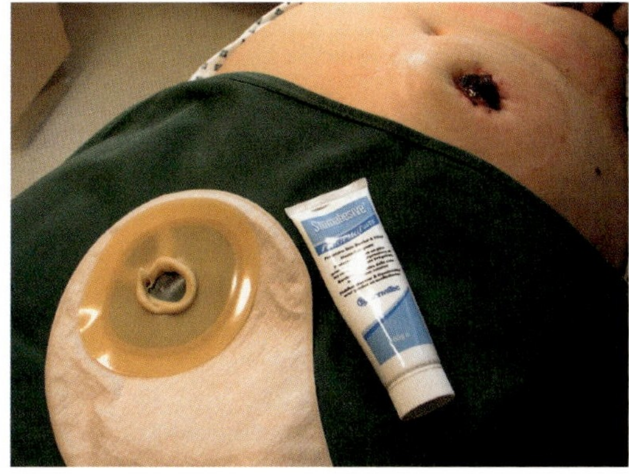

Abb. 6.14 ▪ Kolostomieversorgung mit Hautschutzpaste bei liegenden Stomanähten.

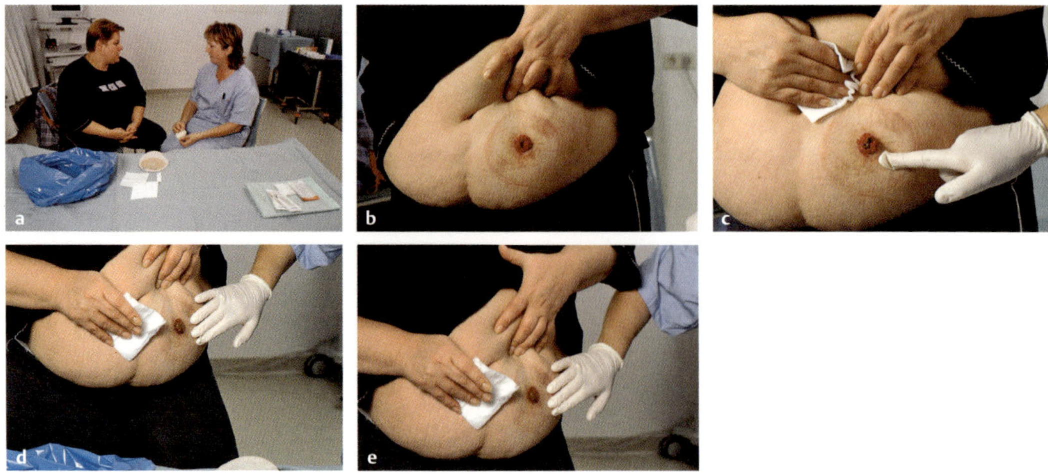

Abb. 6.15 ▪ Kolostomieversorgung.
a Die Stomatherapeutin führt mit dem Kolostomieträger ein Vorgespräch und erörtert Fragen und Probleme.
b Der alte Beutel wird entfernt, das Stoma inspiziert.
c Die peristomale Haut wird mit einer weichen Kompresse von außen nach innen spiralförmig gereinigt und sorgfältig, aber sanft getrocknet.
d Wenn die Haut komplett getrocknet ist, wird die neue Versorgung von unten nach oben wieder angebracht. Eventuell wird vorher eine Hautschutzcreme aufgetragen.
e Der Sitz der neuen Beutelversorgung wird überprüft (Produkte Fa. Convatec, Dansac).

zur Verfügung steht, um den Nahrungsresten Wasser zu entziehen. Die Stuhlkonsistenz ist breiig.

Transversumkolostoma

Für den Patienten stellt eine Ableitung im rechten oder linken Oberbauch die bessere Variante dar, als das Transversum im mittleren Darmanteil auszuleiten. Ist das Stoma in der Mitte des Bauches angelegt, kann der Stuhl weder nach links noch nach rechts abfließen. Durch das lange Verbleiben der Ausscheidung kommt es häufig zur Unterwanderung der Versorgung mit vermehrter Hautirritation und extremer Geruchsbelästigung.

Diversionskolitis. Die fehlende regelmäßige Entleerung von Stuhl, Schleim und abgeschilferter Schleimhaut führt in Verbindung mit einer Fehlbesiedelung durch Keime und Pilze im ausgeschalteten Dickdarmteil zu einer chronischen Entzündung (Diversionskolitis) mit zum Teil sehr starker Schleimbildung und schleimig-blutigen Abgängen. Sie beunruhigen und belasten vor allem Tumorpatienten sehr. Um dieser Entwicklung vorzubeugen, sind nach ärztlicher Anordnung regelmäßig rektale Einläufe und Spülungen mit steriler Kochsalzlösung oder Klysmen, bei Entzündungen eventuell auch Klysmen mit Medikamenten durchzuführen.

Versorgungswechsel

Der Versorgungswechsel bei Kolostomieträgern findet günstigerweise immer nach den Stuhlentleerungen statt. Der Kolostomieträger kann je nach Bedarf zwischen einteiligen und zweiteiligen Versorgungssystemen wählen. Für die Versorgung von Kolostomien werden geschlossene Beutel empfohlen.

Durchführung. Es gelten die allgemeinen Grundsätze der Stomaversorgung. Bei der einteiligen Versorgung wird der alte Beutel vorsichtig von oben nach unten vom Stomarand gelöst und verworfen. Nach dem Reinigen und Abtrocknen der peristomalen Haut spiralförmig von außen nach innen wird der vorbereitete neue Beutel von unten nach oben wieder angelegt.

Bei einer zweiteiligen Versorgung kann die Basisplatte 2–3 Tage auf dem Stoma verbleiben. Muss sie gewechselt werden, werden Basisplatte und Beutel auch von oben nach unten entfernt, die Haut spiralförmig von außen nach innen gereinigt und gepflegt und die Basisplatte zuerst wieder angelegt. Nach dem Abdichten der Platte wird der Beutel von unten nach oben wieder aufgesetzt bzw. aufgeklebt und auf Dichte und Festigkeit überprüft **(Abb. 6.15)**.

Während des Versorgungswechsels achten Stomaträger bzw. Stomatherapeutin auf Veränderungen im Stoma- und peristomalen Bereich (z. B. Hautveränderungen, Blutungen, Aussehen des Stomas).

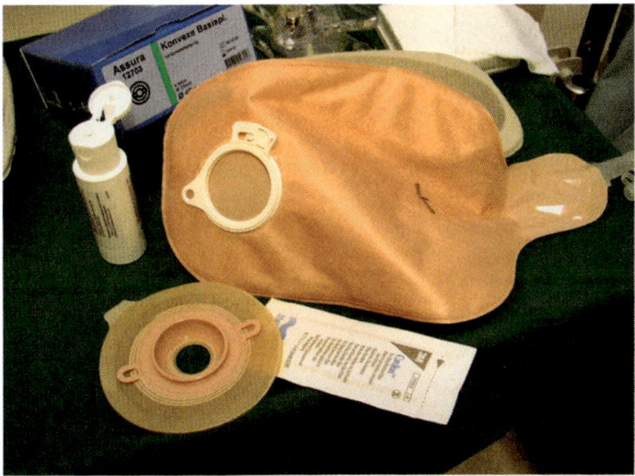

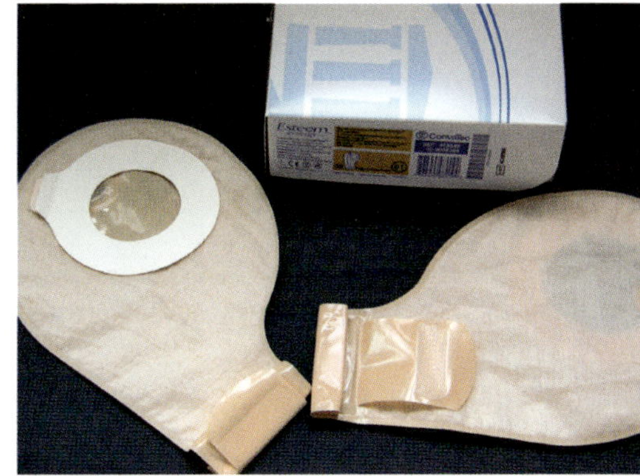

Abb. 6.16 ▪ **Ileostomie.**
a Materialien für einen Versorgungswechsel.
b Esteem Synergy Beutel (Produkte Fa. 3 M, Convatec, Coloplast).

6.2.2 Versorgung einer Ileostomie

Bei einer Ileostomie wird der Dünndarm durch die Bauchwand ausgeleitet. Im Zuge dieser Stomaanlage werden der Dickdarm und der gesamte Schließmuskelapparat entfernt. Der Stuhl kann also nicht mehr eingedickt werden, was dazu führt, dass dessen Konsistenz dünnflüssig bis leichtbreiig ist. Die Ausscheidungen enthalten zum Teil noch die Verdauungssäfte und sind deshalb ganz besonders aggressiv.

Doppelläufige Ileostomie

Bei einer doppelläufigen Ileostomie legt der Chirurg intraoperativ eine Schlinge des Ileums an, die durch die Bauchdecke gezogen und geöffnet wird. Dabei entstehen zwei Darmöffnungen, von denen ein Teil zum Stoma hin-, der andere vom Stoma wegführt. Der abführende Schenkel entlastet den Dickdarm, die Ausscheidungen sind flüssig.

Versorgungswechsel

Bei der Versorgung eines Ileostomas ist die Hautpflege von besonderer Bedeutung, denn der aggressive Stuhl führt leicht zu Hautirritationen **(Abb. 6.16)**. Für Ileostomieträger bieten sich besonders ein- oder zweiteilige Ausstreifbeutel an. Diese können zur Stuhlentleerung geöffnet und danach wieder verschlossen werden, ohne einen kompletten Beutelwechsel durchführen zu müssen. Da ein Ileostomieträger ständig ausscheidet, muss individuell entschieden werden, wann der Versorgungswechsel am günstigsten durchzuführen ist. Der geeignete Zeitpunkt ist dann, wenn am wenigsten mit einer Entleerung gerechnet werden muss. Das muss jeder Ileostomieträger für sich selbst herausfinden.

Durchführung. Es gelten die allgemeinen Grundsätze der Stomaversorgung. Bei der einteiligen Versorgung wird der alte Beutel vorsichtig von oben nach unten vom Stomarand gelöst und verworfen. Stoma und peristomale Haut werden sorgfältig von außen nach innen gereinigt und auf Hautveränderungen oder -reizungen inspiziert. Die Haut muss ausreichend mit einem Adhäsivhautschutz versorgt werden. Nach dem Reinigen und Abtrocknen der peristomalen Haut wird der vorbereitete neue Beutel von unten nach oben wieder angelegt.

Bei einer zweiteiligen Versorgung werden Basisplatte und Beutel von oben nach unten entfernt, die Haut spiralförmig von außen nach innen gereinigt und mit Adhäsivhautschutz versorgt. Die korrekt zugeschnittene Basisplatte muss zuerst wieder angelegt werden. Nach dem Abdichten der Platte wird der Beutel von unten nach oben wieder aufgeklebt und auf Dichte und Festigkeit überprüft **(Abb. 6.17)**.

6.2.3 Versorgung eines Stomas mit Reiter

Wenn ein doppelläufiges Darmstoma angelegt werden soll, erfolgt die Ausleitung des Darmes durch die Bauchdecke postoperativ manchmal über einen Reiter. Um eine einfache Handhabung und gute Positionierung des Reiters zu gewährleisten, wird schon präoperativ der geeignete Reiter ausgewählt. Besonders empfehlenswert sind Reiter, die einen stabilen Sitz auf der Bauchhaut haben, ohne dass sie angenäht werden müssen.

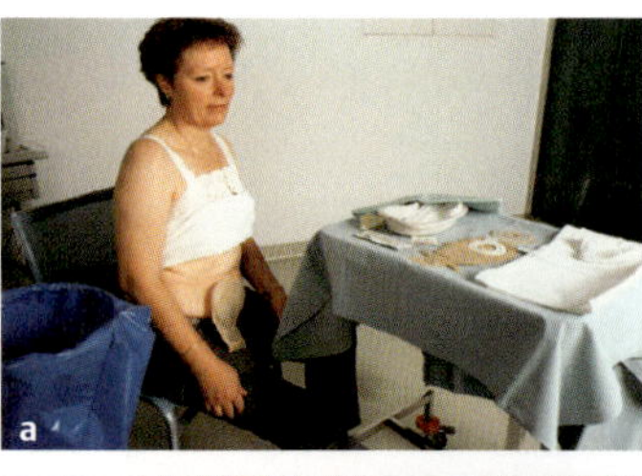
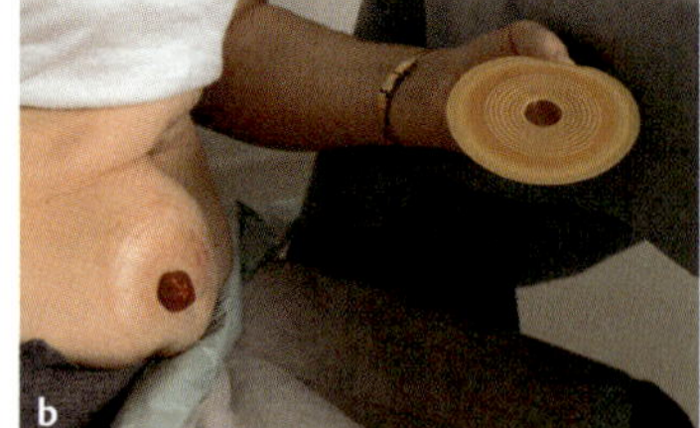
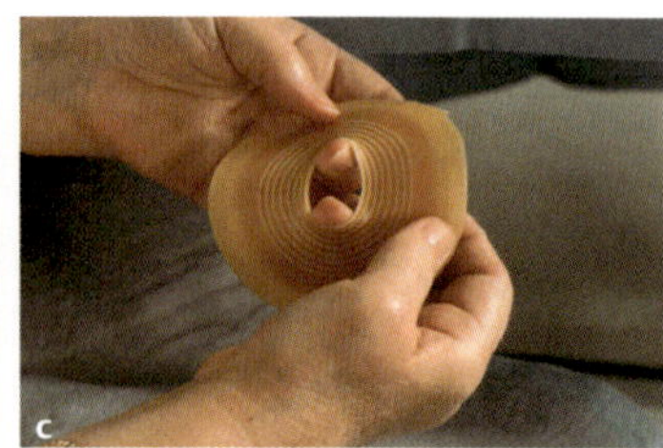
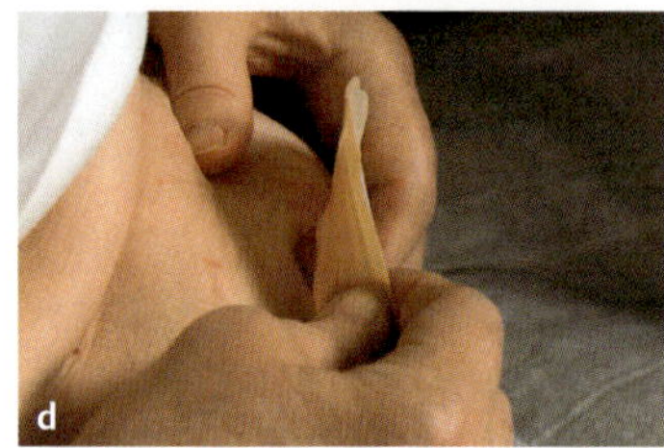
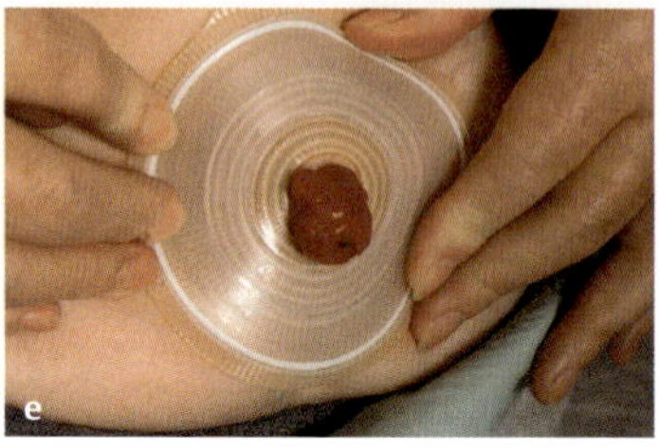

Abb. 6.17 ▪ Ileostomieversorgung.
a Alle Materialien, die zum Versorgungswechsel benötigt werden, zurechtlegen.
b Nachdem die peristomale Haut gereinigt und sorgfältig getrocknet wurde, kann die Basisplatte wieder über das Ileostoma angelegt werden.
c Die Platte wird abgedichtet.
d Der neue Beutel wird von unten nach oben auf die Basisplatte gesetzt
e Die angebrachte Stomaversorgung wird auf Dichtigkeit überprüft (Produkte Fa. Coloplast).

D *Ein Reiter ist ein ca. 5–7 cm langer Plastikstab, der unter der vor die Bauchdecke gezogenen und durch den Reiter über der Bauchdecke festgehaltenen Darmschlinge hindurchgeführt wird.*

Ein Reiter soll den Darm während der Zeit des Einwachsens an die Bauchhaut fixieren und ein Zurückrutschen in die Bauchhöhle verhindern. Er kann nach 8–14 Tagen wieder schmerzfrei und ohne erneute Operation entfernt werden, weil der Darm dann mit der Bauchdecke verwachsen ist. Der Plastikreiter wird vom Chirurgen selbst oder nach ärztlicher Anordnung von der Stomatherapeutin durch Auseinanderziehen oder Aufklappen entfernt.

Reiter bei der Stomaanlage

Bei einer Nahtfixierung ist das Anlegen eines Reiters nicht mehr notwendig, was folgende Vorteile hat:
- Rasches Anlernen des Patienten zur Selbstversorgung
- Früheres Einstellen von der postoperativen auf die Entlassungsversorgung
- Einsparen von Personalressourcen und Kosten

Postoperative Versorgung

Die erste Beutelversorgung wird bereits im Operationssaal angelegt.

Beutelversorgung. Es ist besonders darauf zu achten, dass die Basisplatte (Hautschutz) so ausgeschnitten wird, dass die peristomale Haut bis zur Darmschleimhaut abgedeckt ist und keine Bauchhaut in diesem Bereich sichtbar bleibt. Die Basisplatte ist dann korrekt angelegt, wenn der Reiter ohne Spannung auf der Basisplatte zum Liegen kommt. Ein transparenter Ausstreifbeutel wird auf der Basisplatte angepasst. Die Öffnung des Ausstreifbeutels sollte dabei zur Seite zeigen, damit die Pflegenden den Beutel problemlos entleeren können, wenn der Patient noch nicht mobilisierbar ist.

Durch die Transparenz der Stomaversorgung lassen sich Darmschleimhaut und Darmtätigkeit in den ersten postoperativen Tagen von den Pflegenden gut auf Komplikationen (z. B. Nekrosen der Darmschleimhaut) und Veränderungen (z. B. Einsetzen der Darmtätigkeit durch abgehende Winde) beobachten. Zur besseren Beurteilung der postoperativen Darmgasentwicklung kann der Filter der Versorgung in den ersten postoperativen Tagen abgeklebt werden, ohne den Beutel wechseln zu müssen oder am frisch operierten Abdomen zu manipulieren. Trägerplatte und Beutel sind spätestens am 3. postoperativen Tag erstmalig zu wechseln.

Versorgungswechsel

Bei Stomaanlagen mit Reiter ist besonders auf die peristomale Haut zu achten. Solange der Reiter den vorgelagerten Darm stützen muss, ist die selbstständige Stomaversorgung für den jeweiligen Patienten schwierig. Für die Stomaversorgung sind besonders der Post-OP-Beutel (Fa. Coloplast) oder eine zweiteilige postoperative

Versorgungen empfehlenswert. Bei der Auswahl des geeigneten Versorgungssystems ist auf Folgendes zu achten:

- Die Basisplatte muss der Größe des Reiters entsprechen.
- Transparente Beutelversorgung oder postoperativer Beutel mit durchsichtiger Beutelfolie und abnehmbarem Fenster (von der Beutelfolie) verwenden.
- Versorgung sollte integrierten Adapter zur Ableitung der Ausscheidung besitzen.

Durchführung. Die Stomatherapeutin informiert den Patienten vor dem Versorgungswechsel über die einzelnen Handlungsschritte. Da die Patienten häufig Angst vor Schmerzen haben, werden sie aufgeklärt, dass das notwendige Manipulieren am Reiter nicht schmerzhaft ist, sondern bestenfalls ein Druckgefühl auslöst **(Abb. 6.18)**. Für das Vorgespräch sollte die Stomatherapeutin genügend Zeit einplanen.

Die Basisplatte wird mit der einen Hand langsam von oben bis zur Hälfte abgelöst und dabei der Reiter mit der anderen Hand festgehalten. Anschließend wird der Reiter bis zum Anschlag verschoben, um den Rest der Platte abzulösen und zu entfernen. Der Reiter lässt sich verschieben, ohne dem Patienten Schmerzen zuzufügen. Die Sorge des Patienten über evtl. entstehende Schmerzen kann ihm durch beruhigendes Zureden und Erklären jedes einzelnen Handgriffes genommen werden.

M *Der Reiter darf während des Ablösens der Basisplatte keinesfalls entfernt werden!*

Haut und Reiter werden mit in lauwarmem Wasser getränkten Kompressen gereinigt. Während des Säuberns erfolgt die Inspektion der Haut, um evtl. Druckstellen des Reiters oder Entzündungszeichen der Haut auszuschließen. Bei angenähtem Reiter ist besonders auf die Einstichstellen der Haltefäden zu achten, sie entzünden sich leicht. Sind Haut und Reiter intakt, kann die Haut mit zwei trockenen Kompressen vorsichtig abgetupft werden. Die schon vorbereitete und korrekt ausgeschnittene neue Trägerplatte wird unter Verschieben des Reiters wieder an die Haut angepasst. Nachdem der Reiter nochmals auf korrekten Sitz überprüft wurde, kann der transparente Beutel angebracht werden.

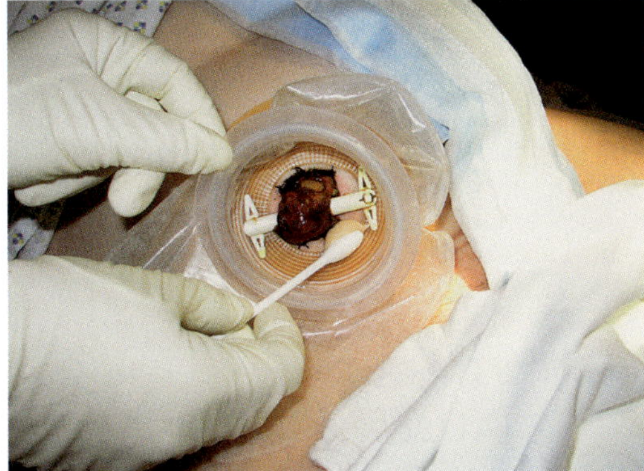

Abb. 6.18 ▪ Reiterversorgung. Beim Versorgungswechsel muss besonders darauf geachtet werden, dass nicht am Reiter manipuliert und die Haut mit Stomapaste abgedeckt wird (Produkte Fa. Coloplast).

Komplikationen. Mit großer Spannung über dem Reiter liegende Stomata können durch den ständigen Druck nekrotisch werden, was zur Durchtrennung des Darmes führen kann. Außerdem kann sich der Reiter lockern und unter dem Darm hervorrutschen. In der Folge sinkt das Stoma bei nicht abgeschlossener Wundheilung unter das Hautniveau ab. Bei offenen Wunden um das Stoma kann ein Reiter ins Gewebe absinken und Drucknekrosen verursachen.

6.2.4 Versorgung einer Urostomie

Eine künstliche Harnableitung (Urostomie) wird dann angelegt, wenn das Harnsystem nicht in der Lage ist, den Harn auf natürlichem Weg aus dem Körper zu transportieren. Das Anlegen eines Urostomas geht immer mit dem Verlust der kontrollierten Harnausscheidung einher (außer bei einem „trockenen Stoma"). Wenn auch ein „nasses" Stoma mit Fistel an der Außenhaut relativ einfach zu handhaben ist, so empfinden es vor allem jüngere selbstständige Patienten und Kinder als behindernd und einschränkend.

Für ein „trockenes Stoma" wird ein etwa 80 cm langes Dünndarmstück präpariert, umgeformt und zu einem neuen Harnreservoir vernäht. Dieser Sammelbehälter wird unter der Bauchwand angelegt und kann dann über eine 3–4 cm lange Harnröhre mit die neue Blase vollständig verschließendem Ventilmechanismus kontrolliert und von außen mittels eines Katheters entleert werden. Die „Harnröhrenöffnung" kommt bei diesem neuen Verfahren im rechten Unterbauch in Höhe der Sliplinie zu liegen und lässt sich mit einem Pflaster abdecken. Üblicherweise scheidet der Urostomieträger kontinuierlich Urin aus, weil die Funktion der Harnblase entweder teilweise oder vollständig gestört ist **(Abb. 6.19)**.

Versorgungswechsel. Der Versorgungswechsel sollte am besten gleich morgens nach dem Aufstehen durchgeführt werden, denn der Harnfluss ist dann aufgrund der nächtlichen Trinkpause am geringsten. Muss der Wechsel im Laufe des Tages erfolgen, sollte der Urostomieträger ungefähr 1 Stunde vorher nichts mehr trinken. Für Urostomieträger werden spezielle ein- oder

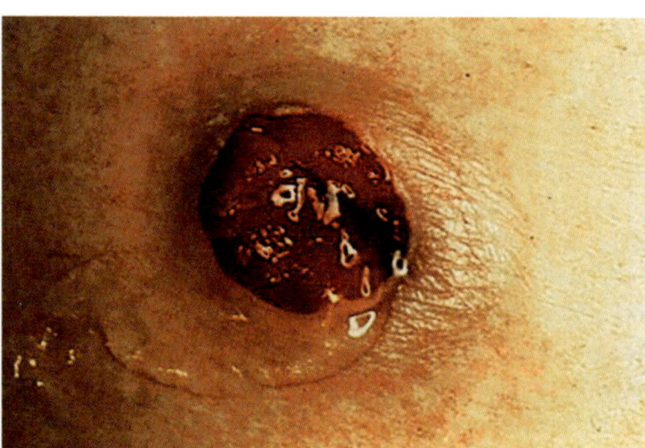

Abb. 6.19 ▪ Harnfluss aus Urostomie.

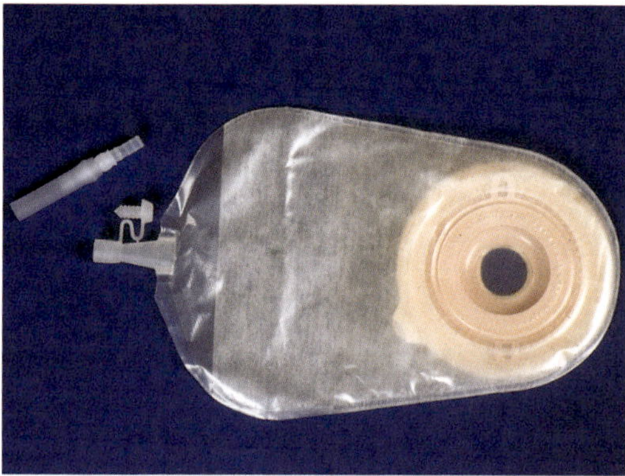

Abb. 6.20 ▪ Versorgungssysteme, hier: einteilige Versorgungssysteme für Urostomien (Produkte Fa. Coloplast, Convatec).

zweiteilige Beutel angeboten, die mit einer Rücklaufsperre ausgestattet sind, um das Zurückfließen des Harns zum Stoma zu verhindern und dadurch eine aufsteigende Infektion in die Harnleiter und Nieren vermeidet. Außerdem besitzen diese Beutel einen Auslasshahn, damit der Urin problemlos entleert werden kann, ohne dabei gleich das gesamte Versorgungssystem wechseln zu müssen **(Abb. 6.20)**.

Da permanent Urin abläuft, muss beim Versorgungswechsel besonders vorsichtig und sorgfältig vorgegangen werden. Ein paar Kompressen sollten immer bereitliegen, um die peristomale Haut beim Versorgungswechsel trocken zu halten und eine gute Haftung des neuen Beutels zu gewährleisten. Stomaträger mit Konduit können dieses entleeren, indem sie die Bauchpresse einsetzen. Damit wird erreicht, dass für die Dauer des Versorgungswechsels kein Urin fließt.

 *Um die Inhalte zu vertiefen, können Sie sich das Video „Versorgung eines Urostomas" ansehen.*

Hautschutzkontrolle. Eine Kontrolle und ein Wechsel des Hautschutzes sind häufiger erforderlich bei

- bestehendem Harnwegsinfekt,
- hohen Außentemperaturen (Sommer, Urlaub in heißen Ländern),
- nässenden Hautdefekten,
- erhöhter Schleimbildung des Stomas,
- Medikamenteneinnahme (z. B. Antibiotika),
- nach Schwimmen, Sauna, starkem Schwitzen.

Durchführung. Es gelten die allgemeinen Grundsätze der Stomaversorgung. Bei der einteiligen Versorgung wird der alte Beutel vorsichtig vom Stomarand gelöst und verworfen. Vor dem Anbringen des neuen Beutels muss das Urostoma bis zum letzten Moment mit einer Kompresse abgedeckt werden, um zu gewährleisten, dass keine Ausscheidung an die Haut gelangt. Nach dem Reinigen und Abtrocknen der peristomalen Haut wird der vorbereitete neue Beutel wieder angelegt **(Abb. 6.20)**.

Bei einer zweiteiligen Versorgung kann die Basisplatte 2–3 Tage auf dem Stoma verbleiben, der Beutel sollte jedoch täglich erneuert werden. Muss die Platte gewechselt werden, erfolgt zuerst die Entfernung von alter Basisplatte und Beutel, die Haut wird gereinigt und gepflegt. Danach wird zunächst die Basisplatte wieder angelegt. Nach dem Abdichten der Platte wird der Beutel wieder aufgeklebt und auf Dichte und Festigkeit überprüft.

Während des Versorgungswechsels achten Stomaträger und Stomatherapeutin auf Veränderungen im Stoma- und peristomalen Bereich (z. B. Hautveränderungen, Blutungen, Aussehen des Stomas).

 *Um die Inhalte zu vertiefen, können Sie sich das Video „Stomaversorgung mit einteiligem System" ansehen.*

Hilfsmittel für die Harnableitung. Für Urostomieträger stehen verschiedene zusätzliche Hilfsmittel zur Verfügung, wie z. B.

- ein Ableitungsschlauch mit Adapter für den Stomabeutel,
- ein steriler Beinbeutel mit Rücklaufsperre **(Abb. 6.21, S. 85)**,
- ein Waschbarer Beutelüberzug, evtl. mit waschbarem breiten Beingürtel,
- ein Nachtbeutel.

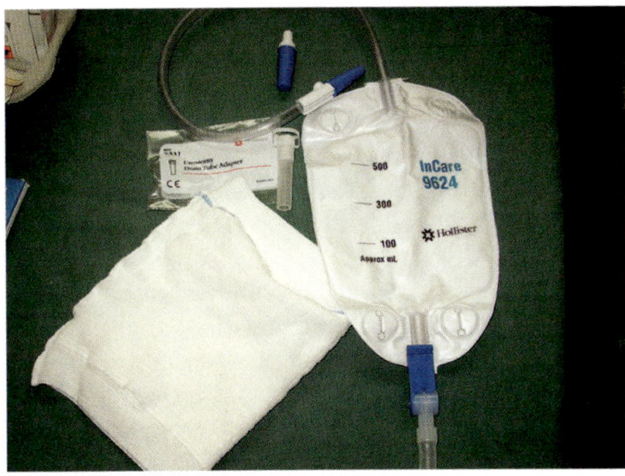

Abb. 6.21 ▪ **Beinbeutel.** Zubehör für die Urostomie: Beinbeutel mit Adapter und Beinfixierung (Produkte Fa. Hollister).

6.2.5 Versorgung eines Stomas bei Patienten mit Radiotherapie oder nach intraoperativer Bestrahlung (IORT)

Standardtherapien

Viele Stomata werden aufgrund eines Tumorleidens angelegt. Gelegentliche intraoperative und häufige postoperative Radiotherapien werden als Zusatztherapie durchgeführt. Die Standardtherapien in der Tumorbehandlung sind Folgende:

- Externe und perkutane Bestrahlung
- Intraoperative Bestrahlung

Externe und perkutane Bestrahlung Um die pathogenen Zellen abzutöten, werden bei externer wie perkutaner Bestrahlung das Tumorbett und die befallenen Lymphknoten bestrahlt.

Intraoperative Bestrahlung Die intraoperative Bestrahlung kann durch zwei verschiedene Applikationsarten erfolgen:

- Intraoperative externe Strahlentherapie
- Brachytherapie

Bei der intraoperativen externen Strahlentherapie wird der Tumor bzw. das Tumorbett unter Sicht ohne direkten Kontakt mit dem Tumorgewebe bestrahlt.

Bei der sogenannten Brachytherapie wird intraoperativ radioaktives Material direkt an das Tumorgewebe herangebracht (z. B. Iridium-192 oder Jod-125) und nach Ablauf der berechneten Zeit entfernt.

Komplikationen

Während einer Bestrahlung oder Radiotherapie können akut verschiedene Komplikationen auftreten (**Abb. 6.22**). Manche Komplikationen machen sich jedoch auch erst zu einem wesentlich späteren Zeitpunkt bemerkbar.

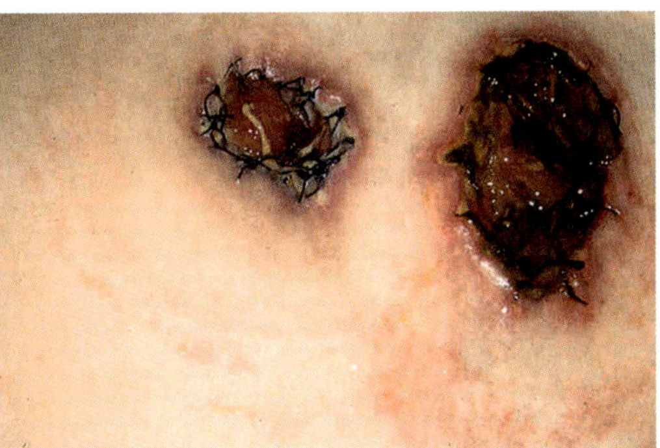

Abb. 6.22 ▪ **Strahlentherapie.** Während einer Chemo- oder Radiotherapie können Komplikationen auftreten, z. B. Teilnekrosen der Stomaschleimhaut.

Akute Komplikationen.

- Schleimhautreizungen an Darm und Harnblase
- Hautreizungen mit kleineren Epitheldefekten

Bei der präoperativen Radiotherapie werden im Vergleich zur postoperativen Radiotherapie vermehrt Wundheilungsstörungen beobachtet.

Spätkomplikationen.

- Fistelbildungen zwischen intraabdominalen Hohlorganen
- Stenosen
- Fibrosen
- In seltenen Fällen Nervenschädigungen

Pflegerische Aufgaben

Während oder nach einer Strahlentherapie muss besonderer Wert auf die Pflege der Haut und Schleimhaut gelegt werden. Um die Hautreaktion möglichst gering zu halten, sind folgende Punkte zu beachten:

- Das Bestrahlungsfeld einmal täglich kontrollieren, um auftretende Hautveränderungen frühzeitig zu erkennen (**Abb. 6.23**).

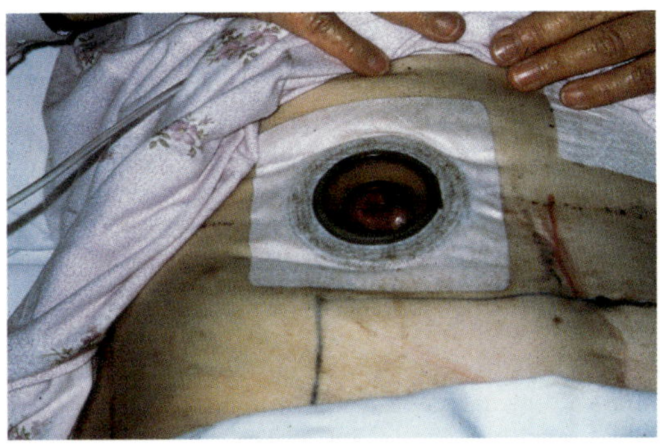

Abb. 6.23 ▪ **Bestrahlungsfeld und Markierung.** Zur punktuellen Bestrahlung wurde der Beutel der Basisplatte entfernt.

- Nach der Bestrahlung die empfohlene Ruhezeit von 1 Stunde einhalten, dabei möglichst viel auf der Seite liegen, um den Analbereich von Druck zu entlasten, und enge sowie sehr warme Kleidung vermeiden.
- Möglichst viel Luft an die bestrahlte Region lassen. Da sich die Haut im Zustand einer Verbrennung 1. Grades befindet, braucht sie Kühlung. Daher ist leichte lockere Baumwollkleidung günstig.
- Tägliches Duschen, ohne dabei das markierte Bestrahlungsfeld mechanisch zu reizen, d. h. keine Seife, die Haut nicht reiben und nur lauwarmes Wasser darüberfließen lassen.
- Bestrahlungsfeld nur vorsichtig abtrocknen; zum Trocknen von Hautfalten am besten einen Fön mit kalter Luft verwenden.
- Nur weiches Toilettenpapier, weiche Vlieskompressen oder Wattebauschen verwenden.
- Nach jedem Stuhlgang sanfte Reinigung, am besten mit Feuchttüchern aus der Babypflege.
- Bei Hautrötungen nach jedem Stuhlgang mit weichen Vlieskompressen und Tees (Kamillen-, Ringelblumen-, Käsepappeltee) reinigen.
- Bestrahlungspuder nur an Stellen ohne Hautfalten verwenden.
- Auf regelmäßigen und weichen Stuhlgang achten; bei häufigem Stuhlgang oder Stuhldrang den behandelnden Arzt kontaktieren.
- An die vorgegebenen Ernährungsrichtlinien halten und blähende Speisen (z. B. Zebu Kohl, Hülsenfrüchte, Lauch, frisches Obst, Steinobst) vermeiden.

Ernährungsberatung

Wird beim Patienten eine Radiotherapie im Bauch- und Beckenbereich durchgeführt, stellt dies für Darm und anale Hautumgebung eine zusätzliche Belastung dar. Durch eine gezielte Ernährung mithilfe einer Radiotherapie-Diät (RHT) lässt sich diese Belastung reduzieren (wird mit den Ernährungsberatern besprochen und von der Küche nach Wunsch zusammengestellt). Als Unterstützung bei sehr weichen oder flüssigen Stühlen kann Benefiber Ressource verabreicht werden. Der Quell- und Ballaststoff reguliert die Stuhlkonsistenz und vermindert häufiges Stuhlabsetzen und Schmerzen im Analbereich.

Hautpflege

Zur Pflege der Haut dienen Puder oder reine Fettsalben. Ein strenges Reinigungs- oder Badeverbot ist nicht erforderlich. Die Reinigung der perianalen Region erfolgt am besten durch reizarme Sitzbäder (z. B. mit Kamille). Sollte eine feuchte Epitheliolyse in der Analfalte entstehen, sind Adstringentien lokal anzuwenden. Als Therapie der akuten Proktitis kommen symptomatisch wirksame Antidiarrhoika (z. B. Kohlekompretten, Imodium) zum Einsatz. Bei Rhagaden, Hautirritationen und Fissuren nach der Radiotherapie kann eine Fettsalbe mit Kortison und Lidocain/Benzocain zur Wundheilung und lokalen Schmerztherapie kurzzeitig verwendet werden. Die Haut wird besonders mit Produkten wie Cavilon, Zinkcreme, Zinksalbe (fein) oder Mirfulan (Lebertran/Zinksalbe) vor Irritationen geschützt **(Abb. 6.24)**.

Lokale Schmerztherapie und Wundheilung

Um Schmerzen zu reduzieren und die Wundheilung zu unterstützen, sollte der Stomaträger nach einer Strahlentherapie nach dem Stuhlgang weiches Toilettenpapier oder weiche Kompressen verwenden. Das Spülen im schmerzenden oder kranken Stomabereich mit warmem Wasser ohne Zusätze reduziert Beschwerden und hilft dem Wohlbefinden des Patienten.

Als Inkontinenzeinlage dienen luftdurchlässige weiche Baumwolleinlagen. Vor der Anwendung von Analtampons sollte der Stomaträger mit dem Chirurgen absprechen, ob dies überhaupt möglich ist, denn die Höhe der Anastomose im Analbereich entscheidet über die Anwendbarkeit von Analtampons.

Frauen mit Schmerzen, Juckreiz und Hautirritationen im Bereich der Schamlippen und der Vaginalschleimhaut können im bestrahlungsfreien Intervall zur Linderung der Schmerzen und zur Hautpflege eine Pflegecreme mit juckreizstillenden Zusätzen verwenden. Bei Scheidentrockenheit werden Gleitgels oder Hyaloronzäpfchen empfohlen. Die Verwendung von Medikamenten und Salben muss mit dem behandelnden Arzt besprochen und von diesem angeordnet werden.

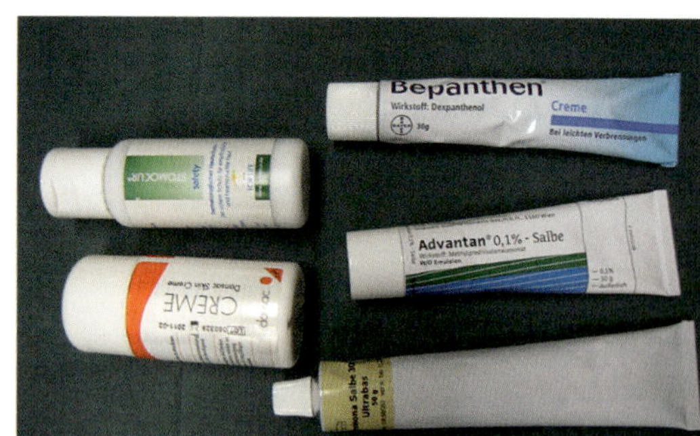

Abb. 6.24 ▪ **Hautpflege.** Für die Hautpflege im Analbereich stehen verschiedene Produkte zur Verfügung.

6.3 Peristomale Hautveränderungen erheben und klassifizieren

Wird eine Schädigung der peristomalen Haut festgestellt, muss die Ursache ermittelt werden, um die richtige Behandlung zu gewährleisten. Diese kann mit Hilfe von zwei Instrumenten, dem S.A.C.S. Score und dem DET Score, erhoben werden.

Der S.A.C.S. Score wurde von Stomatherapeuten aus Italien in Zusammenarbeit mit der Firma ConvaTec erarbeitet. der DET Score von Stomatherapeuten und der Firma Coloplast.

6.3.1 S.A.C.S. (Studio Alterazioni Cutanee Stomali)

Das Wissen und die Kompetenz der Stoma- und Kontinenzberater sind besonders im Hinblick auf die Versorgung peristomaler Hautveränderungen gefordert. Die Lebensqualität der Stomaträger hängt zum Großteil von einer intakten, stabilen peristomalen Haut ab.

Die multidisziplinäre S.A.C.S.-Studiengruppe (S.A.C.S.) hat während einer Literaturrecherche keine geeigneten Instrumente zur Klassifizierung der peristomalen Hautveränderungen gefunden. Daher war das Ziel, ein intersubjektives, standardisiertes, leicht interpretierbares Instrument zu erarbeiten. Der S.A.C.S. Score erleichtert die Interpretation der Läsion und die Aufzeichnung der Topografie (Lage der Hautveränderung). Kriterien des Scores sind demnach

- die Topografie (Lage) der Hautirritation
- der Grad der Hautirritation

Um den Grad der Hautirritation zu erfassen wurden 5 Klassifikationen der Läsionen **(L)** beschrieben. Die topografische Einteilung **(T)** wird mittels Quadranten vorgenommen.

Läsion (L)

- L1 hyperämische Läsion – peristomale Rötung ohne Substanzverlust
- L2 erosive Läsion – Substanzverlust bis aber nicht über das Derma hinaus
- L3 ulcerative Läsion – Substanzverlust über das Derma hinaus
- L4 ulcerative fibrinös/nekrotische Läsion
- LX proliferative Läsion (Granulom, Oxalatablagerung, Neoplasie)

Quadranteneinteilung

Um eine Läsionen auch in topografischer Hinsicht verorten zu können, wurde die Zone rund ums Stoma in Quadranten eingeteilt. Die Beschreibung der Lage der Veränderung peri-/parastomal erfolgt analog zum Ziffernblatt einer Uhr bzw. im Uhrzeigersinn **(Abb. 6.25)**.

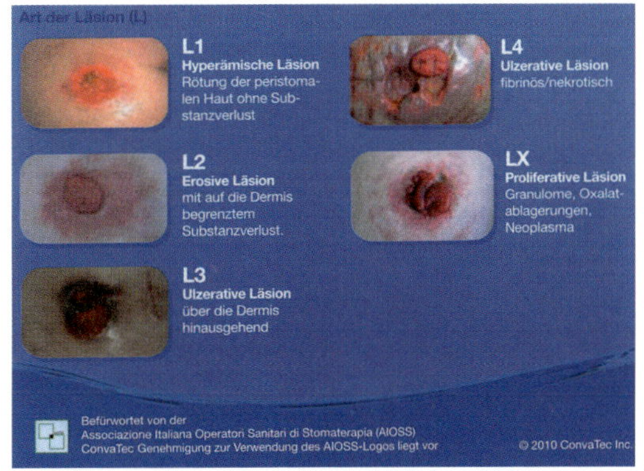

a

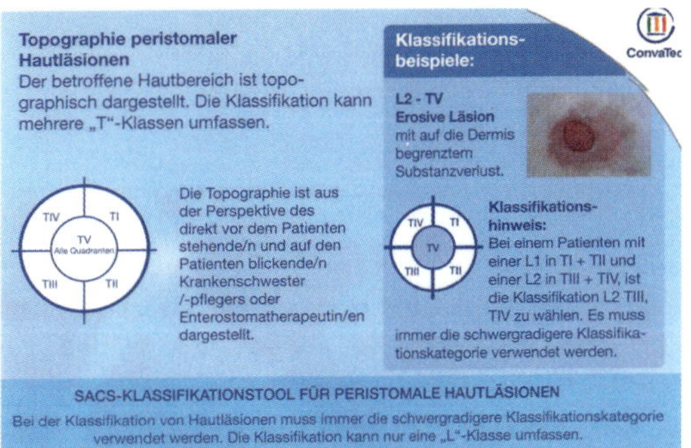

b

Abb. 6.25 ▪ **S.A.C.S. Score.** Hilfsmittel/Übersicht der Fa. ConvaTec für die praktische Unterstützung. Teilabb. **a** zeigt die Art der Läsion, Teilabb. **b** die Quadranten zur Topographiebestimmung (Quelle: ConvaTec).

TI von 12:00 bis 3:00
TII von 3:00 bis 6:00
TIII von 6:00 bis 9:00
TIV von 9:00 bis 12:00
Sind alle Quatranten von einer Läsion betroffen, dokumentiert man T V.

6.3.2 DET Score

Die Hautuntersuchungsmethode nach dem DET Score bietet ein standardisiertes Punktesystem, um die peristomale Haut zu beurteilen. Die Erhebung des Hautzustandes erfolgt in den folgenden 3 Bereichen:

D Discoloration – Farbveränderung
E Erosion – Erosionen
T Tissue overgrowth – Hypergranulation

In jedem dieser 3 Bereiche wird die betroffene Fläche mit einem Punktescore von 0–3 und einem Schweregrad von 1–2 beurteilt

Tab. 6.1 DET Score. Erhebung der 3 Bereiche D, E, T.

Bereich 1: Discoloration	Fläche	Schweregrad	
normale Haut, keine sichtbaren Veränderungen	Punktzahl = 0	automatisch	= 0
weniger als 25 % der vom Hautschutz bedeckten Haut	Punktzahl = 1	leichte Rötung oder andere Farbveränderung	= 1
25 %–50 % der vom Hautschutz bedeckten Haut	Punktzahl = 2		
mehr als 50 % der vom Hautschutz bedeckten Haut	Punktzahl = 3	tiefe Rötung, stark aufgeweichte Haut	= 2
Bereich 2: Erosion	**Fläche**	**Schweregrad**	
keine Erosion/keine Hautdefekte	Punktzahl = 0	automatisch	= 0
weniger als 25 % der vom Hautschutz bedeckten Haut	Punktzahl = 1	Schädigung der obersten Hautschicht	= 1
25 %–50 % der vom Hautschutz bedeckten Haut	Punktzahl = 2		
mehr als 50 % der vom Hautschutz bedeckten Haut	Punktzahl = 3	Schädigung der Dermis mit Blutung/Sezernierung	= 2
Bereich 3: Tissue overgrowth	**Fläche**	**Schweregrad**	
keine Hypergranulation	Punktzahl = 0	automatisch	= 0
weniger als 25 % der vom Hautschutz bedeckten Haut	Punktzahl = 1	Hypergranulation beeinträchtigt Auflegen des Hautschutzes	= 1
25 %–50 % der vom Hautschutz bedeckten Haut	Punktzahl = 2		
mehr als 50 % der vom Hautschutz bedeckten Haut	Punktzahl = 3	Und verursacht Blutungen und Schmerzen	= 2

Durch Addieren aller Einzelpunkte berechnet man die Gesamtpunktzahl und ermittelt den Score. Dies ergibt den DET Score:

- 0 = bestmöglicher Hautzustand
- 15 = schlechtest möglicher Hautzustand

Nach der Erhebung des Hautszustands, wird die mögliche Ursache für das Auftreten von Hautveränderungen festgestellt.

Reizung der Haut durch:

- Basisplatte/Hautschutz ist nicht korrekt ausgeschnitten?
- Ist das Produkt Basisplatte /Hautschutz für die Stoamanlage geeignet?
- Haftet der Hautschutz richtig?
- Ist die Hautoberfläche uneben?
- Ist das Stoma optimal eingenäht?
- Hat die Haut Kontakt mit Ausscheidungen?
- Ist der Versorgungsrythmus ausreichend?
- Treten Hautirritationen durch Schwitzen auf?

Kontaktdermatitis oder allergische Dermatitis.

- Werden Seifen, Lösungsmittel verwendet?
- Werden andere Chemikalien (Alkohol) verwendet?
- Gibt es bekannte Allergien?
- Wurden neue Stomaprodukte verwendet?
- Wurden die Ernährung und /oder Medikamente umgestellt?
- Klagt der Patient über Juckreiz?

Mechanische Reizung.

- Besteht Druck auf der Haut; konvexe Produkte/Gürtel/Kleidung?
- Wird der Hautschutz zu grob entfernt?
- Wird der Hautschutz zu häufig gewechselt?
- Unsachgemäße Reinigung der Haut?

Krankheitsbedingt.

- Leidet der Patient an Krankheiten wie M. Crohn/Colitis ulcerosa/Pyoderma gangrenosum/Psoriasis/Karzinomen?
- Besteht einen Pilzinfektion/Staphylokokkeninfektion?
- Besteht eine Diabetes-Erkrankung?
- Nimmt der Patient Antibiotika/Immunsuppressiva?

6.3.3 Verbesserung oder Verschlechterung schnell erkennbar

Eine standardisierte Dokumentation von peristomalen Hautveränderung, verhindert vage Interpretationen und unpräzise Beschreibungen, wie z.B „Am Stomarand bei …“, „Im Abstand von zirka …“ usw. Durch die topografische Einteilung, Kriterien zur Feststellung der Größe und Intensität einer Hautirritation, ist eine Veränderung im Rahmen der Stomakontrolle einfacher geworden. Anhand der Instrumente ist eine Verbesserung oder Verschlechterung des peristomalen Hautbefundes rasch erkennbar. Wird der Patient nicht immer von der gleichen Pflegperson betreut, ist mit diesen Bewertungskriterien die „einheitliche Sprache/Befundung“ sichergestellt.

7 Irrigation, Kolostomieverschluss und kontinente Stomaversorgung

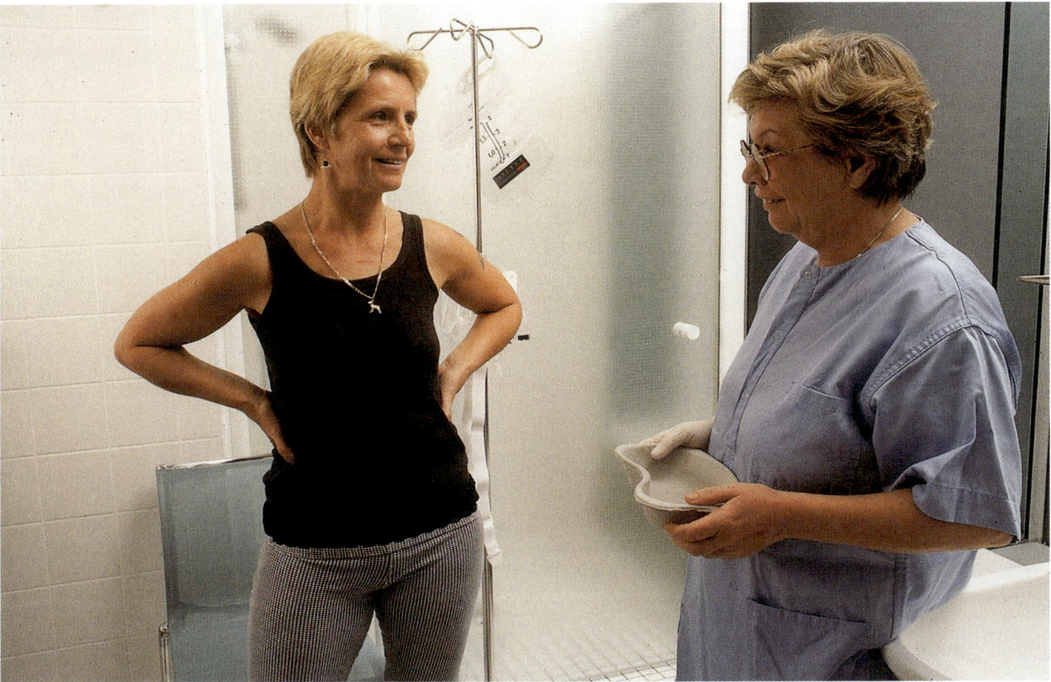

Ich fahre gern in den Urlaub. Besonders gern reise ich nach Italien. Um auch in den südlichen Ländern irrigieren zu können, habe ich meine eigene Strategie entwickelt. In meinem Reisegepäck befinden sich deshalb außer meinen Kleidern auch ein stabiler Draht und ein Reisetauchsieder. Jeden zweiten Tag kaufe ich mir dann Plastikflaschen mit Wasser (ohne Kohlensäure) und erwärme es mit dem Tauchsieder auf 37 °C. Den erwärmten Inhalt der Flasche leere ich in den Wasserbehälter (Irrigationsset). So kann ich ganz ohne weitere Hilfsmittel irrigieren und mir außerdem sicher sein, dass keine Bakterien in den Darm gelangen. Meinen Urlaub genieße ich in vollen Zügen.

7.1 Irrigation

D *Die Irrigation ist eine Ausspülung des Dickdarmes. Durch körperwarmes Wasser wird die Darmfüllung erhöht und damit eine Dehnung der Darmwand erreicht. Es setzt eine Massenperistaltik mit kompletter Darmentleerung ein.*

Die Einsatzmöglichkeiten der Irrigation sind vielseitig, z. B.:

- Für Stomaträger, die für 24–48 Std. ihre Kontinenz erhalten möchten;
- Zur Vorbereitung von Rückverlegungsoperationen, bei denen der abführende Schenkel des Darmes gespült werden muss;
- Zur Vorbereitung diagnostischer Maßnahmen, wie z. B. Röntgenkontrasteinläufe und Koloskopien.

7.1.1 Voraussetzungen

M *Die Indikation zur Irrigation erfolgt nach Rücksprache mit dem behandelnden Arzt. Sie kann erstmalig ca. 6 Wochen nach der Stomaanlage erfolgen. Die Operationswunde sollte abgeheilt sein. Führt der Stomaträger die Irrigation selbstständig durch, muss er die Stomaversorgung beherrschen und die Stuhlgewohnheiten kennen.*

Indikationen

Irrigieren können Patienten mit Kolostomie, Sigmoideostomie oder Deszendostomie mit

- gutem körperlichen Allgemeinzustand und normaler geistiger Verfassung,
- Kreislaufstabilität,
- geeigneten sanitären Einrichtungen,
- Möglichkeit, die Irrigation regelmäßig und zur gleichen Tageszeit durchführen zu können.

Kontraindikationen

Nicht irrigieren dürfen Patienten mit

- Siphonbildung (U-förmig nach unten gelagerter Darm);
- Stenosen,
- parastomalen Hernien,
- entzündlichen Erkrankungen des Darmes (z. B. Divertikulitis, Morbus Crohn, Colitis ulcerosa),
- laufender Strahlen- und/oder Chemotherapie.

Irrigationsset

Im Fachhandel werden verschiedene Irrigationssets mit folgendem Zubehör angeboten **(Abb. 7.1)**:

- Wasserbehälter mit Graduierung
- Verbindungsschlauch mit weichem Konus
- Fließgeschwindigkeitsregler
- Entleerungs- oder Spülbeutel
- Fixierung (Trageplatte mit Gürtel)
- Verschlussklammer
- Aufhängevorrichtung

Verschiedene Herstellerfirmen bieten auch elektrische Irrigationspumpen an **(Abb. 7.2)**.

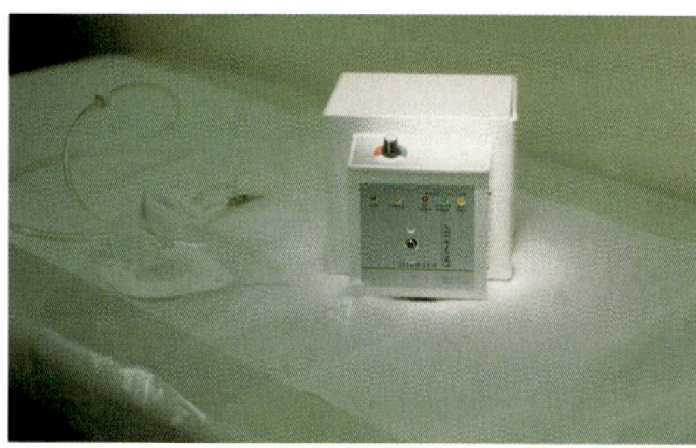

Abb. 7.2 ▪ **Irrigationspumpe.** Verschiedene Firmen bieten elektrische Irrigationspumpen an (Produkte Fa. Braun-Allumed).

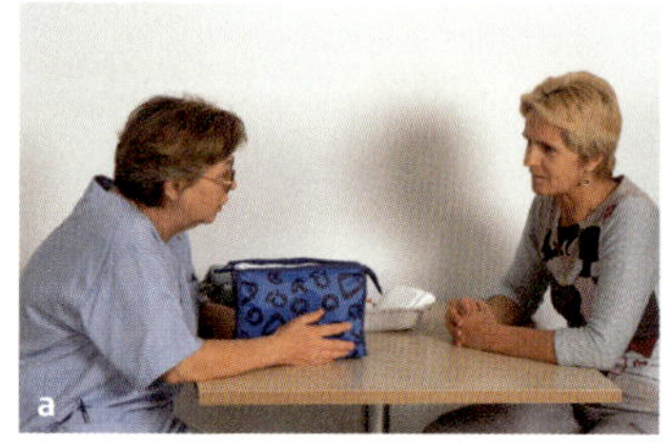

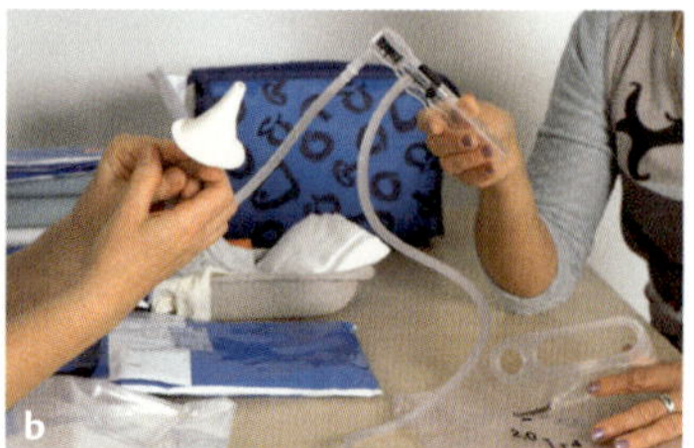

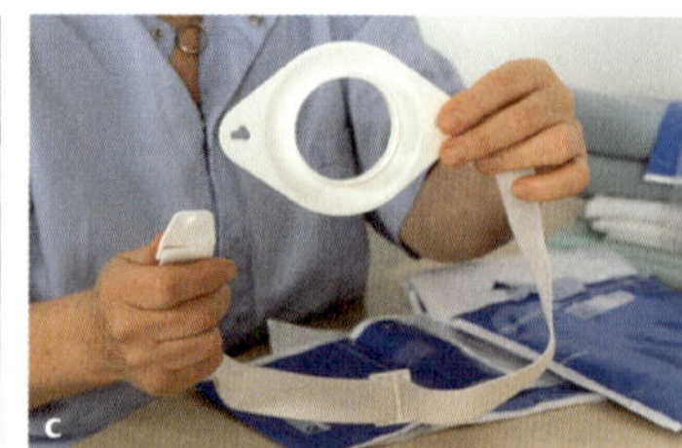

Abb. 7.1 ▪ **Irrigationsset.**
a Stomatherapeutin mit dem Irrigationsset, im Kulturbeutel befindet sich das Irrigationszubehör.
b Weicher Konus, der beim Einführen durch das Stoma nichts verletzen kann.
c Andruckplatte mit Gürtel (Produkte Fa. Coloplast).

7.1.2 Vorbereitung

Die Stomatherapeutin führt vorab ein ausführliches Informationsgespräch mit dem Stomaträger. Dabei erläutert sie Ziele und Durchführung der Irrigation und klärt offene Fragen. Informationsgespräch und Irrigation sollten niemals unter Zeitdruck stattfinden.

M *Wegen der Perforationsgefahr sollte keine Irrigation mit dem Darmrohr durchgeführt werden* ***(Abb. 7.3)****.*

Die Spülung des Darmes kann im Stehen oder Sitzen erfolgen. Ernährungsbedingte Ausscheidungsgewohnheiten und die Wirkung auf die Irrigation sind zu beobachten und die Durchführung entsprechend anzupassen.

Die Vorbereitung umfasst folgende Schritte **(Abb. 7.4)**:

- Die Stomaversorgung abnehmen, Stoma mit einem feuchten Tuch reinigen.
- Trägerplatte mit Spülbeutel und Gürtel über dem Stoma befestigen.
- Den offenen Spülbeutel am unteren Ende mit den Klammern verschließen.
- Den Wasserbehälter mit ca. 15–18 ml pro kg Körpergewicht körperwarmem Wasser füllen (ca. 1,5–1,75 l).
- Den Wasserbehälter ca. 0,5 m über der Schulter des Stomaträgers aufhängen.

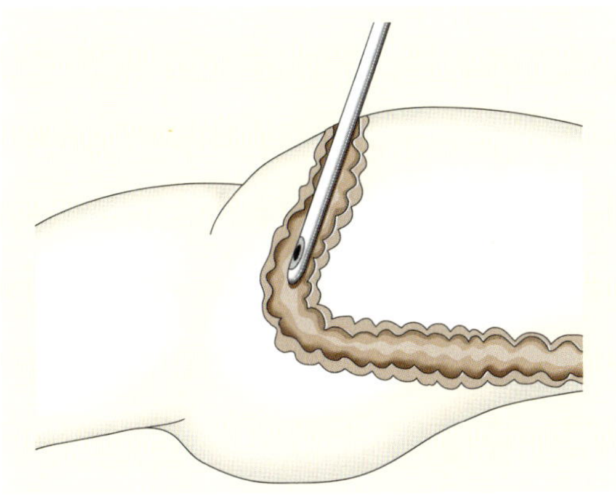

Abb. 7.3 ▪ **Darmrohr.** Aufgrund der Perforationsgefahr darf nicht mit einem Darmrohr gespült werden.

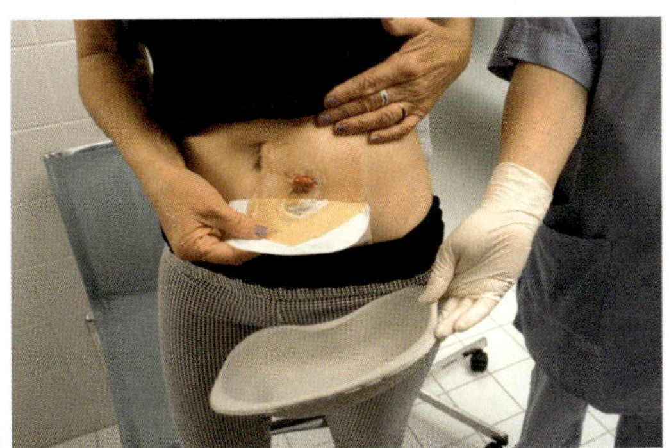

a

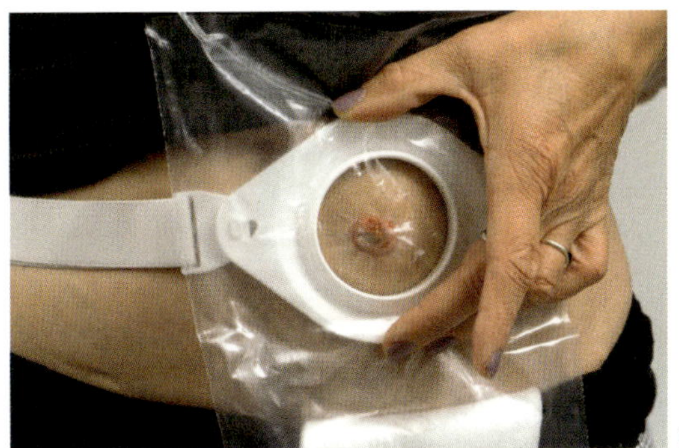

b

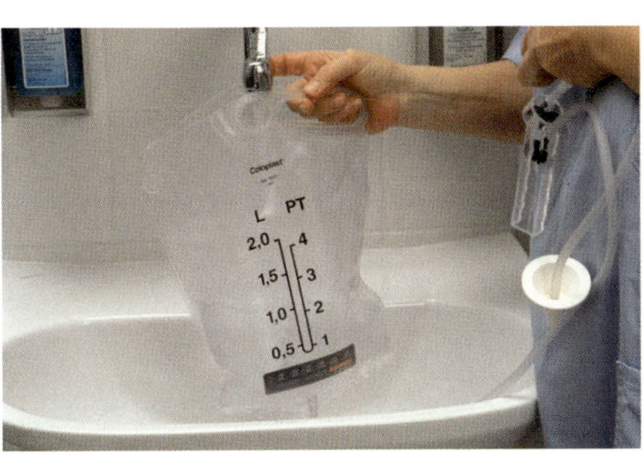

c

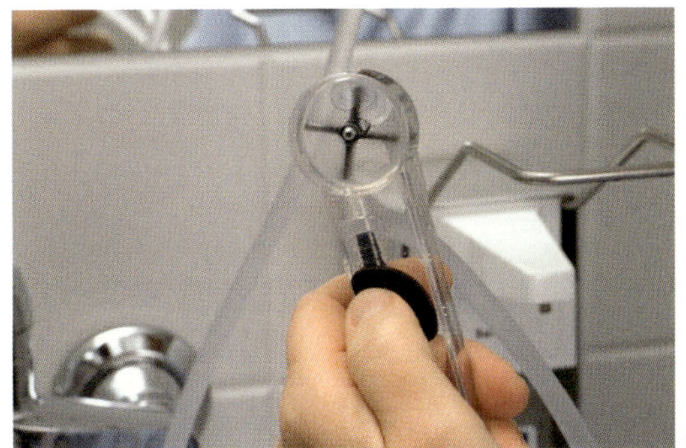

d

Abb. 7.4 ▪ **Vorbereitung der Irrigation.**
a Die getragene Versorgung wird abgenommen.
b Anpassen der Andruckplatte mit Spülbeutel und Gürtel.
c Handwarmes Wasser wird bis zur 2-Liter-Markierung in den Spülbeutel gefüllt.
d Das Schlauchsystem wird entlüftet (Produkte Fa. Coloplast).

- Das Schlauchsystem mit Wasser füllen, damit die Luft entweichen kann.

7.1.3 Durchführung

Vor der ersten Irrigation tasten Stomatherapeutin und Stomaträger das Stoma aus, um die Richtung des Darmverlaufes zu beurteilen. Dabei erleichtert Salbe das Einführen des tastenden Fingers.

Die Irrigation läuft folgendermaßen ab:

- Konus durch den offenen Spülschlauch in das Stoma einführen und in Richtung des Darmverlaufes positionieren.
- Spülwasser zügig (in ca. 10 Min.) in den Darm einlaufen lassen, die Einflussgeschwindigkeit wird mittels Klemme mit Rad gesteuert.
- Nachdem das Wasser eingelaufen ist, Konus entfernen. Damit die Ausscheidung nicht nach oben austreten kann, oberen Verschluss des Spülbeutels mit einer Klammer verschließen **(Abb. 7.5)**.
- Die Darmentleerung erfolgt etwa 10–15 Minuten nach der Instillation des Wassers in Intervallen.
- Nach der ersten Entleerung verbleibt der Spülbeutel noch ca. 40–50 Minuten am Patienten, da immer wieder kleinere Mengen Stuhlflüssigkeit ausgeschieden werden.

Der Stomaträger ist in der Zeit nach der gröbsten Darmentleerung mobil und kann die verbleibende Zeit z.B. mit Lesen verbringen **(Abb. 7.6)**.

7.1.4 Nachbereitung

Eine Stunde nach Beginn der Irrigation wird der Spülbeutel direkt in die Toilette entleert. Anschließend kann die Trägerplatte mit dem Spülbeutel abgenommen werden. Die Irrigation ist beendet. Das Stoma wird mit Wasser gereinigt und die normale Stomaversorgung angelegt.

Der Konus und die Trägerplatte werden mit Wasser gereinigt, der Wasserbehälter zum Trocknen aufgehängt. Der Spülbeutel ist Einwegmaterial, er wird mit Wasser abgespült und danach entsorgt.

Zu Hause sollten zur Reinigung keinerlei Desinfektionsmittel verwendet werden, weil diese das Material schnell spröde machen.

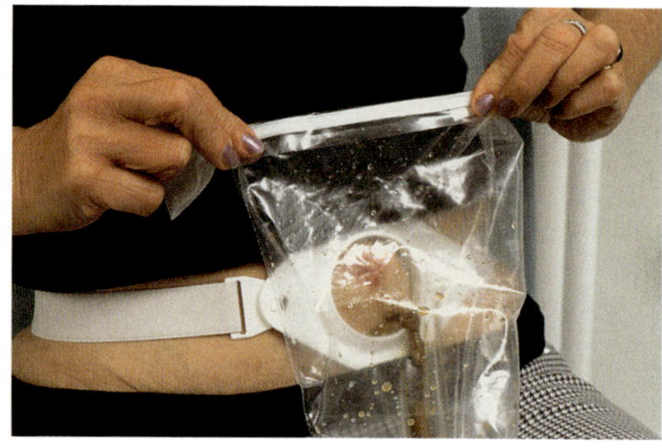

Abb. 7.5 ▪ Verschließen der Klammer. Es entleert sich eine Stuhlsäule. Die Stomaträgerin verschließt den Beutel mit einer Klammer, damit kein Stuhlwasser nach oben verspritzen kann (Produkte Fa. Coloplast).

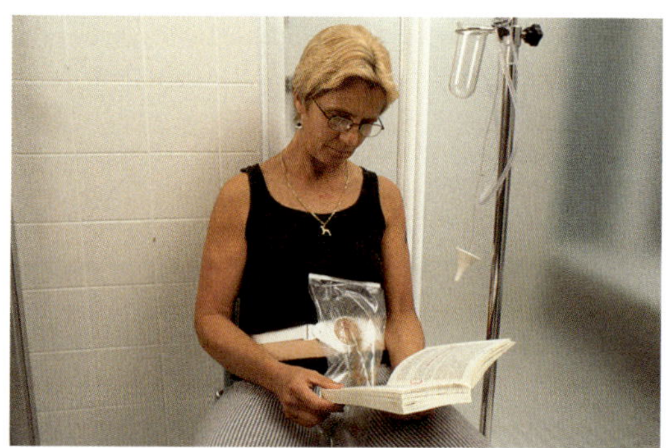

Abb. 7.6 ▪ Entleerung. Während der Entleerung hat die Stomaträgerin Zeit zu lesen (Produkte Fa. Coloplast).

7.1.5 Komplikationen

Mögliche Komplikationen, die vor oder während der Irrigation auftreten können, aber auch deren Ursachen und jeweilige Lösungen zeigt **Tab. 7.1**.

 *Um die Inhalte zu vertiefen, können Sie sich das Video „Irrigation" ansehen.*

Tab. 7.1 ⋮ Komplikationen, Ursachen und Lösungsmöglichkeiten bei der Irrigation.

Komplikation	Ursache	Lösung
das Wasser läuft nicht ein	die Richtung des Konus stimmt nicht	korrigieren
der Stomaträger hat einen gespannten Bauch	der Stomaträger ist aufgeregt	Stomaträger beruhigen, damit er sich entspannen kann, ggf. med. Abklärung veranlassen
harte, mit dem Finger tastbare Stuhlsäule	evtl. zu wenig Flüssigkeitszufuhr	anspülen, um damit den Stuhl aufzuweichen
der Stuhl läuft in das Schlauchsystem zurück	Peristaltik setzt ein	Irrigation trotzdem weiterführen
Bauchkrämpfe	▪ Massenperistaltik setzt ein ▪ Wasser ist zu kalt ▪ zu schnelles Einfließen des Wassers	▪ Irrigation trotzdem weiterführen, der Dickdarm muss sich erst an die Irrigation gewöhnen ▪ handwarmes Wasser verwenden (ca. 37 °C) ▪ langsamer einfließen lassen (ca. 10 Min. für ca. 1,5 l Wasser)
die Entleerung ist nicht komplett	der Darm kann sich nach unten gerichtet haben (Siphonbildung)	▪ durch Röntgenkontrasteinlauf abklären ▪ Irrigation abbrechen und unterlassen, bis endgültige Ursache geklärt
Sturzentleerung ca. 2–3 Std. nach der Irrigation	▪ Wasser zu schnell eingelaufen ▪ zu viel Wasser verwendet, das bis zum Dünndarm läuft	Aufklären über korrekte Durchführung

7.2 Transanale Irrigation

M *Durch die transanale Irrigation können Patienten eine stuhlfreie Phase von 12–48 Stunden erreichen und erhalten dadurch die Möglichkeit, uneingeschränkter am gesellschaftlichen Leben teilzunehmen.*

7.2.1 Voraussetzungen

M *Die Irrigation sollten nur Betroffene erlernen, die sie auch selbstständig durchführen können.*

Im Vorfeld gilt es abzuklären, ob die notwendigen Rahmenbedingungen zum erfolgreichen Spülen erfüllt werden, wie z.B. Fingerfertigkeit, Alltagsregelmäßigkeit und räumliche Gegebenheiten.

In der Anamnese sind besonders folgende Punkte zu beachten:

- Besteht eine Herz-Kreislauf-Erkrankung?
- Wie viel trinkt der Patient am Tag? Eine zu geringe Trinkmenge kann zur Resorption des Spülwasser führen und den Spülerfolg beeinträchtigen.

Indikationen

Die Indikationen für diese Methode sind nerval, muskulär, sensorisch und obstipationsbedingte Stuhlinkontinenz.

Eine transanale Irrigation wird in folgenden Fällen durchgeführt:

- Stuhlinkontinenz
- Darmentleerungsstörungen
- Störung der Stuhltransportfunktion
- Obstipation infolge einer Entleerungs- und Transportstörung

Kontraindikationen

In folgenden Fällen darf keine transanale Irrigation erfolgen:

- Phase des spinalen Schocks
- Darmverschluss
- Akute entzündliche Darmerkrankungen
- Divertikulitis
- Ogilvie (akute idiopathische Kolondilatation)

Material

Schwerkraftsystem

Das Schwerkraftsystem wird am häufigsten für die Irrigation des Kolostomas und Malone-Stoma verwendet. (Vorbereitung und Durchführung der Irrigation des Kolostomas siehe S. 90).

Irrigationspumpe
Die elektrische Irrigationspumpe kommt bei der Irrigation des Kolostomas und der transanalen Irrigation in folgenden Fällen zum Einsatz:

- Mit dem Schwerkraftsystem lässt sich beim Wassereinlauf kein ausreichender Erfolg erreichen.
- Bei Problemen des Stomaträgers mit dem Wassereinlauf oder der Bedienung des Schwerkraftsystems aufgrund unzureichender Fingerfertigkeit.

Durch ein Schlauchsystem wird das Wasser gleichmäßig in das Stoma/Rektum gepumpt. Der Druck kann mittels Regler gesteuert werden.

System mit Druckausgleichssteuerung
Das Irrigationsset mit Druckausgleich wird vorwiegend für die transanale Irrigation verwendet **(Abb. 7.7)**.

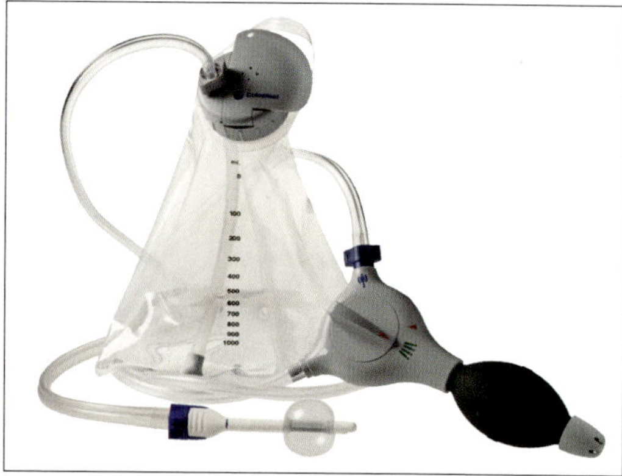

Abb. 7.7 ▪ **Irrigationsset mit Druckausgleich.** Dieses wird vorwiegend für die transanale Irrigation verwendet (Produkt: Peristeen Fa. Coloplast).

7.2.2 Durchführung

Die transanale Irrigation kann im Sitzen auf der Toilette bzw. Leibstuhl oder im Liegen erfolgen. Um ein Herausdrücken/-rutschen des Katheters zu verhindern, sollte der Katheter beim Wassereinlauf festgehalten werden. Bei den ersten Anwendungen wird der Ballon mit 2–3 (max. 4–5) Pumpstößen gefüllt. Die Wassermenge sollte bei den ersten Spülungen 250–300 ml betragen und kann bei den weiteren Spülungen auf 400 ml erhöht werden. Nach der Stuhlentleerung lässt sich der Vorgang wiederholen. Bei einem Spülrhythmus von 2 bis maximal 3 Tagen sollte auch der Enddarm „angespült" werden (ca. 250 ml Wasser). Die gesamt Wassermenge liegt bei ca. 1500 ml.

Das gewünschte Ziel einer Stuhlkontinenz für 48 Stunden ist mit 5 bis 10 Anwendungen zu erreichen.

7.2.3 Patientenschulung der transanalen Irrigation

Die Schulung der transanalen Irrigation beinhaltet folgende Schritte:

- Nach Überprüfen der Dokumente Freigabe zur Anleitung des Patienten durch den behandelnden Arzt.
- Einholen der Einverständniserklärung des Patienten.
- Erklärung des Irrigationssets und Vorbereitung.
- Ablauf der Schulung:
  - Finden der Spülposition
  - Einführen des Darmkatheters
  - Positionen des Drehventils
  - Füllmenge des Ballons
  - Wassermenge
  - Entleerungszeit
  - Irrigationsrhythmus
- Ausfüllen des Irrigationsprotokolls:
  - Datum der 1. Spülung
  - Dokumentation der Schulung
  - Führen eines Stuhlprotokolls: Anzahl der Stuhlfrequenzen, Stuhlmenge, Stuhlkonsistenz

Für eine erfolgreiche Schulung sind folgende Faktoren entscheidend:

- Hinreichend Zeit einplanen und nehmen (nicht zwischen 2 Terminen)
- Beratungszimmer hat angrenzende Toilette oder Duschraum mit Stuhl
- Ruhe (keine Telefonate, max. 1 weitere Person wie Schüler, Praktikanten, Kollegen anwesend)
- Körperwarme Spülflüssigkeit vorbereiten
- Ausführliche, dennoch einfache Erklärung des Irrigationssets
- Beantworten aller Fragen der Patienten, Angehörigen und betreuenden Personen vor und nach der Schulung
- Kontroll-/Follow-up-Termine fest vereinbaren

7.3 Kolostomieverschluss

D *Der Kolostomieverschluss („Stöpsel") dient der zeitlich befristeten Kontinenzerhaltung. Er besteht aus einer flachen Kappe und einem Schaumstofftampon.*

Statt der konventionellen Beutelversorgung wird hierbei eine Stomakappe mit einem Polyurethanschaumstofftampon 35–45 mm in das Stoma eingeführt, um es abzudichten **(Abb. 7.8)**.

Um die Inhalte zu vertiefen, können Sie sich das Video „Anwendung einer Stomaverschlusskappe" ansehen.

7.3.1 Voraussetzungen

Der Verschluss eignet sich für Menschen mit endständiger Sigmakolostomie (S. 29 ff.) ab der 6.–8. postoperativen Woche und normalgeformten Ausscheidungen. Sie müssen in der Lage sein, eine konventionelle Kolostomie zu versorgen, unabhängig davon, ob sie die Irrigation beherrschen oder nicht. Des Weiteren sollten Stomaträger ihren Darm darauf hin trainiert haben, Stuhl zu festgelegten Uhrzeiten zu entleeren (max. 3 Stuhlentleerungen in 24 Stunden).

Die Stomaträger können unbeschwert an gesellschaftlichen und persönlichen Aktivitäten (z. B. Theater, Schwimmbad, Sexualleben) teilnehmen, ohne direkt als

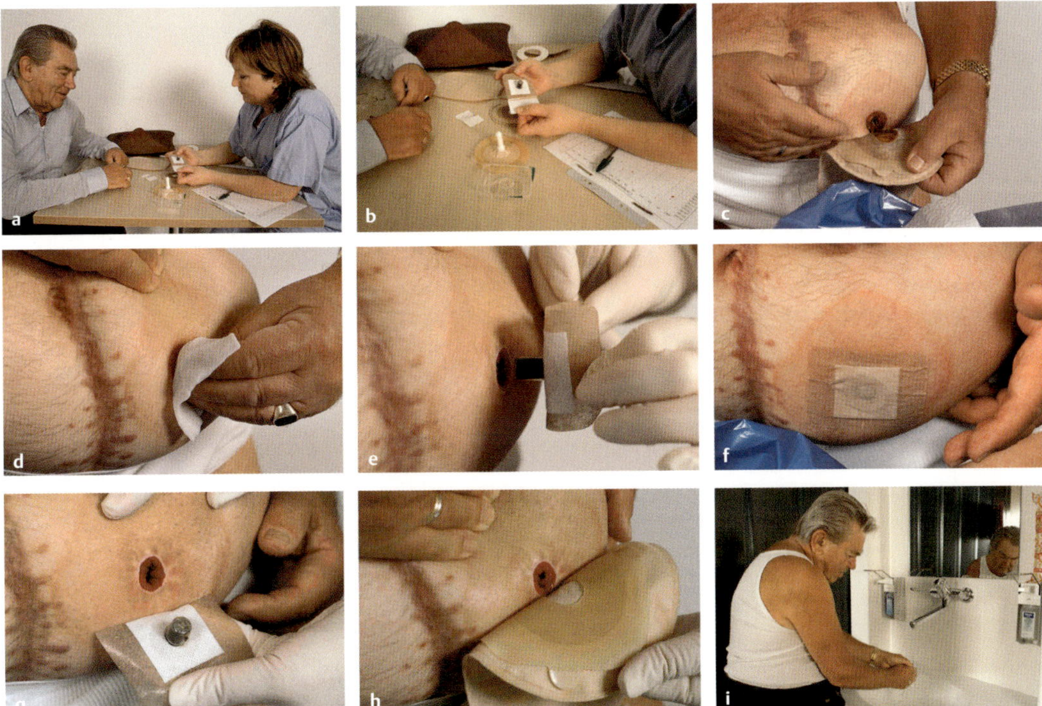

Abb. 7.8 ▪ Stomaverschluss Anwendung.
a Die Stomatherapeutin zeigt dem Stomaträger verschiedene Stomaverschlüsse.
b Sie erklärt ihm die Handhabung der Stomaverschlüsse.
c Der Stomabeutel wird vorsichtig entfernt. Dabei ist darauf zu achten, dass die peristomale Haut nicht verletzt wird.
d Mit einer weichen Kompresse erfolgt nun die Reinigung der peristomalen Haut.
e Der Stomaverschluss wird in das Stoma eingebracht.
f Der angelegte Stomaverschluss trägt nicht auf und kann so auch gut beim Sauna- oder Freibadbesuch genutzt werden.
g Nach spätestens 12 Stunden sollte der Stomaverschluss entweder entfernt oder erneuert werden.
h Bei diesem Stomaträger wird das Stoma mit einem Beutel versorgt.
i Nach einer Manipulation am Stoma sollte der Stomaträger sich zur Gewohnheit machen, seine Hände zu waschen (Produkte Fa. Dansac, Coloplast, Braun).

Stomaträger aufzufallen. Die Stomakappe sieht aus wie ein Pflaster und trägt auch unter der Kleidung nicht auf. Weitere Vorteile sind:

- Der weiche Schaumstofftampon sorgt für ein nahezu geräuschloses Entweichen der Darmgase.
- Der integrierte Aktivkohlefilter (8–12 Std. aktiv) neutralisiert Gerüche.
- Über dem Stoma können Bauchmieder getragen werden (z.B. zur Hernien- bzw. Stomaprolapsprophylaxe).

7.3.2 Vorbereitung

Ab der vierten postoperativen Woche wird der Stomaträger angehalten, seine Stuhlentleerung zu beobachten, d.h. er trägt in einen Wochenplan ein, wie oft er Stuhl ausscheidet und welche Konsistenz dieser hat. Zur Stuhlbeobachtung gehört auch, dass der Stomaträger weiß, welche Lebensmittel und Getränke die Stuhlkonsistenz beeinflussen. So führt beispielsweise Buttermilch bei einigen Menschen zu Durchfall (Diarrhö), während andere gar nicht darauf reagieren.

7.3.3 Durchführung

Die Stomatherapeutin schaut sich den erstellten Wochenplan an und entscheidet dann gemeinsam mit dem Stomaträger, wann es möglich ist, einen Kolostomieverschluss zu benutzen.

Vor dem ersten Einbringen des Kolostomieverschlusses wird das Stoma ausgetastet, um den Verlauf des Darmes festzustellen. Das kann der Stomaträger selbst bzw. die Stomatherapeutin durchführen. Der Schaumstofftampon wird unmittelbar vor dem Einführen angefeuchtet oder mit einem Gleitgel benetzt, damit er beim Einführen keine Schmerzen oder Verletzungen verursacht **(Abb. 7.8)**.

Der Schaumstofftampon dehnt sich nach ca. 1 Stunde durch die Feuchtigkeitswirkung der Darmschleimhaut aus und passt sich dem Darmlumen an. Ausscheidungen werden sicher zurückgehalten. Anfangs sollte der Verschluss nicht länger als 1 Stunde getragen werden. Abhängig vom Ausscheidungsrhythmus kann die Tragezeit später auf mehrere Stunden ausgedehnt werden.

P *Spätestens nach 12 Stunden sollten der Kolostomieverschluss entweder entfernt und das Stoma mit einem Beutel versorgt oder der Kolostomieverschluss erneuert werden. Bei starken Blähungen oder Gerüchen erfolgt der Wechsel des Polyurethantampons früher.*

Wird ein Stomabeutel angelegt, weil es dem normalen Entleerungsrhythmus entspricht, entleert sich der Stuhl möglicherweise erst nach ca. 20–30 Minuten. Dauert es zwischen Entfernen des Kolostomieverschlusses und Stuhlentleerung länger als 60 Minuten, kann der Verschluss 60 Minuten länger belassen werden. Kommt es außerhalb des normalen Rhythmus zu einer frühzeitigen Stuhlentleerung, hat der Stomaträger genügend Zeit, einen Stomabeutel anzubringen, da sich der Kolostomieverschluss nicht sofort abhebt, sondern erst eine Beule bildet.

7.4 Kontinente Stomaversorgung mit dem Vitala-Kontinenzkontrollsystem

D *Vitala ist ein beutelloses System, das den Dickdarm von außen zum Stoma hin abdichtet und gleichzeitig über einen wasserdichten Filter den geruch- und geräuschlosen Abgang von Darmgasen ermöglicht.*

7.4.1 Voraussetzungen

Das Vitala-Kontinenzkontrollsystem kommt in folgenden Fällen unter vorangegangener Schulung durch die Stomatherapeutin zum Einsatz:

- Endständige Deszendo- oder Sigmakolostomie
- 6 Wochen nach der Kolostomieanlage
- Bei fester Stuhlkonsistenz
- Stomaprominenz unter 2 cm

Durch einen wirksamen Luftverschluss und kontinuierlichen desodorierten Abgang von Darmgasen verhindert das Vitala-Kontinenzkontrollsystem beschämende Geräusche, Gerüche und das Aufblähen der Stomaversorgung.

7.4.2 Durchführung

Das Vitala-System verfügt über ein integriertes ausziehbares Auffangreservoir. Dieses fängt den austretenden Stuhl auf, sobald das System von der Basisplatte entfernt wird. Das wasserundurchlässige Filtersystem ermöglicht Aktivitäten wie Baden, Schwimmen und Saunagang ohne vorheriges Abkleben des Filters.

Die beutellose Stomaversorgung besteht aus einem selbstaufblasbaren Luftkissen im Verschluss **(Abb. 7.9)**. Das Luftkissen und das Stoma werden durch niedrigen Druck zusammengehalten. Die desodorierten Darmgase können ohne Stuhlabgang austreten. Nach dem Lösen der Vitala-Kappe entfaltet sich ein Auffangbeutel, in den sich eine kleine Stuhlmenge entleeren kann.

Nach der Stuhlentleerung wird das Vitala-System entfernt. Auf die Basiplatte kann ein Stomabeutel oder erneut ein Vitala-System aufgebracht werden **(Abb. 7.10)**.

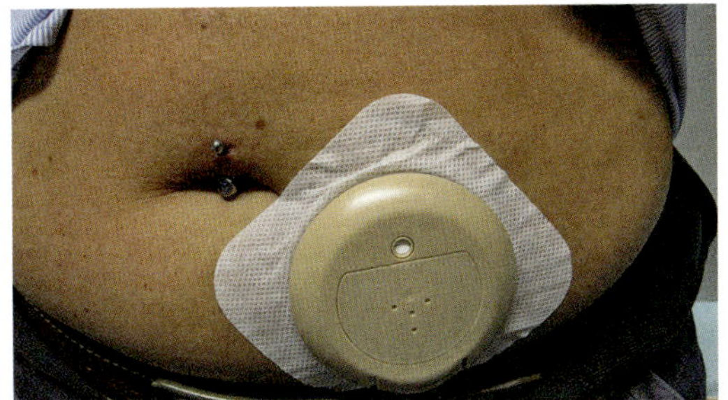

Abb. 7.9 ▪ **Vitala-Kontinenzkontrollsystem.** Die beutellose Stomaversorgung besitzt ein selbstaufblasbares Luftkissen im Verschluss (Fa. ConvaTec).

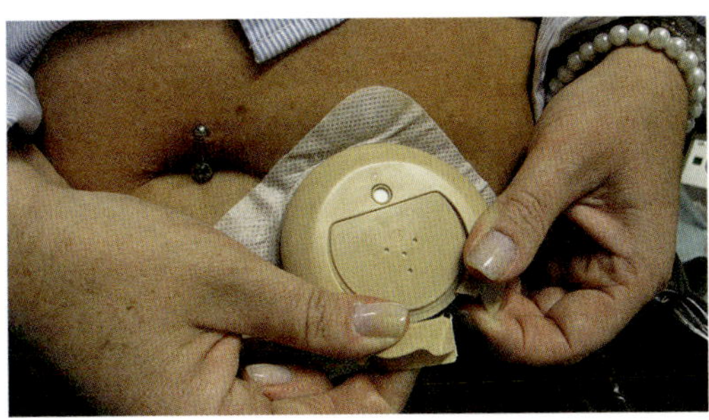

Abb. 7.10 ▪ **Vitala.** Anwendung des Vitala-Kontinenzkontrollsystems.

8 Stomaversorgung bei Säuglingen und Kindern

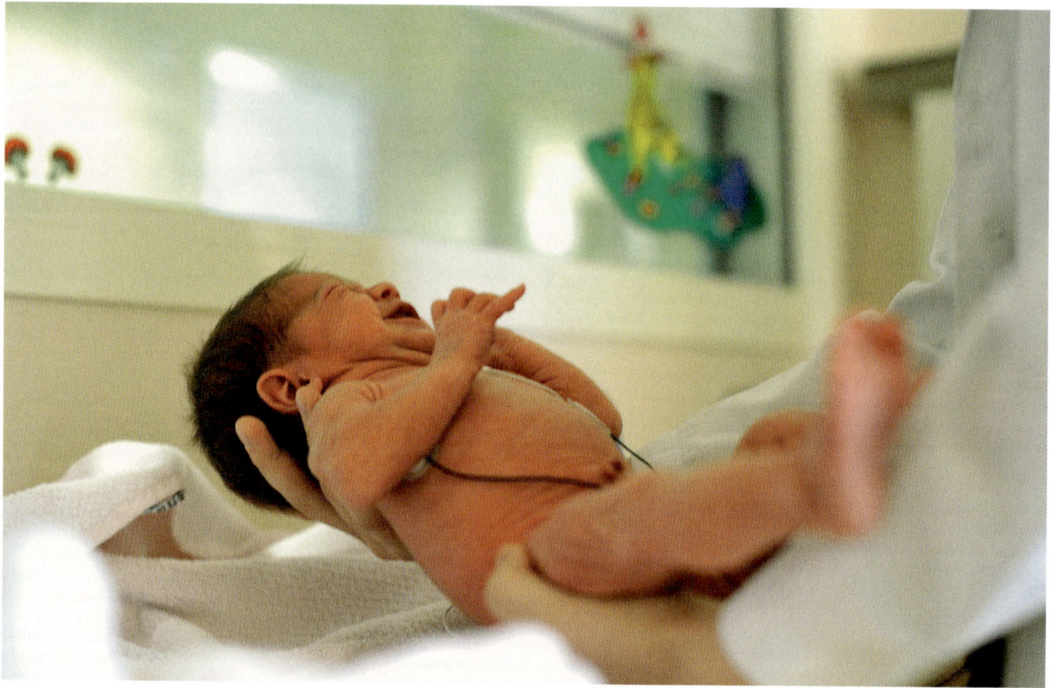

Meine Schwangerschaft erlebte ich als etwas Wunderbares, es gab selten etwas in meinem Leben, was mich so faszinierte. Mein Bauch wuchs und ich war mir sicher, dass mein Baby gesund zur Welt kommen würde. Dann war es endlich soweit: An einem regnerischen Tag im November wurde mein Sohn Louis per Kaiserschnitt geboren. Leider war er nicht so gesund, wie ich mir das in meinen Träumen ausgemalt hatte. Luis hatte eine angeborene Analatresie. Noch heute habe ich Probleme, dieses Wort überhaupt auszusprechen. Bereits am ersten Lebenstag musste ihm ein Ileostoma angelegt werden. Ich war erschüttert und am Boden zerstört: Würde mein Sohn immer mit einem Stoma leben müssen? Nach anfänglichen Ängsten arrangierte ich mich mit der Situation. Die Versorgung des Ileostomas bereitete mir kaum noch Probleme. Ich hatte z. B. herausgefunden, dass die Platte ca. 3 Tage hielt, wenn ich den Beutel viermal täglich wechselte. Louis entwickelte sich prächtig, mit 12 Monaten konnte er bereits laufen. Jetzt ist er 17 Monate alt, und unser behandelnder Arzt sagte, dass einer Rückverlegung nun nichts mehr entgegenstehen würde. Nächste Woche ist es soweit, Louis wird operiert. Ich hoffe, dass alles gut geht und er dann ein normales Leben führen kann.

8.1 Stomata bei Frühgeborenen und Säuglingen

In den meisten Fällen ist bei Frühgeborenen und Säuglingen eine Rückverlegung des Stomas geplant. Daher wird der peristomalen Haut- und Stomapflege eine besondere Bedeutung beigemessen **(Abb. 8.1)**.

M *Die Pflegenden und die Stomatherapeuten müssen von Beginn an auf eine korrekte Stomapflege und -versorgung achten, um Haut- und Stomairritationen zu vermeiden.*

Ist es nicht möglich, eine Versorgung anzubringen, rinnt der Stuhl über die Haut und es können Hautirritationen (S. 109 ff.) entstehen.

8.1.1 Medizinische Aspekte

Bevor auf die spezielle Stomaversorgung und die pflegerischen Aufgaben bei Neugeborenen und Säuglingen eingegangen wird, sollen eingangs folgende medizinische Aspekte dargestellt werden:

- Indikationen
- Stomaarten
- Stomaanlage
- Stomakomplikationen

Indikationen

Eine operative Versorgung mit Stomaanlage wird bei Neugeborenen und Säuglingen dann notwendig, wenn folgende gastrointestinale Erkrankungen aufgrund erblich bedingter Fehlbildungen vorliegen oder direkt postpartal (nach der Entbindung) auftreten **(Tab. 8.1)**:

- Mekoniumileus
- Analatresie
- Morbus Hirschsprung
- Nekrotisierende Enterokolitis

Die Entstehung sogenannter erworbener Erkrankungen hängt im Wesentlichen von verschiedenen Risikofaktoren ab, die häufig schon in den ersten Lebensstunden auftreten.

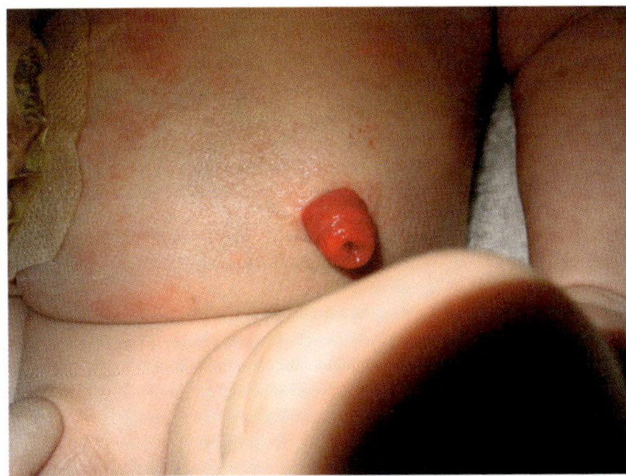

Abb. 8.1 ■ **Rückverlagerung.** Die meisten bei Säuglingen angelegten Stomata können zurückverlegt werden. Deshalb ist besonders auf die peristomale Haut zu achten.

Stomaarten

Bei Neugeborenen und Säuglingen werden folgende Stomaarten angelegt:

- Ileostoma
- Kolostoma

Die Stuhlbeschaffenheit der jeweiligen Stomaanlage ist in **Tab. 8.2** dargestellt.

Um die Inhalte zu vertiefen, können Sie sich das Video „Stomaarten" ansehen.

Stomaanlage

Die Anlage erfolgt selten einläufig. In den meisten Fällen wird das Stoma doppelläufig endständig angelegt.

Doppelläufiges Stoma. Der Nachteil dieser Möglichkeit besteht darin, dass Stuhl von einem Stomaschenkel zum anderen überlaufen kann, was vor allem bei Kindern mit Analatresie oder einer Fistel in den Harnwegen unerwünscht ist. Vorteilhaft wirkt sich wiederum aus, dass für die Versorgung nur eine Platte und ein Beutel notwendig sind.

Getrennt angelegtes Stoma. Hierbei werden die beiden Stomaschenkel durch eine Hautbrücke voneinander getrennt, sodass kein Stuhl von einem zum anderen Schenkel überlaufen kann. Diese Variante eignet sich für Patienten mit Analatresie und Fisteln im Harntrakt, weil eine Kontamination der Harnwege mit Darmbakterien vermieden wird.

Je nach Anlage der beiden Stomaschenkel kann die Versorgung eventuell schwierig sein. Da die Naht zwischen den Stomaschenkeln vernarbt und dadurch Vertiefungen und Unebenheiten entstehen, hält die Basisplatte schlechter. Problematisch ist die Versorgung durch das fehlende Fettgewebe, die vielen Hautfalten und die fettige Haut auch bei sehr kleinen oder mageren Kindern.

Stomakomplikationen

Wie bei jeder anderen Operation können verschiedene Komplikationen auftreten.

Intraoperative Komplikationen. Während der Operation sind z. B. folgende Komplikationen möglich:

Tab. 8.1 Erblich bedingte Fehlbildungen, die ggf. ein Stoma indizieren.

Name der Erkrankung/ Störung	Erläuterung und pathophysiol. Zuordnung	Ursache/Pathomechanismus	Behandlung
Mekoniumileus	Verkleben des Darmlumens mit zähem, klebrigen fetalen Stuhl	sehr häufig: zystische Fibrose; eine Erkrankung, bei der alle Körperdrüsen einen sehr zähen Schleim absondern.	mehrfache Gastrografineinläufe bis die Darmpassage wieder hergestellt ist, ggf. muss Mekonium operativ entfernt werden → Anus-praeter-Anlage
Analatresie	Öffnung des Rektums bzw. Anus nicht vorhanden oder auch nicht korrekt angelegt	angeb. Fehlbildung	operative Korrektur mit Anus-praeter-Anlage
Morbus Hirschsprung	auch: Megakolon congenitum oder kongenitales Megakolon (Megakolon = Riesendarm); ein Teil des Dickdarms ist angeboren verengt	Im betroffenen Darmsegment ist die Ringmuskulatur übererregt, weil bestimmte Nervenzellen nicht angelegt sind. Das betroffene Darmsegment wird permanent eingeengt. Dadurch entsteht eine Obstruktion des Darmes. Die Darmentleerung kann nicht mehr regelgerecht erfolgen, es entsteht eine schwere Obstipation. Durch Kotstauung im Dickdarm erweitert sich das Darmlumen vor der Lumenstenose (Megakolon).	Resektion des betroffenen Darmabschnitts, vorübergehend Anus-praeter-Anlage
Nekrotisierende Enterokolitis	Notfall, häufigste Ursache für ein akutes Abdomen im Neugeborenenalter! Entzündliche Darmerkrankung, die in den meisten Fällen das terminale Ileum oder das Colon ascendens befällt	Nicht hinreichend geklärt	Magensonde zur Entlastung, parenterale Ernährung, antibiotische Therapie, ggf. wird der betroffene Darmanteil reseziert, vorübergehend Anus-praeter-Anlage

Tab. 8.2 Stuhlbeschaffenheit

Stomaanlage	Stuhlbeschaffenheit
Ileostoma	dünn aggressiv für die parastomale Haut
Kolostoma	breiig weniger aggressiv
Transversostoma	breiig mäßig aggressiv

- Verletzung benachbarter Organe
- Probleme, den Darm adäquat durch die Bauchdecke auszuleiten

Postoperativ Komplikationen. Nach der Operation sind z. B. folgende Komplikationen möglich:

- Nachblutung
- Ödeme der Darmwand
- Durchblutungsstörungen
- Infektionen

Bei Neugeborenen und Säuglingen können dieselben Früh- (z. B. Retraktion des Stomas, Stomastenose) und Spätkomplikationen (z. B. parastomale Hernie, Darmprolaps) wie bei Erwachsenen auftreten (**Abb. 8.2**; Kap. 9). Weitere Komplikationen können sein:

- Störung des Wasser- und Elektrolythaushaltes
- Hautreizungen
- Soor
- Lokale Entzündungen
- Schleimhautblutungen

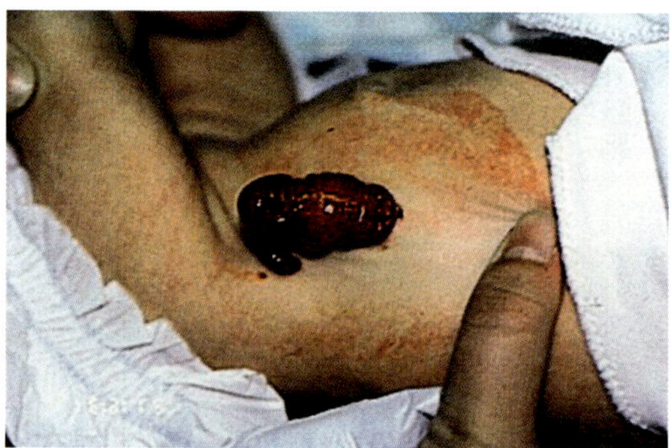

Abb. 8.2 ▪ Kolostomieprolaps. Auch bei Säuglingen können Komplikationen wie z. B. ein Prolaps auftreten.

- Fistelbildungen
- Ileus (Strangulationsileus)

8.1.2 Stomaversorgung und Hilfsmittel

Um eine optimale Stomaversorgung beim Neugeborenen und Säugling zu gewährleisten, müssen die folgenden beeinflussenden Faktoren berücksichtigt werden:

- Kleine Hautoberfläche zur Fixierung der Stomaversorgungsbeutel
- Dünne, zarte Haut, bei Frühgeborenen unreife Haut
- Bewegungsdrang und Unruhe der Babys
- Keine verbale Empfindungsäußerung des Kindes möglich (z. B. über Schmerzen und Ängste)
- Inkubatorpflege bei Neugeborenen (z. B. wird bei vorhandenem Soor eine Soordermatitis durch die Feuchtigkeit im Inkubator begünstigt)
- Häufige Stühle (durch die Muttermilchernährung)
- Vorhandene Nabelschnurreste
- Vorhandene Laparatomienarbe
- Erhöhter intraabdominaler Druck fördert Stuhlmengen (z. B. durch Schreien)

Diese Faktoren behindern die Stomaversorgung ungemein, weil der Beutel sehr häufig pro Tag gewechselt werden muss. Das führt häufig dazu, dass Hautirritationen entstehen **(Abb. 8.3)**. Das Neugeborene bzw. der Säugling muss schon in jüngsten Lebenstagen lernen, mit Schmerzen umzugehen. Die Eltern sollten trotz der hohen psychischen Belastung in alle Schritte der pflegerischen Behandlung miteinbezogen werden, um so eine emotionale Bindung zu ihrem kranken Kind aufzubauen. Außerdem erlernen die Eltern die korrekte Stomaversorgung, damit sie diese später selbstständig durchführen können.

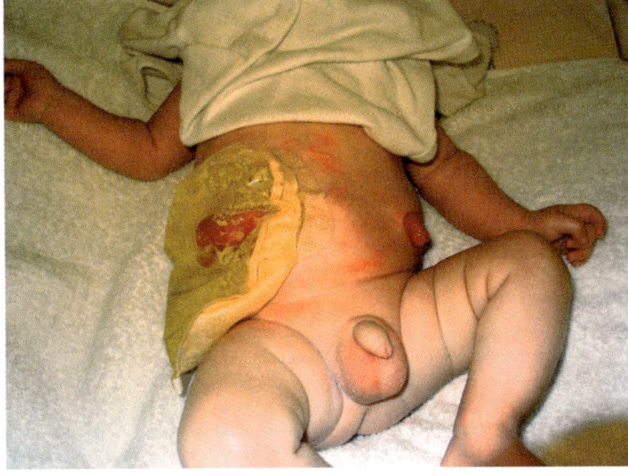

Abb. 8.3 ▪ **Hautirritationen.** Aufgrund der kleinen Auflagefläche müssen Stomaversorgungsartikel korrekt angepasst werden, um Komplikationen zu vermeiden.

Kriterien der Versorgungsauswahl

Die Stomaversorgung bei Neugeborenen und Säuglingen wird nach folgenden Kriterien ausgewählt:

- Stomaart
- Hautzustand
- Größe und Alter des Kindes
- Stuhlkonsistenz
- Eventuell vorhandene Komplikationen

Stomaart Welche Stomaart wurde beim Neugeborenen bzw. Säugling angelegt: eine Kolostomie, Ileostomie oder Transversostomie?

Hautzustand. Wie werden Farbe, Spannung, Temperatur und Oberfläche der Haut des Frühgeborenen bzw. Säuglings beurteilt?

Größe und Alter des Kindes. Wie groß sind Bewegungsdrang und die Vitalität des Neugeborenen bzw. Säuglings? Kann ein neugieriges Erkunden der Umwelt registriert werden? Ist das Kind angemessen gekleidet?

Stuhlkonsistenz. Wie ist die Stuhlbeschaffenheit: ist er weich und breiig oder flüssig und dünn? Wie häufig scheidet das Neugeborene bzw. der Säugling aus, ist die Frequenz höher als die eines Erwachsenen? Welche Farbe hat der Stuhl, ist er durch die Muttermilchernährung gelblich gefärbt?

Eventuell vorhandene Komplikationen. Sind intra- oder postoperativ Komplikationen aufgetreten? Leidet das Neugeborene oder der Säugling schon an Frühkomplikationen, wie z. B. einer parastomalen Hernie, Fisteln, Stomaretraktionen oder Hautirritationen?

M *Die pflegerischen Grundsätze und Anforderungen an die Stomaversorgung bei Neugeborenen und Säuglingen gleichen denen der Erwachsenenversorgung.*

Um die Inhalte zu vertiefen, können Sie sich die Videos „Postoperative Stomaversorgung", „Stomaversorgung mit Ausstreifbeutel", „Stomaversorgung mit einteiligem System" und „Stomaversorgung mit EasyFlex bei Ileostomie" ansehen.

Arten von Hilfsmitteln

Seit Jahren fordern Kinderkrankenschwestern und -pfleger sowie Stomatherapeuten, dass Neugeborene und Säuglinge eigens für sie entwickelte Stomaversorgungen und andere Hilfsmittel für die Stomaversorgung benötigen. Die Stomaversorgungen für Erwachsene sind nicht geeignet, weil sie durch ihre überdimensionale Größe zu Hautschäden beim Kleinkind führen können und in den meisten Fällen auf dem kleinen Körper des Neugeborenen nicht halten. Diese Marktlücke wurde in den letzten Jahren auch von verschiedenen Herstellerfirmen erkannt, die ihr Sortiment um Stomaversorgungen und spezielle Hilfsmittel für Kinder erweitert haben **(Abb. 8.4)**:

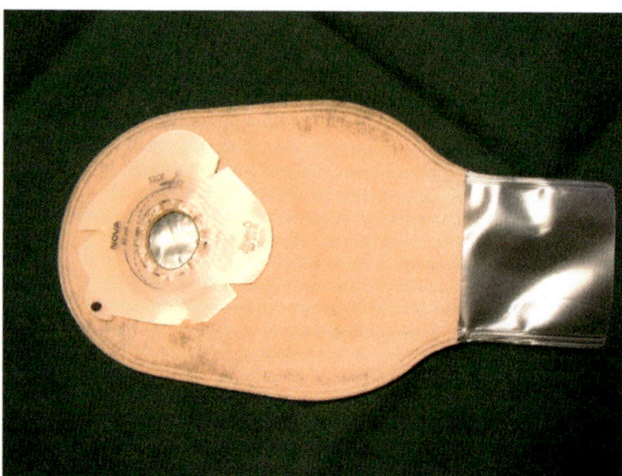
a

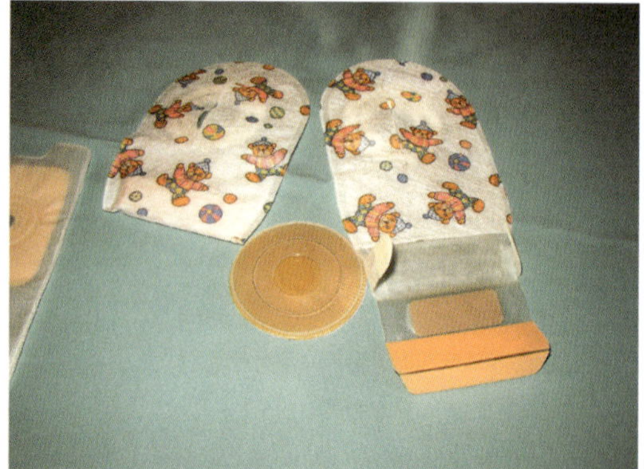
b

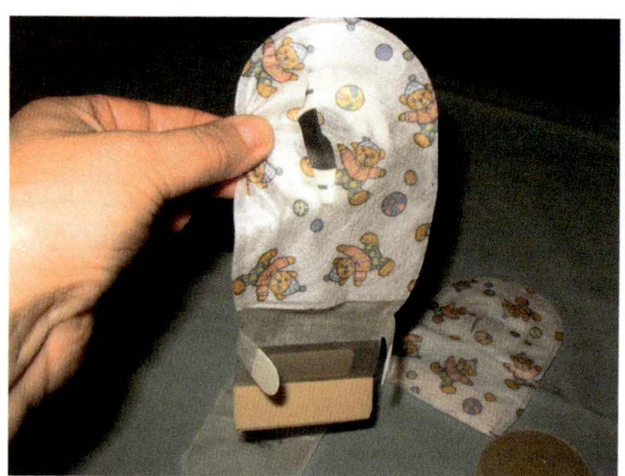
c

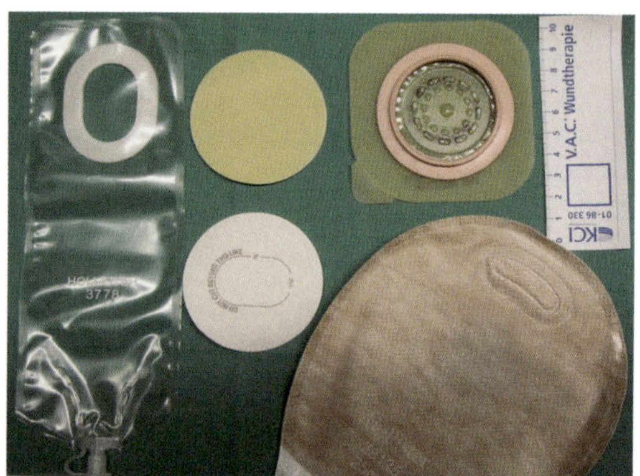

d

Abb. 8.4 ▪ **Kinderartikel.** Verschiedene Firmen bieten diverse Stomaversorgungsartikel für Kinder an.
a Speziell geschnittene Kinderbeutel (Produkt Fa. Dansac).
b Flexibles zweiteiliges System für Kinder (Produkte Fa. Coloplast).
c Kinderbeutel mit Schlitz im Beutelvlies (Produkte Fa. Coloplast).
d Weitere Kinderbeutel (Fa. Hollister).

- Ein- oder zweiteilige Versorgungssysteme (offene oder geschlossene Beutel)
- Konvexe Systeme
- Stomahesivplatten
- Kleine Drainagebeutel, die einen kontinuierlichen Abfluss gewährleisten

Spezielle Hilfsmittel.

- Stomahesivpaste und -puder
- Ausgleichspasten und Ringe
- Fettendes SofraTüll
- Weiche Klemmen
- Varihesive extradünn
- Gleitgel ohne Zusätze von Lokalanästhetika
- Caviloncreme

8.1.3 Pflegerische Aufgaben

Zu den pflegerischen Aufgaben bei kleinen Patienten mit Stomaanlage zählen

- postoperative Pflege
- Grundpflege
- Stomaversorgung
- rektales Anspülen
- Umfüllen des Darminhaltes

Postoperative Pflege

In den ersten Stunden nach der Operation wird eine offene Stomapflege durchgeführt, weil kein Stuhl zu erwarten ist. Um Haut und Schleimhäute feucht und elastisch zu halten, wird das Stoma mit einer Fettgaze, Vlieskompressen mit Nacl, Mini Stomakappen (Fa. Forlife) oder SofraTüll abgedeckt. Dies ermöglicht eine optimale postoperative Inspektion der Wunde und des

Stomas. Komplikationen können frühzeitig erkannt und therapiert werden. Wird ein Beutel angebracht, muss dieser exakt an die Stoma- und Körpergröße des Kindes angepasst werden. Auf die Pflege der peristomalen Haut ist besonderes Augenmerk zu richten, damit sie intakt und geschmeidig bleibt und keine Hautirritationen auftreten.

Das Neugeborene bzw. der Säugling bleibt nüchtern, bis das erste Mal Stuhl aus dem proximalen Schenkel des Stomas ausgeschieden wird. Der erste produzierte Stuhl ist meist Mekonium oder ein sogenannter „Hungerstuhl". Um Magen und Darm zu entlasten, erhält das Kind intraoperativ eine Magensonde, die bis zum ersten Stuhlgang geöffnet bleibt.

Grundpflege

Für die Grundpflege eines Neugeborenen oder Säuglings mit Stomaanlage sollten nicht die sonst üblichen Pflegemittel verwendet werden. Es empfiehlt sich, das Kind mit klarem, warmen Wasser oder mildem pH-neutralen Badezusatz (z. B. Kamillentee) zu waschen. Gesicht, Oberkörper, Extremitäten und Gesäß können auch mit einer milden Seife oder Badelotion gereinigt werden. Die Abdomen- und Stomapflege sollte mit Kamillentee oder lauwarmem Wasser erfolgen. Zur Hautpflege dienen fettfreie Salben und Lotionen sowie Hautschutzcremes (z. B. Cavilon). Um Klebereste der alten Stomaversorgung zu entfernen, ist der Einsatz eines Kleberesteentferners sinnvoll (z. B. Convacare-Tücher).

Bäder. Ein Säugling mit Stomaanlage kann auch gebadet werden. Je nach Allgemeinzustand des Kindes wird ein Voll- bzw. Teilbad durchgeführt. Der Badezusatz richtet sich nach dem jeweiligen Hautstatus:

- Nicht rückfettende Badelotion
- Kamillenblütentee wirkt entzündungshemmend

Zusätze bei Soorbefall Leidet das Neugeborene oder der Säugling an Soor, können therapeutisch nach ärztlicher Anordnung folgende Medikamente verabreicht werden:

- Badezusatz: z. B. Mycopol oder Canesten
- Orale Suspension: z. B. Dactarin-Gel oder Mycostatin
- Lokal im Stomabereich: z. B. Dactarin

P *Bei der Pflege von Neugeborenen und Säuglingen dürfen Benzin, Alkohol, Äther, Wasserstoff, Schwamm, Öl und fettende Pflegemittel nicht verwendet werden.*

Stomaversorgung

Alle für die Stomaversorgung benötigten Materialien werden zusammengetragen. Die Stomatherapeutin sollte auf Ruhe achten und Hektik sowie Unruhe vermeiden. Das Zimmer, in dem die Stomaversorgung stattfinden soll, muss für den Säugling eine angenehme Raumtemperatur haben. Die Stomaversorgung wird entweder von zwei Stomatherapeutinnen bzw. Pflegenden durchgeführt, oder das Kind muss durch ein Spielzeug oder einen Schnuller abgelenkt werden, damit es ruhig liegen bleibt.

P *Die Stomaversorgung bei Neugeborenen bzw. Säuglingen sollte nach Möglichkeit in einer stuhlfreien Zeit durchgeführt werden. Am besten geeignet ist die Zeit nach dem Essen.*

Durchführung. Nachdem sich die Stomatherapeutin Handschuhe angezogen hat, legt sie das Kind auf eine Schutzunterlage. Die alte Versorgung wird behutsam von oben nach unten abgelöst und dabei die Haut zum Schutz vorsichtig zurückgehalten **(Abb. 8.5)**. Die Reinigung der peristomalen Haut erfolgt spiralförmig (von außen nach innen) mit klarem lauwarmen Wasser. Anschließend muss die Haut vorsichtig trockengetupft werden. Ein Reiben der Haut ist zu vermeiden, da hierdurch Mikroläsionen entstehen können. Ist die Haut intakt, kann nun entweder die Platte des zweiteiligen Systems oder der einteilige Beutel von unten nach oben faltenfrei aufgeklebt werden. Zur Sicherheit wird noch mal geprüft, ob die Stomaversorgung dicht ist. Dann kann die Windel angelegt und locker über dem Stoma verschlossen werden. Abschließend müssen noch alle benötigten Materialien entsorgt und der Versorgungswechsel dokumentiert werden.

P *Kleidung und Windeln sollen nicht direkt am Stoma anliegen, um keine Schleimhautdefekte zu initiieren. Das Windelhöschen sollte über das Stoma reichen.*

Rektales Anspülen

Vor Beginn der oralen Ernährung kann der Darm nach ärztlicher Anordnung rektal angespült werden, um

- vorhandene Stuhlreste zu entfernen und
- die Darmperistaltik anzuregen.

Durchführung. Mit einem kleinen Katheter wird z. B. folgende Spüllösungen in das Rektum eingebracht:

- Kamillentee
- Ringerlösung
- Mucomyst (z. B. bei Meconiumileus)
- Gastrografin

Umfüllen des Darminhaltes/Stuhltransfer

Diese Methode wird bei Neugeborenen oder Säuglingen mit entgleistem Elektrolythaushalt eingesetzt, um den Elektrolytverlust einzuschränken, bei Neugeborenen das Darmlumen anzugleichen und die Darmperistaltik anzuregen. Die Anordnung zum Umfüllen des Darminhaltes stellt der behandelnde Arzt.

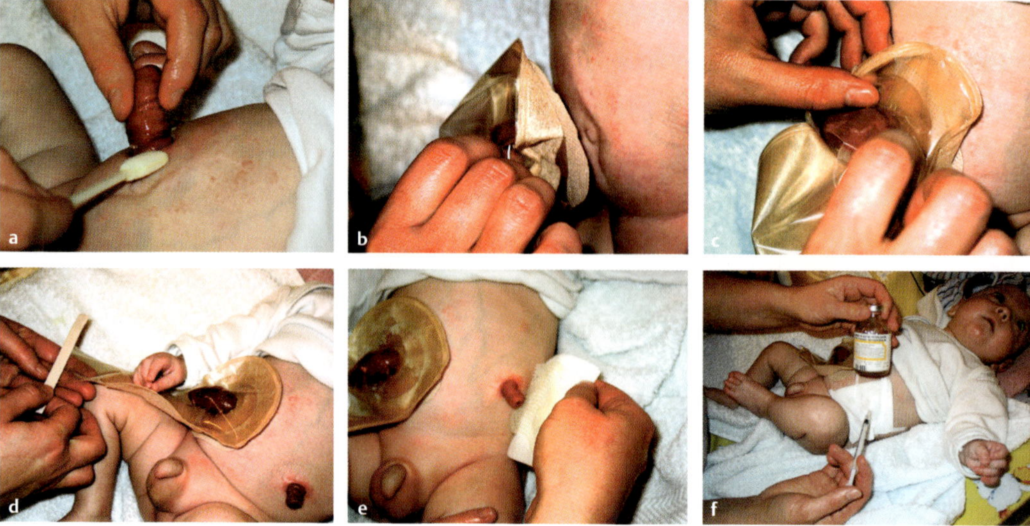

Abb. 8.5 ▪ **Versorgungswechsel.**
a Vorsichtiges Reinigen der peristomalen Haut mit klarem, lauwarmen Wasser.
b Ist die Haut komplett getrocknet, kann der neue Beutel auf das Stoma angebracht werden.
c Überprüfen des Beutels auf Dichtheit.
d Anbringen des Beutelverschlusses bei Ausstreifbeuteln.
e Reinigen des aboralen Stomas von außen nach innen.
f Versorgen des aboralen Stomas mit Fettgaze und feuchten Kompressen (Produkte Fa. Dansac).

Durchführung. Nachdem die Stomatherapeutin Handschuhe angezogen hat, legt sie das Kind auf eine wasserfeste Unterlage. Mit einer Spritze und einem Katheter aspiriert sie nun Stuhl aus dem Stomabeutel. Anschließend führt sie einen kleinen weichen Katheter vorsichtig in das Ende des distalen Stomaschenkels ein, um den aspirierten Stuhl aus der Spritze langsam einzubringen. Zum Schluss versorgt sie das Stoma, entsorgt alle Materialien und dokumentiert die Maßnahme.

8.1.4 Beratung der Eltern

Wenn dem Kind unmittelbar nach der Geburt ein Stoma angelegt wird **(Abb. 8.6)**, benötigen die Eltern oft Zeit zur Trauerarbeit. Ihnen müssen auch die Zeit und die Möglichkeit gegeben werden, sich mit ihrer Wut und Selbstanklage (Warum gerade wir?) emotional auseinanderzusetzen. Die Eltern des kranken Neugeborenen bzw. Säuglings werden informiert und beraten hinsichtlich

- Erkrankung des Kindes und geplantem Operationsverlauf,
- anschließendem Krankenhausaufenthalt,
- ambulanter Nachbetreuung.

M *Eine optimale Betreuung des Kindes kann nur gewährleistet werden, wenn das interdisziplinäre Team und die Eltern vertrauensvoll zusammenarbeiten.*

Erkrankung und Operation

Der zuständige Arzt klärt die Eltern des kleinen Patienten genau über die Erkrankung des Kindes, die geplante Operationstechnik und deren mögliche Komplikationen auf. Wenn geplant ist, das Stoma zurückzuverlegen, teilt er dies den Eltern ebenfalls mit. Dabei sollte auch ein möglicher Zeitrahmen vorgegeben werden, damit die Eltern eine Vorstellung von der Dauer der Stomaanlage haben.

Krankenhausaufenthalt

Die Eltern werden in die Stomaversorgung integriert, wenn sie sich mit der Situation arrangiert haben und ihnen das Stoma etwas vertrauter ist. Die Angst, Schmerzen zuzufügen oder Ekelgefühle können nicht Grundlage des Erlernens der Stomaversorgung sein. Den Eltern wird Mut zugesprochen, damit sie merken, dass ihre Sorgen und Ängste ernstgenommen werden.

Es ist besonders darauf zu achten, beide Elternteile in die Pflege ihres Säuglings miteinzubeziehen, damit auch der Vater später mit der selbstständigen Versor-

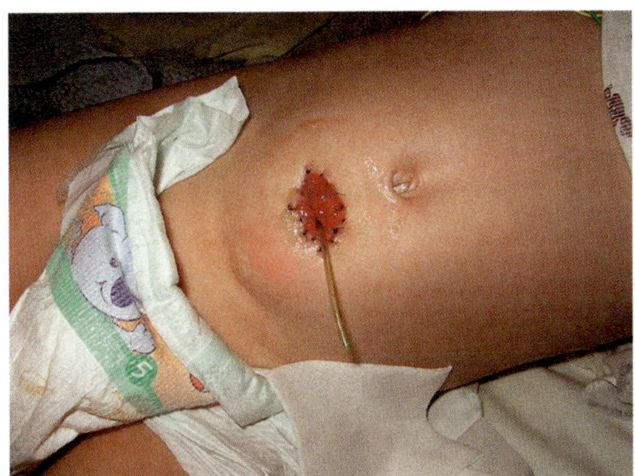
a

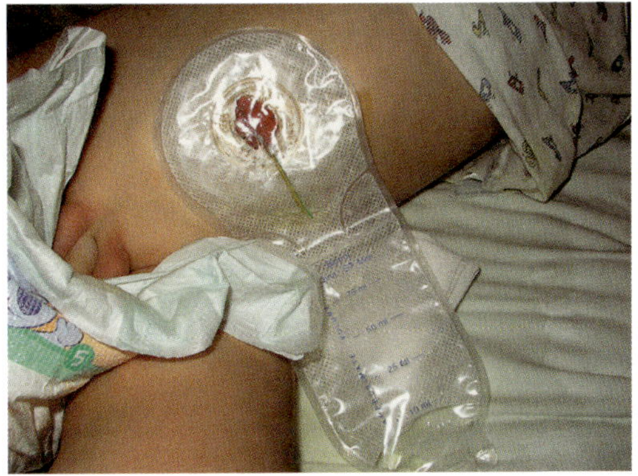
b

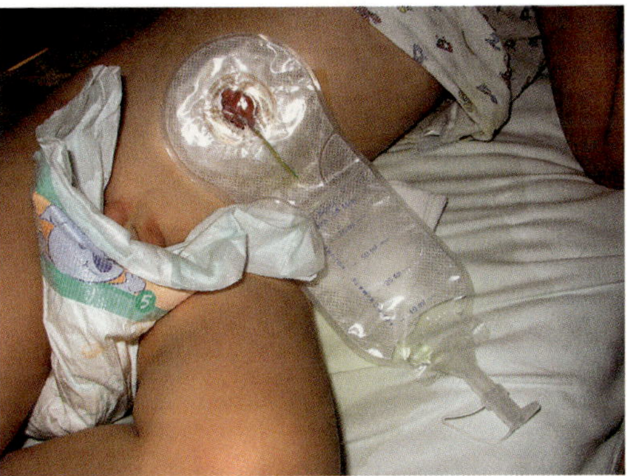
c

Abb. 8.6 ▪ Stomaanlage nach der Geburt.
a Urostoma mit Drainage in der Harnröhre.
b Versorgung des Urostomas mit einem Beutel.
c Urostomiebeutel mit Messskala und Bodenauslass zur Harnmessung.

gung des Stomas zurechtkommt. Die Stomatherapeutin sollte im Umgang mit den Eltern immer deren Umfeld und familiäre Situation berücksichtigen. Geschwister dürfen nicht ignoriert werden. Sie sollen von der Stomatherapeutin oder ihren Eltern altersentsprechend aufgeklärt und in die Pflege ihres kranken Geschwisters einbezogen werden.

Entlassung. Vor der Entlassung des Säuglings aus dem Krankenhaus berät die Stomatherapeutin die Eltern hinsichtlich folgender Aspekte:

- Körperpflege
- Selbsthilfegruppen (Kontakt zu anderen betroffenen Eltern wird hergestellt, Informationsmaterial)
- Produktvielfalt
- Beschaffung der Stomaversorgung

Ambulante Nachbetreuung

Auch nach der Krankenhausentlassung stehen die Eltern mit ihrem Kind nicht alleine da. Eine Stomatherapeutin vor Ort begleitet und hilft ihnen. Sie können die Stomasprechstunde aufsuchen, wenn z. B. Probleme mit der Handhabung der Stomaprodukte oder beim Kind Haut- oder Ausscheidungsprobleme auftreten. Die Stomatherapeutin berät auch hinsichtlich der Bekleidung und Ernährung. Sie gibt Tipps zum Heben und Tragen des Säuglings und zur Finanzierung von Stomaversorgungsmaterialien.

8.2 Stomata bei größeren Kindern

Die Stomaanlage verändert das Körperbild eines Menschen. Die zumeist mit Scham besetzte körperliche Ausscheidung wird zunächst in den Lebensmittelpunkt gestellt und zwingt das Kind und dessen Eltern zur täglichen Auseinandersetzung damit. Wächst ein Kind mit einem Stoma auf, weil eine Rückverlagerung nicht möglich ist, erlebt es diese Art der Ausscheidung als selbstverständlich und hat weniger Probleme damit als Kinder, die ihr Stoma erst später erhalten.

8.2.1 Medizinische Aspekte

Größere Kinder werden nach den gleichen Gesichtspunkten wie Erwachsene behandelt und informiert. So klärt sie der behandelnde Arzt hinsichtlich ihrer Erkrankung, Therapiemaßnahmen usw. auf. Die jeweilige Stomaart richtet sich nach der Grunderkrankung des Kindes (**Abb. 8.7**; die verschiedenen Möglichkeiten von Stomaanlagen und Operationstechniken werden detailliert in Kap. 2 beschrieben).

Indikationen

Bei größeren Kindern erfordern Darmerkrankungen eine Stomaanlage, wenn die Darmpassage gestört und eine physiologische Defäkation nicht mehr reibungslos möglich ist. Folgende Ursachen für eine Stomaanlage im Kindes- oder Jugendlichenalter sind am häufigsten:

- Morbus Crohn
- Colitis ulcerosa
- Darmwandperforation
- Entzündungen des Dickdarmes
- Veränderungen des Dickdarmes (z. B. durch Tumoren)
- Ileus
- Inkontinenz (z. B. nach Traumen)

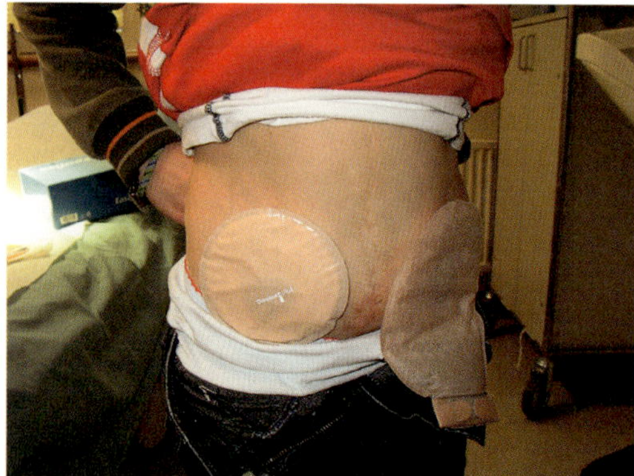

Abb. 8.7 ▪ Stomaanlagen bei Jugendlichen. Links: Ileostoma, das mit einem zweiteiligen System (+ Ausstreifbeutel) versorgt wird. Rechts: Harnreservoir, das nach der Entfernung mit einer Urokappe versorgt wird (Produkte Fa. Coloplast).

8.2.2 Pflegerische Aufgaben

Die Aufgaben der Pflege sind an die Versorgung von erwachsenen Menschen mit Stoma adaptiert.

M *Ein wichtiges Ziel der Pflege ist es, dass das größere Kind sobald als möglich sein Stoma selbstständig versorgen kann.*

Die Stomaversorgung wird im Folgenden nur kurz dargestellt.

Vorbereitung. Für die Stomaversorgung werden folgende Materialien benötigt:

- Stomabeutel
- Vorgefertigte Stomaöffnung
- Schere
- Weiche Tupfer (4 trockene, 4 mit Wasser befeuchtete)
- Convacare-Tuch
- Cavilon-Stäbchen
- Eventuell Hautschutzpaste
- Müllbeutel

Durchführung. Mit dem Convacare-Tuch wird die Versorgung von oben nach unten abgelöst. Danach erfolgt die Hautreinigung mit den nassen Tupfern von außen nach innen. Die peristomale Haut muss gut abgetrocknet werden, damit sich keine Hautdefekte bilden. Am Stomarand wird das Cavilon auf die Haut aufgetragen. Anschließend kann der Stomabeutel von unten nach oben angeklebt werden. Zum Schluss werden Reinigungsutensilien und alte Stomaversorgung in den Müllbeutel verworfen und entsorgt.

Um die Inhalte zu vertiefen, können Sie sich die Videos „Postoperative Stomaversorgung", „Stomaversorgung mit Ausstreifbeutel", „Stomaversorgung mit einteiligem System" und „Stomaversorgung mit Easiflex bei Ileostomie" ansehen.

8.2.3 Beratung des Kindes und der Eltern

Das Leben eines Kindes, das ein Stoma erhält, verändert sich komplett. Eine Stomaanlage ruft bei ihm und seinen Eltern Ängste, Unsicherheit und Probleme hervor. Eine gezielte Beratung kann dem Kind einen Teil seine Ängste nehmen. Auf jeden Fall ist zu beachten, dass – abhängig vom Alter – das Kind bei der Beratung im Mittelpunkt des Geschehens steht **(Abb. 8.8)**. Die Eltern werden zwar miteinbezogen, doch in erster Linie muss sich das Kind mit der neuen Situation arrangieren.

Ernährung

Sofern keine andere Erkrankung vorliegt, muss das Kind keine besondere Diät einhalten. Die Ernährung sollte ausgewogen und altersentsprechend zubereitet sein. Da die Zubereitungsart der Speisen Einfluss auf das Stoma haben kann, sollten einige Nahrungsmittel z. B. eher gekocht anstatt gebraten oder gebacken werden (z. B. kein paniertes Wiener Schnitzel, sondern gedünstetes Kalbschnitzel). Beim Testen neuer Nahrungsmittel sind zu Beginn immer nur kleinste Mengen auszuprobieren. Unverträgliche Nahrungsmittel führen häufig zu Obstipation, eher selten kommt es zu Diarrhö.

Auf Nahrungsmittel, die beim Kind zu starken Blähungen führen (z. B. Zwiebeln oder Bohnen) sollte verzichtet werden. Bei Problemen gilt es, nach alternativen Nahrungsmitteln zu suchen, um daraufhin einen individuellen Speiseplan zu erstellen. Das Kind weiß nach einer gewissen Zeit, welche Nahrungsmittel es am besten verträgt. Wenn es sonst auf seine Lieblingsspeise verzichten müsste, wird es wahrscheinlich auch ein paar Probleme hinnehmen, um diese weiterhin genießen zu können. Aus medizinischer und pflegerischer Sicht steht dem nichts entgegen.

Folgende Maßnahmen helfen, die Nahrungsverträglichkeit positiv zu beeinflussen:

- Häufige kleine Mahlzeiten
- Einnahme der Abendmahlzeit nicht zu spät
- Genügend Flüssigkeitszufuhr
- Sorgfältiges Kauen, um eine Stomablockade durch unverdaute Nahrungsbestandteile zu vermeiden (z. B. Nüsse, Spargel)

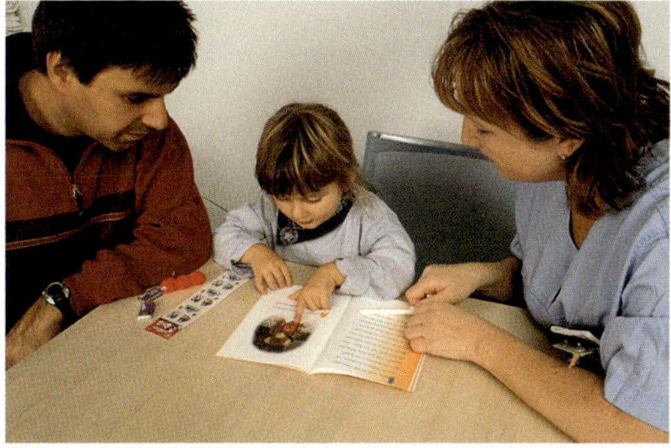

Abb. 8.8 ▪ Kleine Patientin im Mittelpunkt. Hat ein Kind ein Stoma erhalten, erfolgt die Beratung durch die Stomatherapeutin kindgerecht und auf seine Bedürfnisse abgestimmt (Produkte Fa. Dansac).

Mit Stoma in den Kindergarten

Kinder im Kindergartenalter sind in vielen Dingen schon sehr selbstständig. Sie sind sowohl grob- als auch feinmotorisch sehr geschickt, können sich z. B. mit Hilfe an- und ausziehen und mit Messer und Gabel essen. Die meisten Kinder benötigen in dieser Phase auch keine Windeln mehr und können ihre Ausscheidungen selbst steuern. Durch die erlernte Sprache sind sie in der Lage, ihre Bedürfnisse zu äußern. Kindergartenkinder sind an ihrer Umwelt sehr interessiert und möchten alles genau wissen.

Für Kinder mit einem Stoma kann die Zeit im Kindergarten wertvolle Lebenshilfe sein, weil die anderen Kinder es nicht auslachen, sondern neugierig und interessiert nachfragen. Da die Kindergärtnerinnen jedoch nicht verpflichtet sind, die Stomaversorgung durchzuführen, kann es sein, dass das Kind nicht im Kindergarten bleiben kann. Dadurch können sich beim Kind Gefühle des „Ausgestoßenseins" entwickeln.

P *Ein Elternteil kommt zu festgelegten Zeiten in den Kindergarten und versorgt das Stoma, sodass die Kindergärtnerinnen nichts damit zu tun haben. Eine weitere Möglichkeit wäre der Besuch eines Integrations- bzw. Sonderkindergartens.*

Schulphase

Schulkinder sind in der Lage, sich in ihrer Umwelt zurechtzufinden, ihnen sind Gewohnheiten und Regeln vertraut. Sie sind an den Alltags- und Berufswelten ihrer Eltern interessiert und imitieren diese im Rollenspiel. Ein wichtiger Aspekt im Schulkindleben ist der Bewegungsdrang. Schulkinder wollen mobil sein, z. B. mit Fahrrad oder Skateboard. Fast alle Sportarten begeistern sie. Für die erste Zeit nach der Stomaanlage erhält das Kind ein ärztliches Attest für eine zeitlich befristete Befreiung vom Sportunterricht.

Empfehlung. Das Schulkind sollte selbst entscheiden, ob es seinen Mitschülern von seinem Stoma erzählt. Die Lehrer müssen involviert werden, damit sie akzeptieren, dass der Schüler auch einmal während des Unterrichts den Raum spontan verlässt, um sein Stoma zu versorgen. Aufgrund mangelnder Toiletten in den Schulen steht dem Stomaträger nicht immer eine eigene Toilette zur Verfügung. Er wird jedoch Wege finden, seine Stomaversorgung ungestört durchzuführen.

Beim Schulkind gibt es kaum Gründe für eine Einschränkung der Beweglichkeit. Im Sportunterricht kann es einen Gürtel über der Versorgung tragen, damit der Beutel besser hält. Ein Kind kann nahezu jede Sportart ausüben, sollte jedoch Disziplinen vermeiden, die die Bauchmuskulatur sehr beanspruchen (z. B. Leistungssport, Bauchübungen). Zum Schwimmen kann das Kind eine Stomakappe aufsetzen, die das Stoma in dieser Zeit abdichtet.

Um die Inhalte zu vertiefen, können Sie sich das Video „Anwendung einer Stomaverschlusskappe“ ansehen.

Pubertäre Phase

Diese Phase ist in jeder Hinsicht eine Zeit des Umbruchs und Wechsels. Aus dem Jungendlichen wird ein Erwachsener, biologisch-physiologische und psychische Veränderungen finden statt. Die Zeit kann schon für gesunde Jugendliche und deren Umgebung die „Hölle“ sein. Pubertierende haben ein ausgeprägtes Schamgefühl, sie fühlen sich in ihrer eigenen Haut nicht wohl; ein Blick in den Spiegel kann über den ganzen Tag entscheiden.

Für Jugendliche ist es deshalb oft eine Katastrophe, wenn bei ihnen in diesem Alter ein Stoma angelegt werden muss. Sie ekeln sich vor sich selbst und ihren unkontrollierten Ausscheidungen und sind überzeugt, dass sich auch ihre ganze Umwelt vor ihnen ekelt und Abscheu empfindet.

Empfehlung. In der pubertären Phase ist es besonders wichtig, dem Jugendlichen gegenüber viel Einfühlungsvermögen und Verständnis aufzubringen. Das gilt gleichermaßen für das familiäre Umfeld als auch für die professionelle Pflege. Die Stomatherapeutin sollte mit dem Jugendlichen alle Möglichkeiten der Stomaversorgung besprechen, ihn intensiv anleiten und ihm zeigen, wie diskret eine Stomaversorgung sein kann. Ihm sollte selbst überlassen werden, ob er seine Mitmenschen über sein Stoma informieren will. Wichtig ist außerdem, dass die Familie das Stoma nicht in den Vordergrund stellt und kränkende Bemerkungen vermeidet.

W *Kontakte zu Selbsthilfegruppen und eine regelmäßige Betreuung durch die Stomatherapeutin unterstützen den Jugendlichen und seine Eltern in dieser besonderen Situation.*

9 Stomakomplikationen

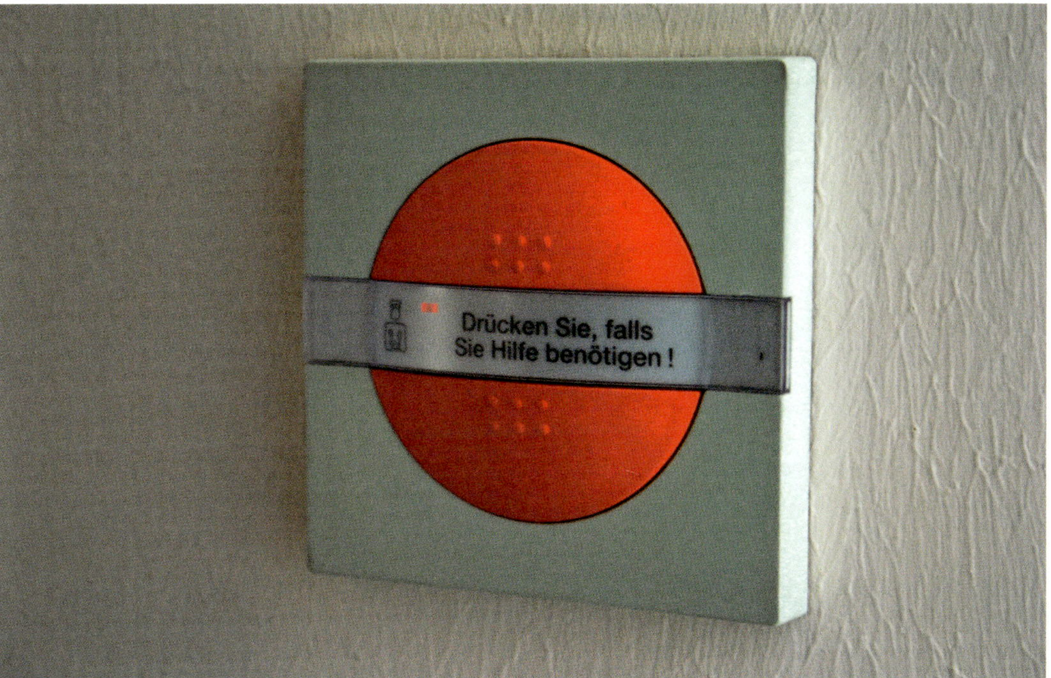

Seit nunmehr 15 Jahren habe ich ein Ileostoma. Es wurde mir aufgrund meines Morbus Crohn angelegt. Ich habe mich mit der Situation arrangiert und komme mit der Versorgung des Stomas sehr gut zurecht. Das war aber nicht immer so. Anfangs wechselte ich ständig die zweiteilige Stomaversorgung, weil ich Angst hatte, dass sie undicht sein könnte, unangenehme Gerüche nach außen dringen oder „Pannen" passieren könnten. Die Auswirkung war, dass die Haut so stark beansprucht wurde, dass sie sich rötete und zunehmend schmerzte. Als die Haut auch noch zu nässen begann, wandte ich mich an meinen Stomatherapeuten. Er erklärte mir die Ursachen und empfahl, die Basisplatte ruhig 2–3 Tage auf dem Stoma zu belassen, um die Haut nicht unnötig zu belasten. Seine Tipps zur Vermeidung von peinlichen Situationen halfen mir dabei, mein Stoma anzunehmen und es mit der Stomaversorgung nicht zu übertreiben.

9.1 Frühkomplikationen

Frühkomplikationen können schon kurz nach der Stoma-Anlage auftreten. Zu den wichtigsten Komplikationen zählen

- Kontaktekzem,
- Hautirritation – Hautmazeration,
- Follikulitis,
- Stomaretraktion,
- Parastomaler Abszess,
- Pyoderma gangraenosa (Dermatitis ulcerosa),
- Ichthyose,
- Stomablutung,
- Stomastenose,
- Stomanekrose,
- Postoperatives Stomaödem.

9.1.1 Kontaktekzem

Das Kontaktekzem ist ein Hautausschlag. In der Stomatherapie wird zwischen allergischem und toxischem Kontaktekzem unterschieden.

Allergisches Kontaktekzem

Das allergische Kontaktekzem entsteht durch eine Überempfindlichkeit gegen verwendete Pflege- und/oder Versorgungsartikel **(Abb. 9.1)**.

Ein allergisches Kontaktekzem ist gekennzeichnet durch

- Rötungen der betroffenen Hautstellen,
- Knötchenbildung,
- Bläschen,
- Begleitenden Juckreiz, Schmerzen oder Brennen.

Treten die o.g. Symptome auf, muss die Stomaversorgung gewechselt werden. Reagiert der Stomaträger auf das Plastikmaterial des Stomabeutels, kann ein Baumwollüberzug Abhilfe schaffen.

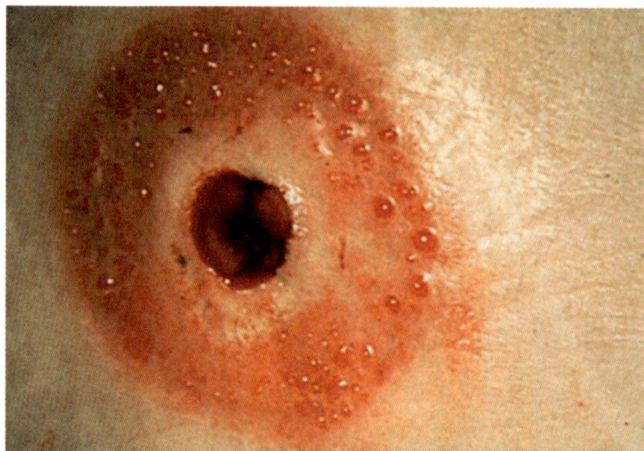

Abb. 9.1 ▪ Kontaktekzem. Allergie auf Hautschutzmaterial.

Toxisches Kontaktekzem

Das toxische Kontaktekzem kann entstehen bei

- zu groß gewählter Beutelöffnung,
- ungeeigneten Hautschutzmaßnahmen,
- aggressiver Ausscheidung bei Ileostomien und in den ersten postoperativen Tagen.

Um die Inhalte zu vertiefen, können Sie sich das Video „Postoperative Stomaversorgung" ansehen.

Ein toxisches Kontaktekzem ist durch eine scharf begrenzte nässende Hauterosion und eventuelle Schmerzen gekennzeichnet.

Die Hauterosion bildet sich zurück, wenn die Ursachen beseitigt und präventive Maßnahmen berücksichtigt werden.

Kontaktekzeme lassen sich vermeiden, indem der Stomaträger die Versorgung seines Stomas komplett beherrscht und Anzeichen einer Veränderung identifizieren kann. Bei ihm bekannten Allergien sollte er sich darüber informieren, ob sich die Allergene in seinen Hilfsmitteln befinden.

9.1.2 Hautirritation – Hautmazeration

Eine Hautirritation oder -mazeration kann durch eine mechanische Reizung der Haut auftreten **(Abb. 9.2)**. Die Hautreizungen entstehen meist durch klebende Versorgungssysteme oder zu häufiges Wechseln der Stomaversorgung.

Die Hautirritation bzw. -mazeration ist gekennzeichnet durch

- Rötung der Haut, die auch nach längerer Zeit nicht rückläufig ist,
- nässende Hautdefekte mit Hautablösung,
- ggf. Schmerzen.

Nach Beseitigung der Ursachen bilden sich die Symptome zurück. Bis zur Abheilung der Hautdefekte sollte ein zweiteiliges Versorgungssystem mit durchgehendem Hautschutz verwendet werden. Dieses System kann bis zu zwei Tage belassen werden, weil integrierte Hautschutzplatte die austretende Gewebeflüssigkeit aufnehmen.

Zur Vermeidung von Hautirritationen oder -mazerationen ist es wichtig, den Stomaträger ausführlich über alternative Stomaversorgungen und Indikationen zum Versorgungswechsel zu informieren.

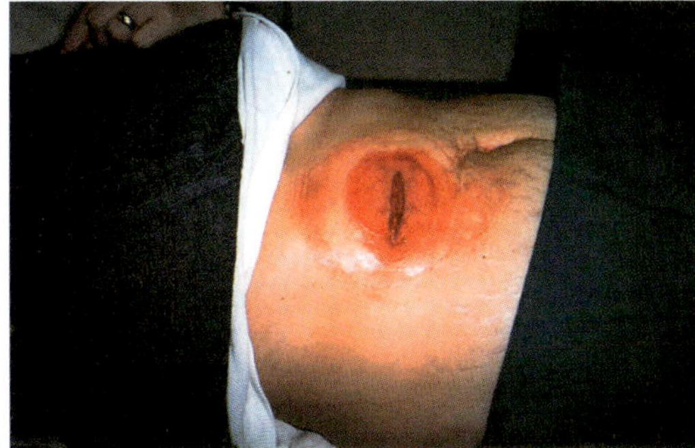
a

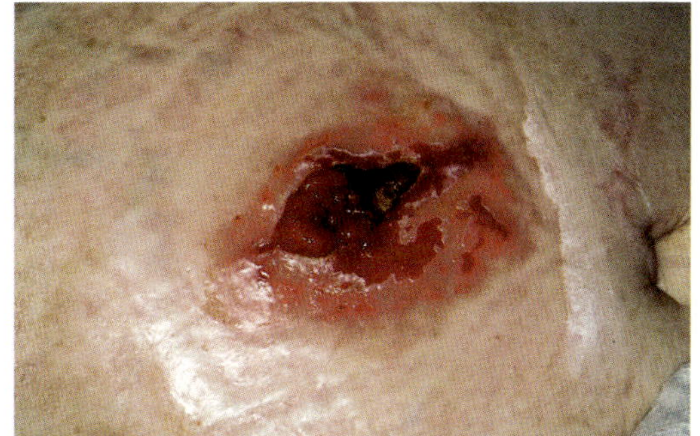
b

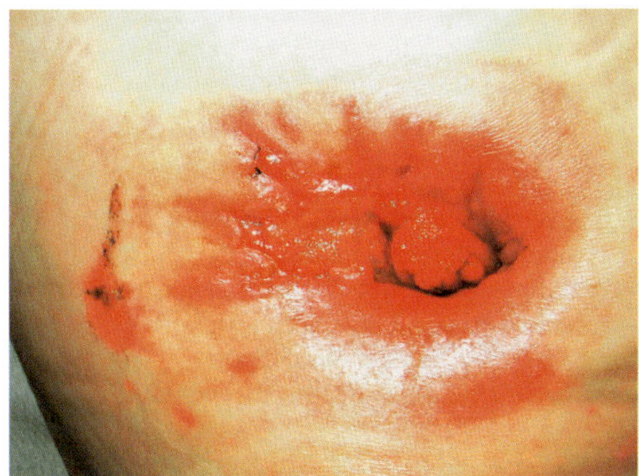
c

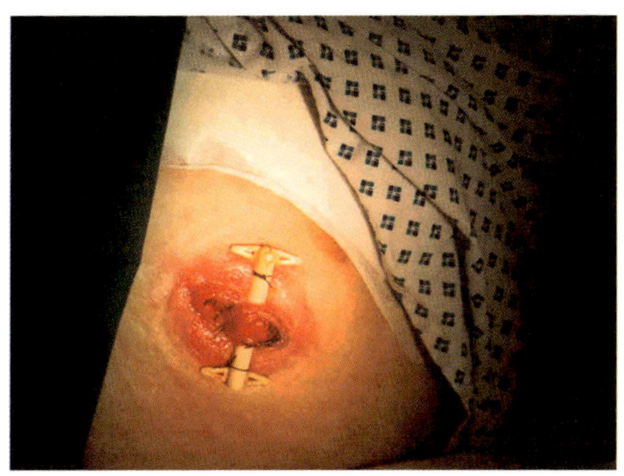
d

Abb. 9.2 ▪ **Hautirritationen.**
a Durch Alkohol bedingte Hautirritation.
b Hautmazeration bei Stomaretraktion durch zu häufigen Beutelwechsel.
c Mazeration und Retraktion.
d Hautirritation und -mazeration bei angenähtem Reiter.

9.1.3 Follikulitis

Eine Follikulitis (Haarbalgentzündung) beim Stomaträger wird meist durch eine mechanische Reizung der Haarbälge verursacht, wenn die Haare im peristomalen Bereich nicht entfernt wurden. Beim Ablösen der Stomaversorgung werden vorhandene Haare herausgerissen, was zu lokalen Verletzungen und zur anschließenden Entzündung führen kann **(Abb. 9.3)**.

Eine Follikulitis ist gekennzeichnet durch

- punktuelle Pusteln (Bläschen),
- Hautrötungen,
- kleine Abszesse,
- ggf. Schmerzen.

Meist heilt die Follikulitis spontan. Es reicht aus, wenn bis zur Abheilung der Hautschäden eine zweiteilige Stomaversorgung verwendet wird.

Um eine Follikulitis zu vermeiden, sollten prophylaktisch regelmäßig die Haare im parastomalen Bereich entfernt werden.

9.1.4 Stomaretraktion

Eine Stomaretraktion (Zurückziehen durch Schrumpfung) entsteht oft als Folge einer Stomanekrose (S. 115) oder eines parastomalen Abszesses (S. 112). Weitere Ursachen können sein:

- mangelnde Fixation infolge einer Hautmazeration des parastomalen Bereichs
- traumatisch zu starker Zug durch zu geringe Darmmobilisation
- Strahlenschäden des Darmes

Der Darm zieht sich weit unter das Hautniveau zurück **(Abb. 9.4)**. Damit besteht die Gefahr einer Peritonitis (Bauchfellentzündung).

Bei geringer Retraktion lässt sich mit einer konvexen Stomabasisplatte ausgleichen. Ist die Retraktion stark ausgeprägt, muss das Stoma operativ neu angelegt werden.

Um eine Stomaretraktion zu verhindern, können prophylaktisch folgende Maßnahmen durchgeführt werden:

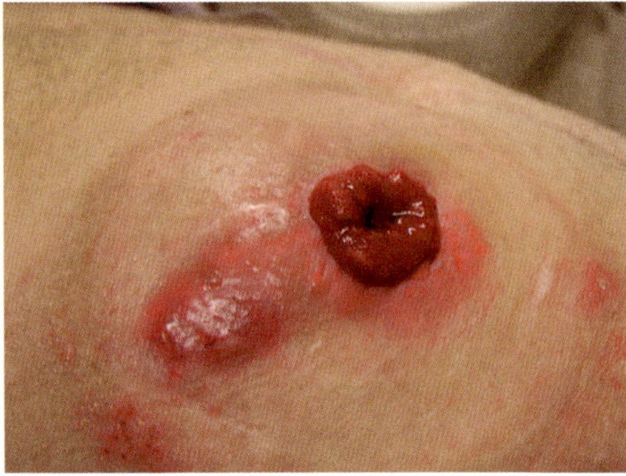

a

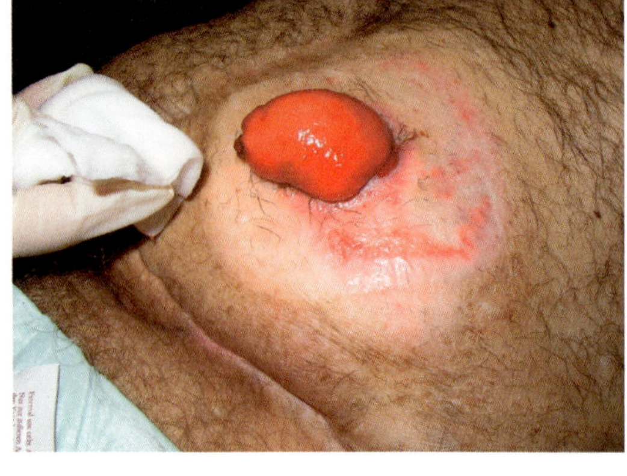

b

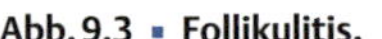

Abb. 9.3 ▪ **Follikulitis.**
a Durch herausgerissene Haare kann eine Follikulitis entstehen.
b Abgeheilte Hautirritation nach einer Follikulitis.

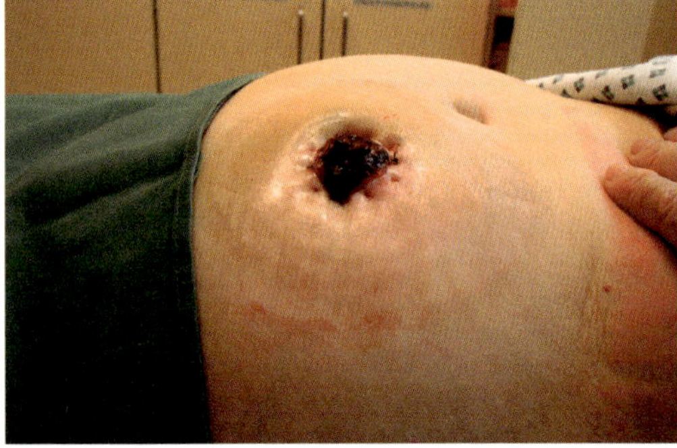

Abb. 9.4 ▪ **Stomaretraktion.** Diese entstehen häufig aufgrund von Stomanekrosen oder Abszessen. Der Darm zieht sich dabei weit unter das Darmniveau zurück.

Abb. 9.5 ▪ **Parastomaler Abszess.**

- Das verbleibende Darmrohr spannungsfrei und mit großzügigen Mobilisationsmöglichkeiten anlegen.
- Widerstandsfähigen Hautschutz verwenden.
- Traumatisierende Untersuchungen vermeiden (z. B. digitales Austasten mit dem Finger).

9.1.5 Parastomaler Abszess

Ein parastomaler Abszess (Eitergeschwür **Abb. 9.5**) wird von Bakterien (meist Staphylo- und Streptokokken) verursacht. Gründe sind

- mangelnde präoperative Vorbereitung des Darmes,
- unsteriles intraoperatives Arbeiten,
- mangelhafte oder unsachgemäße Stomahygiene (z. B. keine Beutelversorgung oder zu häufiger Versorgungswechsel).

Ein parastomaler Abszess ist durch typische Entzündungszeichen gekennzeichnet, wie z. B.

- Rötung,
- erhöhte Temperatur im parastomalen Bereich,
- ggf. Schmerzen.

Zur Wunddrainage wird ein Abszess entweder punktiert oder gespalten. Der Einschnitt muss weit entfernt von Stoma erfolgen, damit Narben nicht die spätere Nachversorgung behindern. Im manchen Fällen wird das Stoma an eine andere Stelle verlegt.

Um einen parastomalen Abszess zu vermeiden, können folgende prophylaktischen Maßnahmen durchgeführt werden:

- Präoperativ eine orthograde Spülung zur Darmreinigung durchführen.
- Das Stoma nach hygienischen Richtlinien anlegen.
- Postoperativ die Grundsätze zur Stomaversorgung beachten.

9.1.6 Pyoderma gangraenosa (Dermatitis ulcerosa)

Bei der Pyoderma gangraenosa handelt es sich um eine chronisch verlaufende herdförmige Hautgangrän mit häufiger Beziehung zu folgenden Erkrankungen **(Abb. 9.6)**:

- Autoimmunerkrankungen
- Chronisch-entzündliche und nicht entzündliche Darmerkrankungen
- Maligne hämatologische Erkrankungen
- Hypergene Gefäßerkrankungen
- Dys- und Paraproteinämien

Ursachen.

- Nekrotisierende leukozytoklastische Vaskulitis
- Störung der zellulären Immunität

Symptome.

- Chronische bläuliche Ulzera, die leicht zu Blutungen neigen
- Sehr starke Schmerzen
- Kann leicht mit einer Vaskulitis, Follikulitis oder einem Druckulkus verwechselt werden

Behandlung.

- Immunsuppressive Therapie:
  - Glukokortikoide, Colchizin, Cyclosporin A
  - Dapson (100–300 mg/Tag, Infliximab, Prednisolon)
  - Zytostatika
- Lokale Therapie:
  - Hydrokolloide
  - Hyperbare Sauerstofftherapie zur Verbesserung der Wundheilung durch Aktivierung von gewebeaufbauenden Zellen
  - Internistische Behandlung der Begleiterkrankungen

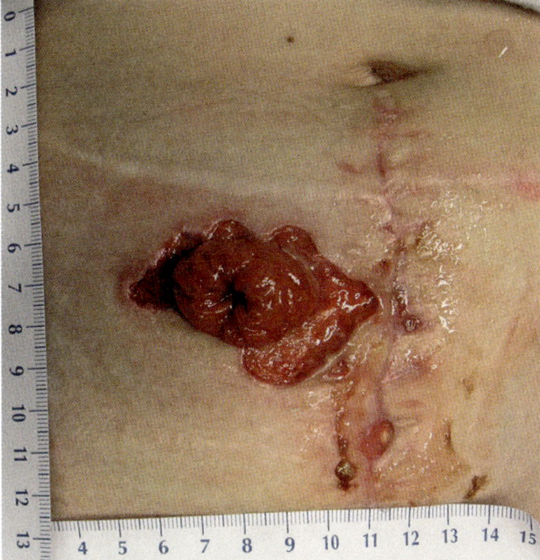

Abb. 9.6 ▪ Pyoderma gangraenosa.

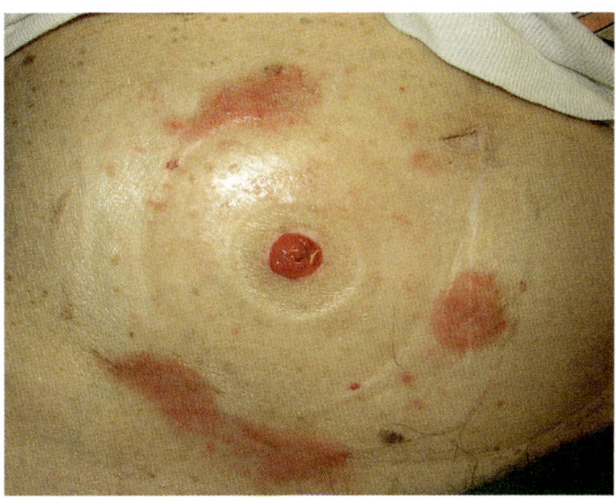

Abb. 9.7 ▪ Ichthyose. Die Haut um das Kolostoma ist stark gerötet.

9.1.7 Ichthyose

Diese Verhornungsstörungen der Haut werden durch Gendefekte verursacht und können sehr unterschiedlich ausgeprägt sein **(Abb. 9.7)**.

Hauptsymptom der Ichthyose ist die großflächige schuppenartige Verhornung der Haut. Typischerweise sind die Gliedmaßen symmetrisch befallen. Meist zeigen sich die Symptome an den Streckseiten, während die großen Gelenkbeugen, Hände, Rücken und Gesicht ausgespart bleiben. Gelegentlich schuppt auch die Kopfhaut.

Bei der Stomaversorgung einer „Hornhaut" erfordert die Hautpflege für den parastomalen Bereich eine spezielle Lotion. Einige Hersteller bieten auch Pflegeprodukte an, die vor allem in Kombination mit Hydrokolloiden die Hautintegrität fördern.

P *Bei einer Ichthyose ist es wichtig, der Haut Feuchtigkeit zuzuführen, um die Hornschuppen zu lösen. Dabei ist darauf zu achten, dass im parastomalen Bereich eine haselnussgroße Menge an Skinlotion ausreicht.*

Bei der Stomaversorgung haben sich dünne anschmiegsame Materialen bewährt (z. B. Dansac Nova). Beim Ablösen des Beutels kommt es regelmäßig zur Entfernung von Hautschuppen. Postoperativ ist zum Ablösen der Versorgung das Reinigungstuch der Firma Convatec Convacare hilfreich.

9.1.8 Stomablutung

Folgende Arten von Stomablutungen werden unterschieden:

- Diffuse Blutung aus der Darmschleimhaut
- Blutung aus dem Darmlumen

- Blutung aus einer isolierten Stelle
- Peristomale Vaskulitis
- Blutung eines Pseudopolypen/Polypen

Diffuse Blutung aus der Darmschleimhaut

Ursachen
Diffuse Blutungen aus der Darmschleimhaut können entstehen durch
- Druck auf die Darmschleimhaut,
- raue Kompressen bei der Reinigung,
- Darmentzündung (Kolitis, Morbus Crohn),
- Stomaödem,
- Irritation der Schleimhaut bei Radio- und Chemotherapie (Schleimhaut ist sehr empfindlich),
- Überdosierung von Gerinnungsmitteln.

Symptome
Die diffuse Blutung aus der Darmschleimhaut hat folgendes Aussehen:
- Diffuse Blutung aus mehreren Stellen der Schleimhaut;
- Hellrotes Blut, sichtbar auf Kompressen.

Behandlung
Bei der Reinigung des Stomas ist jeglicher Druck zu vermeiden. Zur Stomaversorgung wird eine weiche flexible Versorgung empfohlen.

Prävention
Präventiv erfolgt eine sanfte Reinigung der Darmschleimhaut. Beim Trocknen von Stoma und peristomaler Haut soll nur getupft und nicht gerieben werden.

Blutung aus dem Darmlumen

Ursachen
Eine Blutung aus dem Darmlumen tritt häufig aufgrund einer gastrointestinalen Blutung auf.

Symptome
Die Blutung kann sich durch folgende Anzeichen äußern:
- Große Mengen von Blut, teilweise mit Stuhl vermischt, auch im Stomabeutel sichtbar
- Übler Geruch
- Eventuell Melaena (Blutstuhl)

Behandlung
Nach der vom Arzt abgesicherten Diagnose werden folgende therapeutische Maßnahmen durchgeführt:
- Eventuell Koloskopie
- Lokale Blutstillung
- Gastroskopie

Blutung aus einer isolierten Stelle

Ursachen
- Blutung aus Darmgefäß (z. B. Divertikel)
- Blutung aus Hautgefäß

Symptome
Kennzeichen dieser Blutungen ist sickernder bis spritzender Blutaustritt aus einer deutlich erkennbaren Stelle.

Behandlung
Die Blutung wird entweder durch eine Umstechung oder eine chirurgische Sklerosierung gestillt.

Peristomale Vaskulitis

Ursachen
Eine peristomale Vaskulitis kann verursacht werden durch
- chronischen Druck aufgrund der Stomaversorgung (konvex),
- Blutung eines Gefäßes,
- durch zu stark haftende Hautschutzmateralien ausgelöster Hautdefekt.

Behandlung
Die peristomale Vaskulitis wird folgendermaßen therapiert:
- Blutstillung durch den Chirurgen
- Stomaversorgung mit einem weichen, nicht zu stark haftenden Hautschutzmaterial
- Vermeiden einer konvexen Versorgung

Blutung eines Pseudopolypen/Polypen

Ursachen
Da Pseudopolypen bzw. Polypen meistens sehr stark durchblutet sind, kann eine zu feste Reibung bei der Versorgung heftige Blutungen hervorrufen.

Behandlung
Tritt eine Blutung auf, wird sie wie folgt therapiert:
- Sanfte Reinigung des Stomarandes
- Blutstillung durch den Arzt
- Eventuell Polypektomie oder Lapisierung mit Silber-/Kaliumnitrat

9.1.9 Stomastenose

Ursachen
Die Verengung des Stomas kann als Folge eines Einheilungsproblems oder einer chronischen Hautmazeration entstehen, besonders wenn eine Stomaanlage im Haut-

niveau erfolgte **(Abb. 9.8)**. Eine weitere Ursache ist die erhebliche Gewichtszunahme des Stomaträgers.

Symptome

Die Stomastenose ist durch bleistiftförmige Stühle gekennzeichnet.

Behandlung

Als therapeutische Maßnahme ist das Mittel der Wahl die chirurgische Stomakorrektur (Neuanlage des Stomas). Ein Aufbougieren (Aufdehnen) des Stomas ist nicht immer erfolgversprechend und kann die Stomastenose sogar eher verschlimmern.

Prävention

Zur Vermeidung einer Stomastenose ist es notwendig, mittels moderner Chirurgie das Stoma über dem Hautniveau anzulegen. Eine Aufklärung des Stomaträgers ermöglicht die Früherkennung dieser Komplikation.

9.1.10 Nekrosen

Bei den Nekrosen wird zwischen Darmnekrosen aufgrund von Druck, Zug, thermischen Schäden oder Durchblutungsstörungen sowie Hautnekrosen im Umgebungsbereich der Stomata differenziert.

Ursachen von Stomanekrosen

- Durchblutungsstörungen aufgrund operationstaktischer Fehler
- Einnaht von endständigen und doppelläufigen Stomata unter Zug
- Zu enge Faszienlücken
- Druck auf das Stoma von außen

Ursachen von Hautnekrosen

Hautnekrosen kommen häufig als Dekubitalulzera bei Anwendung von Konvexversorgung und Gürtelanwendung zustande. Starker Druck von außen – häufig auch nach Gewichtszunahme – führt zu ganz charakteristischen Nekrosen und Ulzerationen um das Stoma herum.

Des Weiteren sind Hautnekrosen häufig nach der Anwendung von zirkulären Stapler-Anastomosen beobachtet. Da es durch starken Druck an der Haut sowie sehr eng liegenden Hautklammern häufig zu Irritationen und Nekrosen kommt ist diese Stomaanlage (abgesehen von den hohen Kosten) abzulehnen. Außerdem lässt sich aufgrund der Klammern die Stomaplatte nicht exakt anpassen. Die Entfernung der kleinen Klammern ist unbedingt erforderlich und äußerst schmerzhaft.

Auch durch Hautmazeration infolge von falscher Pflege kann es zu Ulzerationen und Nekrosen kommen.

Behandlung

Jede der beschriebenen Nekrosen, sowohl am Darm als auch an der Haut, führt unweigerlich zu Stomastenosen. Um diese zu reparieren, bedarf es häufig einer ausgedehnten Laparotomie und Nachmobilisation, wobei gelegentlich die Anlage eines völlig neuen Stomas an einem vorher gewählten Ort ratsam ist.

Um Ulzerationen und Nekrosen auszuheilen, ist ein weicher, flexibler Hautschutz für mindestens 8–12 Monate notwendig

Prävention

Da vor allem Ileostomien prominent angelegt werden sollten, um eine bessere Versorgung zu gewährleisten, ist dabei auf eine ausreichende Länge der vorgelagerten Schlinge zu achten. Diese lässt sich dann immer spannungsfrei über den Reiter legen.

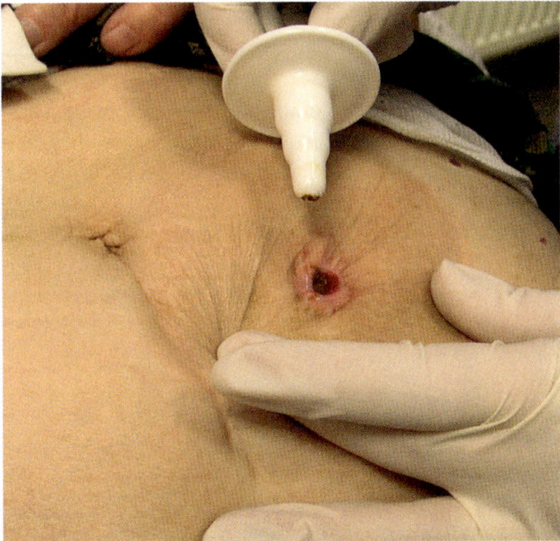

Abb. 9.8 ▪ Stomastenose. Atraumatische Dilatation mit Dilastom (Fa. Allomed).

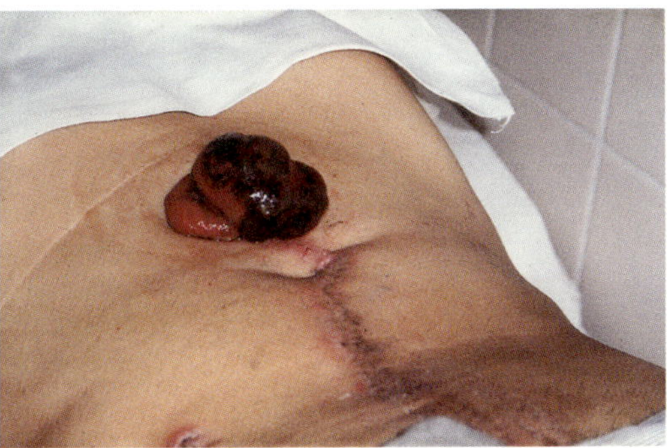

Abb. 9.9 ▪ Teilnekrose. Teilnekrose am 9. postoperativen Tag nach Querkolostomie.

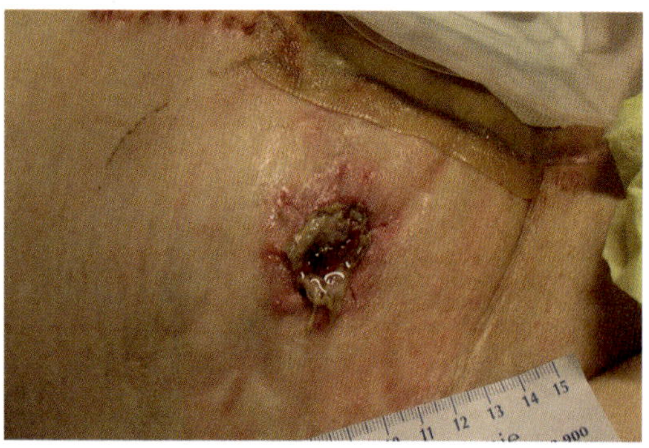

Abb. 9.10 • Stomanekrose. Bei diesem getrennt ausgeleiteten doppelläufigen Stoma kam es infolge eines sehr schlechten Allgemeinzustandes bei fortgeschrittener Tumorerkrankung in Kombination mit einer Chemotherapie zu ausgedehnten Schleimhautnekrosen. Dabei verschlechterten die eng gestochenen Nähte die lokale Durchblutungssituation zusätzlich.

9.1.11 Postoperatives Stomaödem

Ursachen

Eine ödematöse Veränderung entsteht durch vermehrte Gewebsflüssigkeit zwischen den Zellen. Weitere Ursachen eines postoperativen Stomaödems können sein:

- Leberzirrhose, Pfortaderthrombose, Eiweißmangel
- Zunahme des intraabdominellen Drucks (durch Peritonitis, Carcinosis peritonei)
- Blut-/Lymphzirkulationsstörung an der vorgelagerten Darmschlinge durch zu enge Faszienlücke oder den Reiter
- Stomablockade von innen durch Bolus bzw. falsche Ernährung (häufiger beim Ileostoma)
- Zu eng gestochene Einzelknopfnähte am Stoma

Symptome

Die ödematöse Darmschleimhaut ist hellrosa und stark glänzend, aufgequollen, aber gut durchblutet und nicht schmerzhaft. Durch den traumatischen Eingriff an Darm und Bauchdecke bildet sich eine Gewebeschwellung **(Abb. 9.11)**. Diese ist einerseits eine ganz normale Wundreaktion, andererseits kommt es an den endständigen oder doppelläufig vorgelagerten Stomata auch zu einem Lymphstau. Die Schwellung bzw. das Ödem bildet sich in den ersten 4–6 postoperativen Tagen zurück.

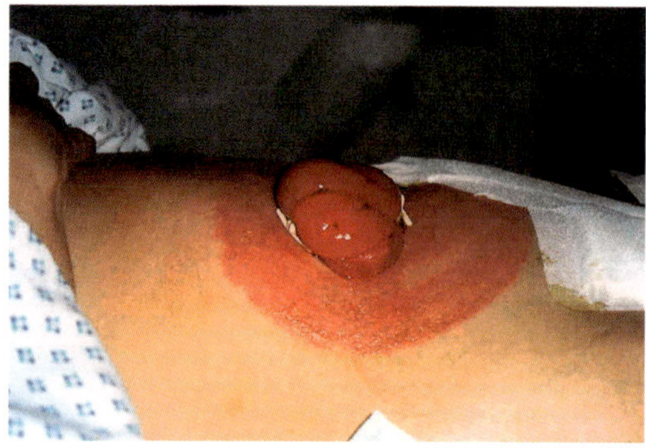

Abb. 9.11 • Stomaödem. Es entsteht aufgrund vermehrter Gewebeflüssigkeit zwischen den Zellen.

Behandlung

Als Unterstützung einer schnelleren Flüssigkeitsreduktion aus der Darmschleimhaut können auf einer feuchten weichen Kompresse nach ärztlicher Anordnung abschwellende Augentropfen (z. B. Naphazolin 0,1 %) angewendet werden.

Bei einem Stomaödem infolge einer Chemo-/Radiotherapie ist besonderes Augenmerk auf folgende Punkte zu legen:

- Keine zu eng angelegte Versorgung; Beutel oder Plattenöffnung muss größer ausgeschnitten werden.
- Kein Druck auf das Stoma, z. B. durch Operationshemd oder PCA-Pumpe.
- Stomaversorgung nicht zu häufig wechseln.

M *Kommt es trotz Schonung und Vorsichtsmaßnahmen zu Druckgeschwüren, muss der Arzt den Darm regelmäßig und in kurzen Intervallen kontrollieren.*

Prävention

Um eventuelle entzündliche Veränderungen oder Komplikationen frühzeitig feststellen zu können, ist die tägliche Beobachtung und Dokumentation der Entwicklung des Stomas erforderlich. Dehnungen und digitale Austastung sind in den ersten postoperativen Tagen zu unterlassen. Vor allem der erste Einlauf muss möglichst schonend erfolgen.

Einlauf. Zur Durchführung eines Einlaufes dient ein mit Kathetergel gleitfähig gemachter, nicht zu dünner Harnblasenkatheter mit Nelatonspitze. Den ersten postoperativen Einlauf nimmt der Chirurg vor, der das Klysma vorsichtig in das Stoma einführt, wobei alle paar Zentimeter etwas Klysmenflüssigkeit ausgepresst wird. Ziel ist es, das häufig mit Stuhlresten verklebte, durch das Ödem verengte Darmlumen zu passieren und das Vorwärtsgleiten des Katheters zu fördern.

P *Die postoperative Beobachtung kann ohne den Beutel abzunehmen durch den transparenten Post-OP-Beutel erfolgen. Veränderungen werden dem Chirurgen mitgeteilt.*

K. P. Kretschmer beschrieb 1975 in „Der künstliche Darmausgang" die Anforderungen an die postoperative Stomaversorgung folgendermaßen: „Um etwas Raum für das postoperative Ödem zu lassen, soll der Ring des Beutels im Durchmesser 2 mm weiter als das Stoma sein".

9.2 Spätkomplikationen

Manche Komplikationen treten erst nach längerer Zeit bzw. Jahren bzw. Jahrzehnten auf. Hierzu gehören

- pseudoepitheliale Hyperplasie,
- Stomaprolaps,
- parastomale Hernie,
- Stomablockade beim Darmkonduit,
- Urinkristallbildung.

9.2.1 Pseudoepitheliale Hyperplasie

Durch chronische Feuchtigkeit bei zu großer Beutelöffnung können in die Oberhaut ragende Plattenepithelien (pseudoepitheliale Hyperplasie, PEH) entstehen **(Abb. 9.12)**. Besonders häufig kommt dies bei Pelottenträgern vor.

D *Als Pelotte (Ballen) wird ein ballenförmiges Druckpolster bezeichnet, z.B. am Bruchband zum Zurückdrängen des Bruchs.*

Symptome

Die pseudoepitheliale Hyperplasie ist gekennzeichnet durch:

- Aufgequollene Haut;
- Vermehrte Granulation;
- Häufige Superinfektionen;
- Warzenbildung.

Behandlung

Die Therapie erfolgt durch Beseitigung der Ursachen. Um die betroffene Haut zu trocknen, wird für mehrere Tage ein hygroskopischer Hautschutz verwendet. Außerdem erhält der Stomaträger einen Beutel, der mit einem Gürtel getragen wird und Druck auf die PEH ausübt. In manchen Fällen muss das hyperplastische Gewebe verätzt werden.

9.2.2 Stomaprolaps

Ursachen

Ein Stomaprolaps kann verursacht werden durch

- unzureichende Fixation das Darmes während der Stomaanlage,
- Überbeanspruchung der Bauchdecke (z.B. durch zu starke Körpergewichtszunahme),
- fehlerhafte Stomaversorgung (z.B. durch zu große Beutel- oder Miederöffnungen).

Symptome

Der Darm tritt ca. bis 20 cm rüsselartig aus dem Stoma heraus **(Abb. 9.13)**.

Behandlung

Der Damvorfall wird je nach Ausdehnung konservativ oder chirurgisch therapiert. In manchen Fällen ist es möglich, den Darm wieder in den Bauch zurückzumassieren (Reponieren des Darmes).

Der prolabierte Darmanteil kann auch chirurgisch abgetrennt werden, doch meist reicht das nicht aus, und es entsteht ein Rezidiv. In diesen Fällen oder bei stark ausgeprägtem Prolaps wird eine Relaparotomie zur erneuten Stomafixation durchgeführt.

Prävention

Um einen Stomaprolaps zu vermeiden, muss die chirurgische Stomafixation nach modernen chirurgischen Erkenntnissen erfolgen. Der Stomaträger sollte über die Entstehungsfaktoren informiert sein und eng umschließende Stomaversorgungen tragen (z.B. Öffnung im Mieder so klein wie möglich, die Anpassung sollte durch einen Fachmann erfolgen).

Früher wurde häufig eine Stomaplatte empfohlen, die das erneute Heraustreten des Darmes verhindern sollten **(Abb. 9.14)**. Nachgewiesenermaßen ist die Stoma-

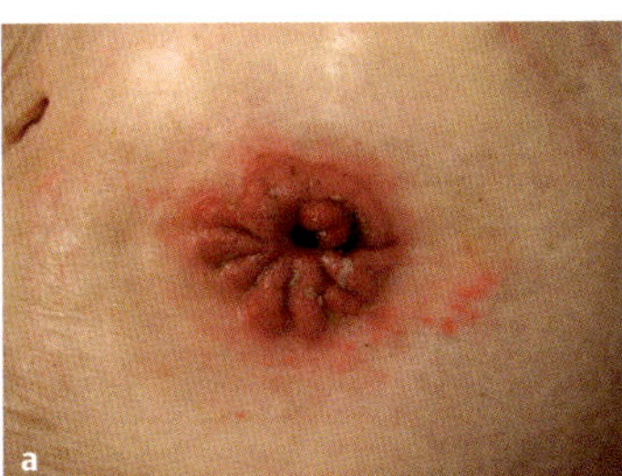

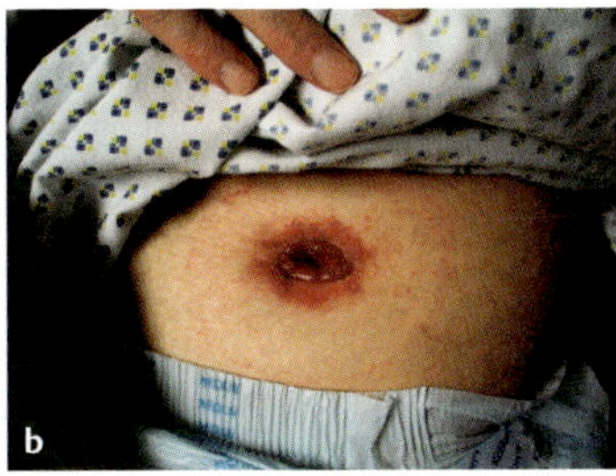

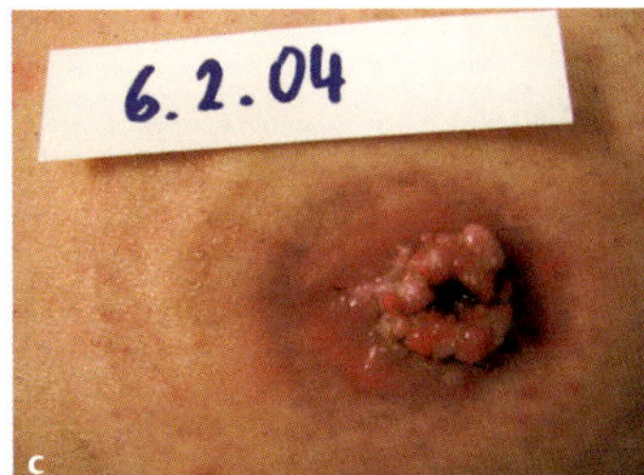

Abb. 9.12 ▪ **Pseudoepitheliale Hyperplasie.** (PEH).
a PEH mit Retraktion nach Stomateilnekrose.
b Hyperplasie als Folge chronischer Feuchtigkeit bei zu großer Versorgung.
c Warzenbildung bei PEH.

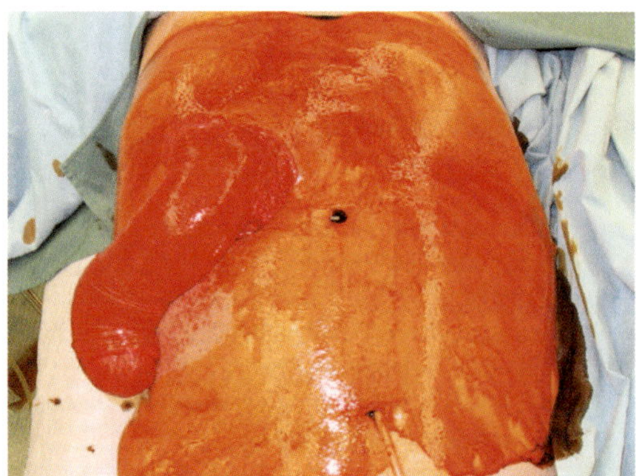

Abb. 9.13 ▪ **Stomaprolaps.** Hierbei tritt der Darm rüsselförmig aus der Bauchdecke heraus.

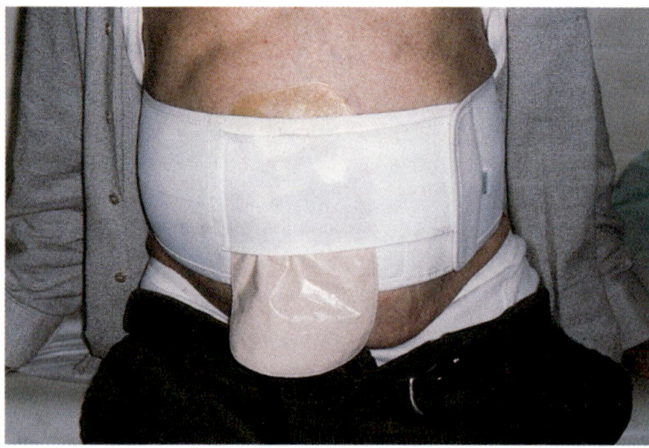

Abb. 9.14 ▪ **Prävention des Stomaprolaps.** Eng umschließende Mieder oder Gürtel verhindert einen Stomaprolaps.

platte eher nicht geeignet, weil sie Druckstellen verursacht. Sie findet deshalb heute kaum noch Anwendung.

9.2.3 Parastomale Hernie

Eine parastomale Hernie (Austritt des Darms durch das Bauchdeckenloch neben dem Stoma) wird verursacht durch

- chirurgisch zu groß angelegte Durchtrittspforte;
- Stomaanlage in der Laparatomienarbe **(Abb. 9.15)**;
- Überbeanspruchung der Bauchdecke (z. B. durch starke Körpergewichtszunahme).

Symptome

Im parastomalen Bereich wölbt sich die Bauchdecke unterschiedlich stark nach außen. Die Bruchpforte lässt sich tasten.

Behandlung

In leichten Fällen wird dem Stomaträger ein Mieder mit einer Aussparung für die Stomaversorgung verordnet. Dabei ist zu beachten, dass der Durchmesser der Aussparung die Größe des Rastringes nicht überschreiten sollte. Weiterhin erhält der Stomaträger mindestens 6 Monate gezielt Physiotherapie zur Stärkung der Bauchmuskulatur und eine schonende und aufbauende Gymnastik nach Pilates.

Ist die Hernie sehr stark ausgeprägt oder verursacht Schmerzen, wird das Stoma operativ an eine andere Stelle versetzt und die Hernie primär verschlossen. Wird die parastomale Hernie ohne Stomaverlagerung verschlossen, beträgt die Rezidivrate fast 100 % und ist deshalb nicht zu empfehlen.

Prävention

Um eine Hernie zu vermeiden, ist schon intraoperativ darauf zu achten, dass die Bauchdecke zwei Fingerbreit geöffnet bleibt und die Stomaanlage durch den Musculus rectus abdominis erfolgt. für die Hernienprophylaxe spielt auch die Aufklärung eine wesentliche Rolle. Der Stomaträger sollte

- keine Sportarten ausüben, welche die Bauchmuskulatur stark beanspruchen,
- nicht mehr als 10 kg heben,
- bei anstrengenden Arbeiten (z. B. Hausarbeiten) das maßangefertigte Mieder tragen.

9.2.4 Stomablockade beim Darmkonduit

Das Stoma beim Darmkonduit wird am häufigsten durch Darmschleim blockiert.

Symptome

Die Stomablockade ist gekennzeichnet durch

- reduzierte Harnmenge trotz ausreichender Flüssigkeitszufuhr,
- Schmerzen im Nierenlager (Flankenschmerzen),
- Fieber,
- weißlichen Belag am Stomaeingang.

Behandlung

Nach dem Entfernen der Stomaversorgung wird der Schleimpfropfen ausgedrückt. Dabei drückt der Finger im Abstand von 5 cm um das Stoma herum auf das Konduit. Reicht dies nicht aus, wird der Schleim mit einem sterilen weichen Katheter und 10 ml Natriumchlorid 0,9 % langsam ausgespült.

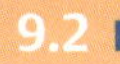

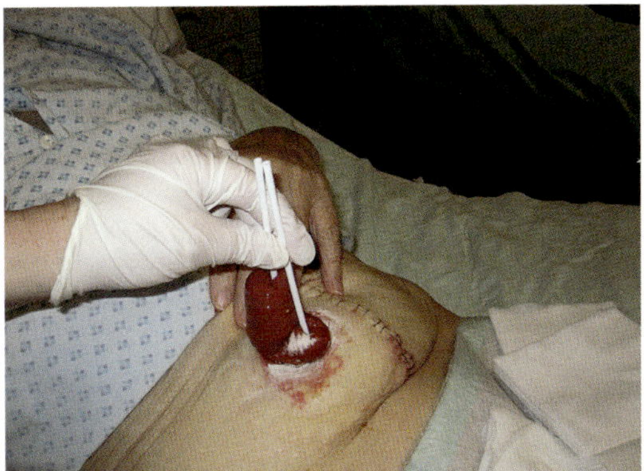
a

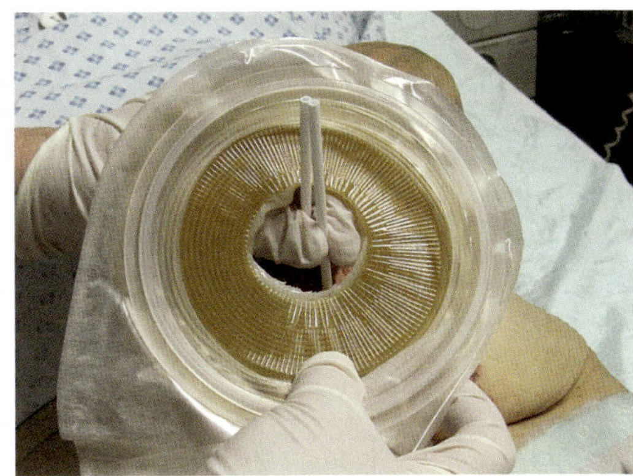
b

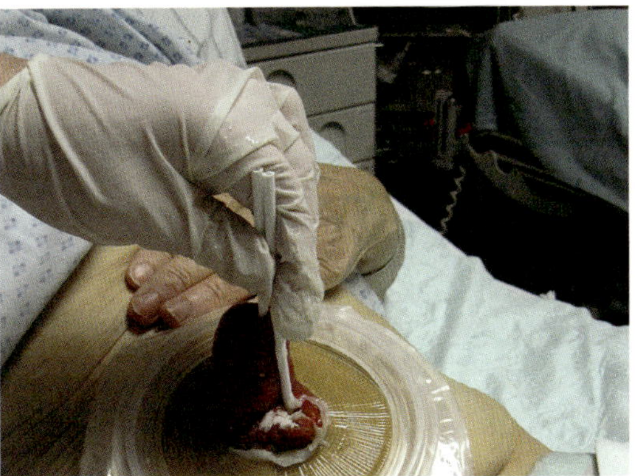
c

Abb. 9.15 ▪ Versorgung eines Darmprolaps (Ileostoma).
a Durch Einführen in den prolabierten Darm wird mit großen Watteträgern eine gerade Position über die Durchtrittsstelle am Bauch erreicht.
b Die Enden der Watteträger werden durch den postop. Beutel gefädelt und dieser wird über dem Darm auf die peristomale Haut aufgebracht.
c Die Watteträger werden aus dem Darmlumen entfernt und die Basis des Beutels an den Stomarand modelliert.

9.2.5 Urinkristallbildung

Folgende Faktoren können zur Urinkristallbildung beim Urostoma führen:

- Zu groß ausgeschnittene Hautschutzplatten
- Rezidivierende Harnwegsinfektionen (durch den alkalischen Urin fallen die phosphathaltigen Konkremente aus)
- Ungenügende Flüssigkeitszufuhr
- Urostomieversorgungen ohne Rücklaufsperre
- Nicht entfernte Klammern einer Stapler-Naht (maschinelle Anastomose)
- Undichte Stomaversorgungen

Symptome

Die Urinkristallbildung äußert sich durch folgende Anzeichen:

- Tastbare, an den Fingern schmerzende Kristalle, die zu einer Stenose des Urostomas führen können.
- Leichte Blutungen von Haut und Schleimhäuten.
- Sichtbare Ansammlungen von Konkrementen (aus dem Harn).

Behandlung

Besteht zusätzlich ein Harnwegsinfekt, muss dieser medikamentös (nach Anordnung des Arztes) behandelt werden.

P *Nur bei Harnkristallen werden Stoma und peristomale Haut in der akuten Phase täglich zweimal 20 Minuten lang mit 5-prozentiger Essiglösung umspült.*
Das Mischungsverhältnis für Essiglösungen zum Umspülen des Stomas beträgt 1 Esslöffel Tafelessig auf 4 Esslöffel Wasser. Die Essiglösung säuert den Urin an und löst die Harnkristalle auf.

Des Weiteren ist auf eine korrekte und exakte Stomaversorgung zu achten. Manchmal ist es empfehlenswert, diätetische Maßnahmen einzuleiten, z. B.

- Erhöhen der Flüssigkeitsmenge auf 3 l pro Tag,
- ansäuernde Speisen und Getränke (z. B. Fisch, Käse, zweimal täglich 250 ml Fruchtsaft).

Prävention

Um eine Urinkristallbildung beim Urostoma zu vermeiden, können folgende Maßnahmen durchgeführt werden:

- Stomabeutel mit Rücklaufsperre verwenden
- Patient soll ausreichend Flüssigkeit zu sich nehmen

- Regelmäßig den ph-Wert des Urins kontrollieren (Ziel: ph-Wert 5,5)
- Urostoma mit Essig umspülen
- Regelmäßig den Urin vom Urologen kontrollieren lassen
- Korrekt angepasste Stomaversorgungen verwenden
- Ascorbinsäure zum Ansäuern des Urins

9.3 Fistelversorgung

Die Versorgung einer Fistel ist von verschiedenen Faktoren abhängig:
- Menge der Ausscheidung
- Konsistenz der Ausscheidung
- Lage der Fistel

Folgende Arten von Fisteln werden unterschieden:
- Dünndarmfistel
- Dickdarmfistel
- Gallefistel
- Pankreasfistel
- Speichelfistel
- Drainageanleitungen/-fistel
- Aszitesleckage
- Lymphfistel

Versorgungsmöglichkeiten bei flüssiger Sekretion

Bei flüssiger Sekretion kommen folgende Versorgungen infrage:
- Kleine Fistelbeutel oder postoperative Beutel
- Hautschutzplatte und Beutel
- Fistelbeutel (Rücklaufsperre und Bodenauslass)
- Urostomiebeutel (ein- oder zweiteilig)

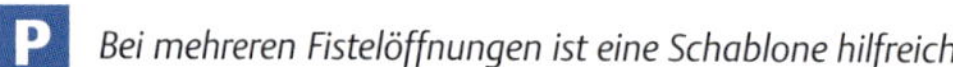

P *Bei mehreren Fistelöffnungen ist eine Schablone hilfreich.*

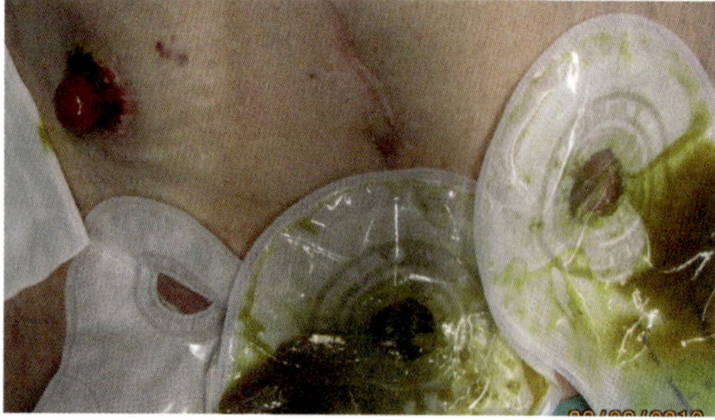

Abb. 9.16 ▪ Galle-Pankreas-Fistel. Versorgung mit Uorstomieversorung (Basisplatte Esteem Synergy) und einem Beutel der (Coloplast Easiflex); zur Drainageableitung wird ein Universaladapter (Hollister verwendet).

Versorgungsmöglichkeit bei breiiger Ausscheidung

Bei breiiger Ausscheidung erfolgt die Ileostomieversorgung mithilfe ein- oder zweiteiliger Produkte mit Ausstreifmöglichkeit. Bei geringer Sekretion kann auf Minibeutel oder Stomakappen umgestellt werden. Ist eine Mengenkontrolle notwendig, bieten sich Fistelbeutel und Urinableitungen mit Milliliterangaben auf der Beutelfolie an.

Darmfisteln

Unterschieden werden
- äußere Darmfisteln: vom Darm zur Körperoberfläche;
- innere Darmfisteln: vom Darm zum Darm oder einem anderen Hohlorgan.

Im Rahmen der (Entero-)Stomatherapie sind Stomatherapeuten vor allem mit den äußeren Darmfisteln konfrontiert, wie z. B. Dünndarm- oder Analfisteln bei einer Morbus-Crohn-Erkrankung **(Abb. 9.17)**.

Ursachen von Darmfisteln

Darmfisteln können folgende Ursachen haben:
- Entzündungen
- Tumoren
- Darmverletzungen
- Folge von Darmoperationen

Therapie bei äußeren Darmfisteln

W *Dickdarmfisteln heilen meist ohne operativen Eingriff ab.*

Die operative Sanierung von äußeren Darmfisteln hängt von der Lokalisation und Ursache der Fistel ab. Die besondere Herausforderung bei der pflegetechnischen Versorgung von Darmfisteln besteht im Hautschutz und der Bekämpfung von Stuhlgeruch. Um die die Haut vor aggressiver Ausscheidung zu schützen, werden Produkten aus der Stoma- und Wundversorgung verwendet.

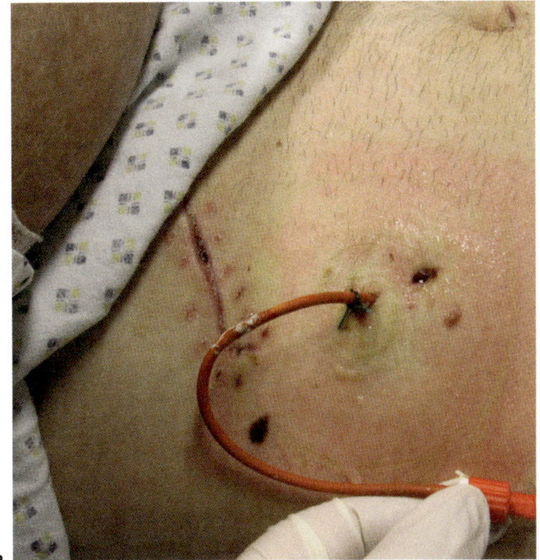

a

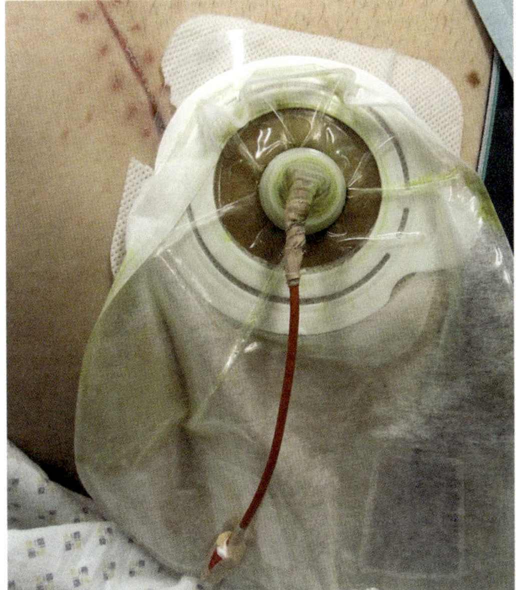

b

Abb. 9.17 ▪ Galledrainage und Pankreasfistel. Versorgung von Fistel und Drainage mit Urostomieversorgung (Basisplatte Esteem-Synergy-Beutel von Coloplast Easiflex). Zur Drainageableitung wird ein Universaladapter verwendet (Hollister).

Speichelfisteln

Endständige Speichelfistel Bei der endständigen Speichelfistel wird der Ösophagus immer an der linken Seite des Halses als Stoma ausgeleitet und der Speichelfluss umgeleitet. Der normale Weg vom Mund über die Speiseröhre in den Magen ist aus verschiedenen Gründen nicht möglich.

Die operativ angelegte Speichelfistel ist bei folgenden Indikationen geplant:

- **Zweizeitige Ösophagusresektion:** Zuerst erfolgt die Ösophagusresektion mit einer Speichelfistel und nach ca. 2 Wochen z.B. der Magenhochzug oder Darmanschluss. Die Aufteilung der Operation verringert das Operationstrauma und Komplikationen, wie z.B. Anastomosenversagen.
- **Ösophagusresektion im Notfall** (z.B. Boerhaave-Spontanruptur der Speiseröhre, transmurale Verätzung des Ösophagus, Verätzung der Speiseröhre): Der Ösophagus wird entfernt und bis zur Rekonstruktion (Wiederherstellung des normalen Wegs des Speichels und der Nahrung vom Mund in den Verdauungstrakt) an der linken Halsseite eine Speichelfistel angelegt.

W *Bei diesen Notfallsituationen wird wegen des hohen Risikos für den Patienten auf eine gleichzeitige Rekonstruktion verzichtet, da die Letalität sehr hoch ist.*

Operativ angelegte Speichelfistel im Rahmen einer Sanierung nach dem Versagen der Anastomose (Komplikation). Bei Anastomosen zwischen dem oberen Ösophagus (Halsbereich) und Magen (sogenannter Magenhochzug) kommt es in 40% zu einer Anastomoseninsuffizienz. Die Speichelfistel wird nicht operativ verschlossen, im Rahmen der Bougierungstherapie an der Anastomose kommt es gleichzeitig zur Vernarbung der Fistel. Dieser spontane Fistelverschluss kann zwischen 2 Wochen und 2 Monaten dauern. Die pflegerische Herausforderung besteht darin, den Speichel so abzuleiten, dass die perifistuläre Haut vor Mazeration geschützt und die Bewegungsfreiheit des Patienten im Kopf-Nacken-Bereich nicht eingeschränkt wird.

Die tägliche Speichelmenge beträgt 2000 bis 2500 ml. Aus diesem Grund wird ein Beutel mit einem Bodenauslass verwendet, an dem zusätzlich ein weiterer Sekret-/Harnbeutel angeschlossen werden kann.

Als Hautschutz dienen Cavilon oder Skin Gel, zum Ausgleichen und Abdecken der Haut eine Stomapaste (z.B. Cohesive Stomahesive). Für eine bessere Anpassung des Beutels an die Halsregion und mehr Beweglichkeit wird die Basis (Hautschutz) des Beutels zirkulär eingeschnitten (**Abb. 9.18**). Dies kann auch am Rand des Hautschutzmaterials erfolgen, sodass weniger Spannung entsteht und die Tragedauer der Versorgung verlängert wird.

Bei Speichelfluss mit geringeren Schleim- und Luftbeimengungen werden Urostomie- oder Fistelbeutel verwendet, weil sie eine Rücklaufsperre besitzen. Andernfalls wird der Abfluss behindert und der Beutel löst sich von der Haut.

Im Fall von zähem Schleim und viel Luftbildung eigene sich einteilige Ileostomiebeutel mit Bodenauslass (z. B. Firma Eakin Pelikan, Firma Eurotec Ileomat). Damit der Schleim den Speichelabfluss nicht behindert, werden 1,5 Beutel Mucobenepulver in den Fistel-/Ileobeutel gegeben und alle 8 bis 12 Stunden erneuert.

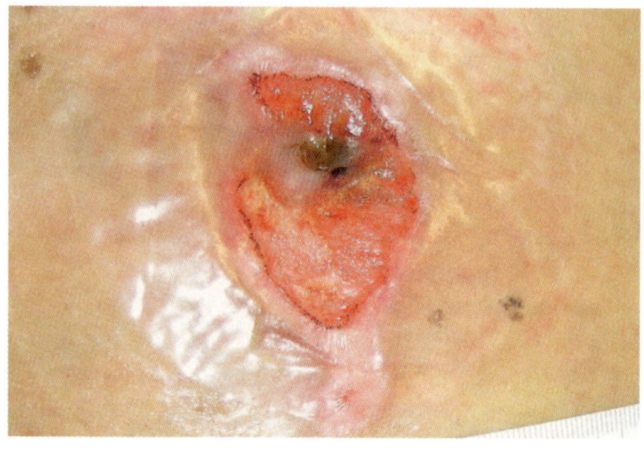

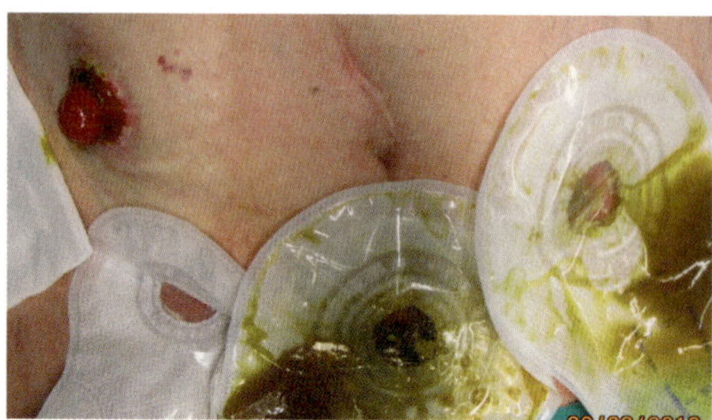

Abb. 9.18 ▪ **Darmfistel** bei Morbus Crohn.
a Darm- und Aszitesfistel.
b Ileostoma und Darmfisteln bei M. Crohn, 3 Fisteln im Unterbauch mit Versorgung.

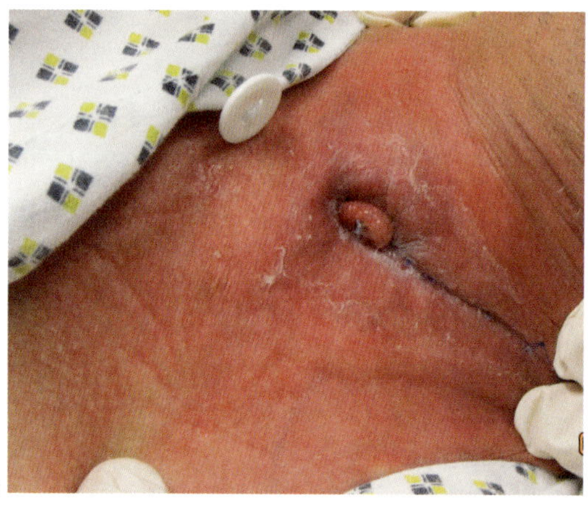

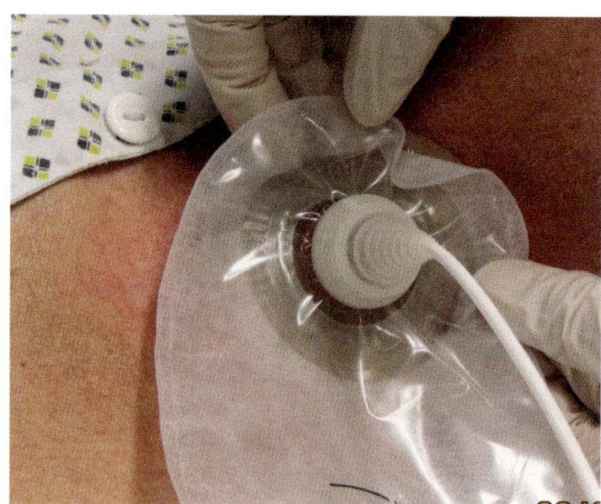

Abb. 9.19 ▪ **Speichelfistel.**
a Zervikal.
b Versorgung.

10 Gastrostomie zur Ernährung

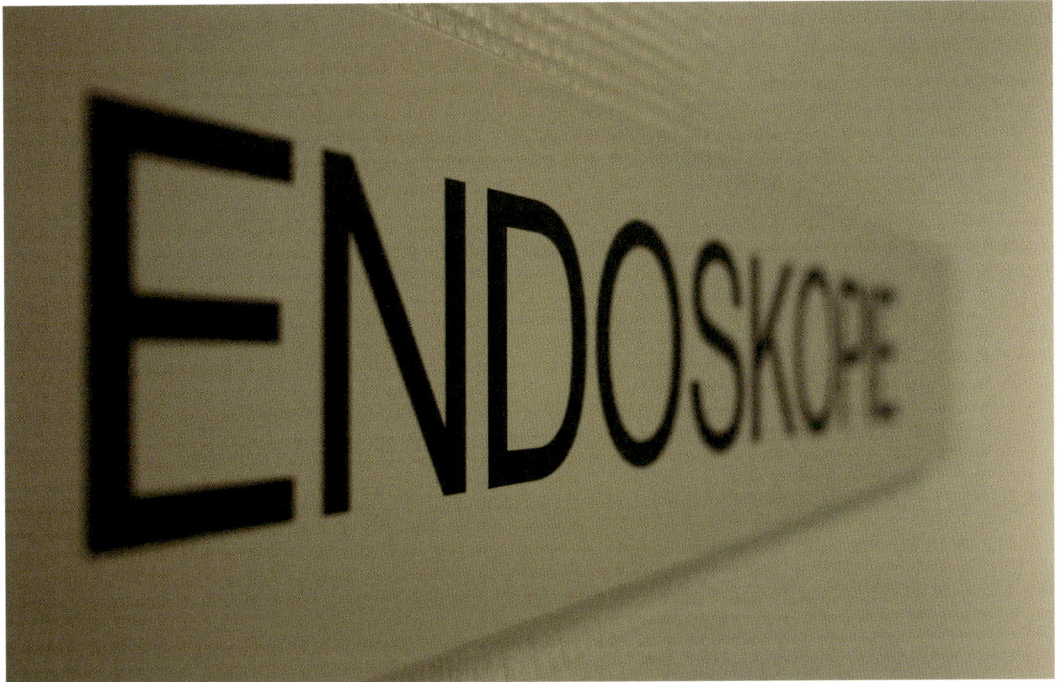

Im Rahmen eines mehrwöchigen Krankenhausaufenthaltes bekam ich vor längerer Zeit eine PEG-Sonde gelegt. Das war zu diesem Zeitpunkt unumgänglich, da mein Allgemeinzustand äußerst schlecht war und mein Körpergewicht stetig sank. Die Sonde wurde mir in sediertem Zustand gelegt, sodass ich mich nicht daran erinnern kann. Als ich aufwachte, spürte ich nur ein Kratzen im Hals und einen aushaltbaren Schmerz im Bereich der Einstichstelle am Bauch, welcher ca. drei bis vier Tage anhielt. An die ersten Male, an denen ich Sondennahrung erhielt, werde ich nur ungern erinnert: Mir wurde schlecht, und ich hatte ständig einen schalen Geschmack im Mund. Ich wollte schon aufgeben. Doch dann nahm sich eine Ernährungsberaterin viel Zeit für mich und probierte mit mir verschiedene Sondennahrungsmöglichkeiten aus, so lange, bis wir die richtige gefunden hatten. Mein Allgemeinzustand verbesserte sich trotz meiner schweren Erkrankung, und ich nahm an Gewicht zu. Nun bin ich zu Hause und seit ungefähr drei Monaten auf mich gestellt. Aber es funktioniert: Ich weiß, welche Nahrung ich am besten vertrage, wie ich die PEG-Sonde spülen muss und führe regelmäßig den Verbandwechsel an der Einstichstelle der PEG-Sonde durch.

10.1 Ernährungssonden

Die perkutane endoskopische Gastrostomie (PEG) ist eine einfache und schnelle Einlage eines Ernährungskatheters in den Magen. Dazu ist ein endoskopischer Eingriff notwendig, bei dem der Katheter durch die Haut hindurch (transkutan) platziert wird. Eine PEG gewährleistet dann eine langfristige und physiologische Nahrungszufuhr, wenn diese peroral noch nicht oder nicht mehr möglich ist.

Das Anlegen einer PEG kann im Rahmen einer stationären Aufnahme oder ambulant erfolgen, wenn qualifizierte Beobachtung gewährleistet ist. Der PEG-Katheter sollte frühestens zwei Wochen nach der Einlage entfernt werden.

Die Anlage der PEG-Sonde findet bei Kindern stets in Vollnarkose, bei Erwachsenen in Sedierung statt. Die Anlage einer PEG kann auch intraoperativ im Rahmen einer anderen OP angelegt werden, z. B. bei polytraumatisierten Patienten oder Eingriffen im HNO-Bereich.

10.1.1 Grundsätze der Versorgung

PEG-Sonden bestehen aus Polyurethan oder Silikonkautschuk, säureresistenten, flexiblen und hautfreundlichen Materialien. Die Sonden besitzen eine Länge von 35 cm, einen Durchmesser von 9–22 Charrière (Ch.) und außen eine Zahlenmarkierung. Die innere Halteplatte und die Sonde selbst sind röntgenkontrastgebend.

Durch die PEG-Sonde lässt sich eine weitere Sonde – die Jejunalsonde – bis in den Dünndarm schieben. Das wird bei Patienten mit folgenden Erkrankungen durchgeführt:

- Magenausgangsstenosen
- Starker Reflux mit Aspirationsgefahr
- Dünndarmstenosen

Dabei ist das Ziel, die Sondennahrung in den Dünndarm einzubringen. Die Länge der Dünndarmsonde beträgt ca. 120 cm, der Durchmesser ist dem der PEG-Sonde angepasst; zur Unterscheidung sind die Distalenden unterschiedlich geformt.

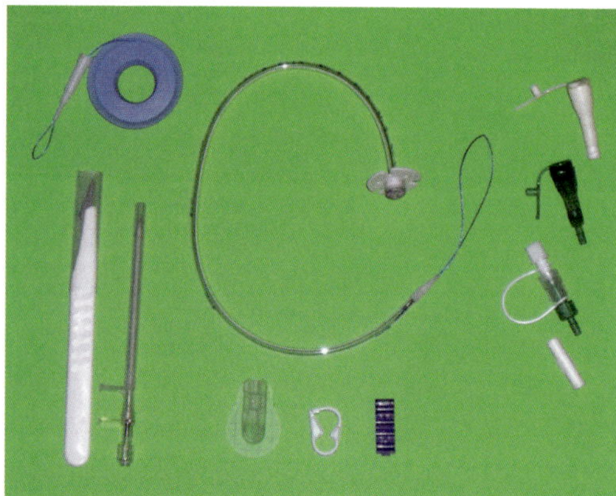

Abb. 10.1 ▪ PEG-Komplettset.

Sondenarten

Für die Anwendung in der Praxis gibt es verschiedene Sondensysteme:

- PEG-Set Direktpunktion
- PEG-Set Durchzug
- Jejunal-Set
- Perkutane gastrale Sonde mit Ballon
- Button-Austauschsystem (S. 130)

Sondeneigenschaften

Die Größe der Sonden richtet sich nach dem Anwendungsbereich. So gibt es z. B. kleine Sonden (9 Ch.) für Kinder. Die normalgroßen Sonden ab 15 Ch. eignen sich auch zur Verabreichung von Medikamenten und selbst hergestellter Sondennahrung. Großlumige PEG-Sonden ab 22 Ch. werden in Verbindung mit einer Jejunalsonde eingelegt.

10.1.2 Pflegerische Aufgaben bei der PEG-Anlage

Die PEG wird von einem Arzt angelegt, wobei ihm die Pflegeperson assistiert. Die Aufgaben der Pflegenden sind dabei Folgende:

- Vorbereitung des Patienten und der Materialien
- Assistenz bei der Durchführung
- Nachbereitung und Entsorgung der Materialien

Vorbereitung

Bevor eine PEG angelegt werden kann, muss der durchführende Arzt den Patienten über die bevorstehende Maßnahme aufklären. Der Patient bzw. beim Kind dessen Erziehungsberechtigter müssen dem Eingriff zustimmen und eine Einverständniserklärung unterschreiben. Die Pflegeperson prüft vorab, ob alle notwendigen Unterlagen bereitgestellt sind (z. B. dokumentierte Patientenaufklärung, Zuweisung und Krankenunterlagen, Pflegeprotokoll, Patientenetiketten) und fordert gegebenenfalls fehlende an. Sie achtet darauf, dass für alle notwendigen Blutuntersuchungen die Ergebnisse vorliegen und bereitet u. U. einen sogenannten PEG-Pass für den Patienten vor.

Der Patient wird auf die PEG-Anlage ähnlich wie auf andere Operationen vorbereitet:

- Der Oberbauch des Patienten wird um den Bauchnabel herum (supraumbilikal) rasiert.
- Er muss nüchtern sein und darf mindestens 6 Stunden vorher nichts zu sich genommen haben.
- Er wird gebeten, vorab nochmals eine Mundpflege durchzuführen (besonders wichtig bei der Durchzugsmethode, um Infektionen zu vermeiden), oder die Pflegeperson führt eine Mundpflege durch.
- Eventuell vorhandene Zahnprothesen werden entfernt.
- Der Patient zieht ein OP-Hemd an.
- Er erhält ein Sedativum.

M *Die Sedierung des Patienten wird mithilfe Pulsoxymeter oder Monitoring überwacht. Es muss die Möglichkeit bestehen, dass der Patient bei Bedarf Sauerstoff erhalten und eventuell abgesaugt werden kann.*

Durchführung

Für die PEG-Anlage wird der Patient auf dem Rücken gelagert. Er sollte bequem liegen, um die Zeit der Anlage in ruhigem Zustand verbringen zu können. Beide Arme werden seitlich fixiert. Das ist besonders bei sedierten Patienten zu beachten, damit Sterilität gewährleistet ist.

Nach Diaphanoskopie (Lichtschein des Endoskops durch die Bauchdecke wird sichtbar) und Markieren der Punktionsstelle erfolgt eine Hautdesinfektion. Die Pflegeperson reicht dem durchführenden Arzt Lokalanästhetikum, Skalpell und Punktionsnadel an. Das weitere Vorgehen richtet sich je nach der Technik. Dabei wird unterschieden zwischen:

- Durchzugstechnik oder Fadendurchzugsmethode (Pull-Technik) **(Abb. 10.2)**;
- Punktionstechnik.

Um die Inhalte zu vertiefen, können Sie sich das Video „Legen einer Ernährungssonde“ ansehen.

Durchzugstechnik

- Einbringen des Fadens durch die Punktionsnadel in den Magen.
- Mit einer Schlinge wird der Faden gefasst und bei gleichzeitiger Entfernung des Endoskops aus dem Mund herausgeleitet.
- Sicheres Verknoten des Fadenendes mit der Durchzugssonde.
- Durch Zug am distalen Fadenende wird die Sonde peroral durch den Ösophagus in das Mageninnere platziert und über die Bauchdecke ausgeleitet.
- Kürzen der Durchzugssonde und Anbringen des Spritzenansatzes.
- Sterilen Verband anlegen.

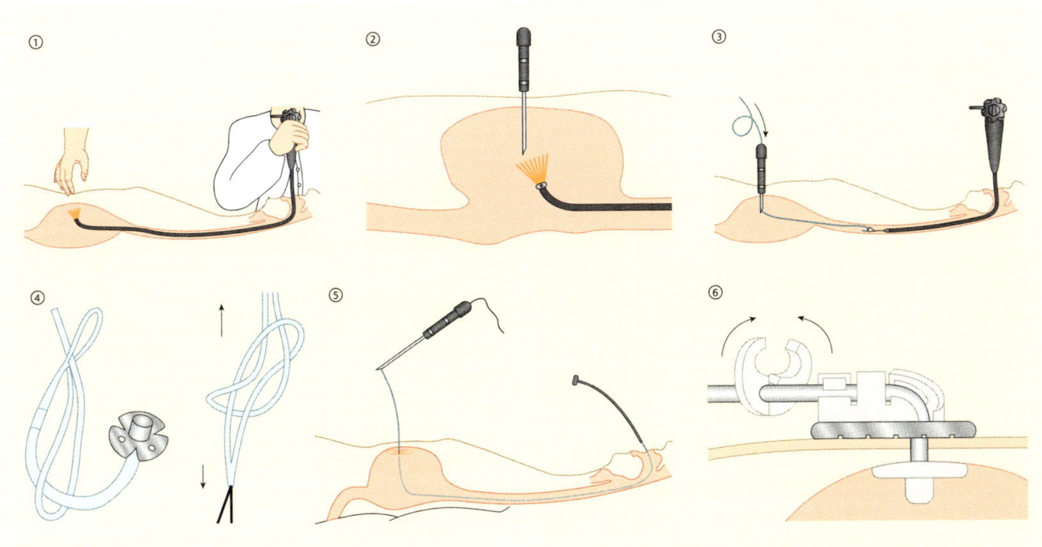

Abb. 10.2 ▪ Fadendurchzugsmethode. Teilabb. 1 und 2 zeigen, wie der Punktionsort ermittelt wird. Teilabb. 3: Der Faden wird durch die Punktionskanüle eingeführt; das Endoskop fasst den Faden im Magen und zieht ihn über Speiseröhre und Mund heraus. Teilabb. 4: PEG-Katheter wird an den Faden fixiert, dann wird der Katheter durch Mund und Speiseröhre bis in den Magen durchgezogen (Teilabb. 5). Die Halteplatte am PEG-Katheter verhindert das Rausrutschen des Katheters aus seiner korrekten Position. Am äußeren Ende des Katheters wird zum Schluss ein Adapter mit Luer-Lock-Anschluss angebracht und der Katheter fixiert.

Punktionstechnik

- Positionieren des Führungsdrahtes durch die Punktionsnadel und Entfernen der Punktionsnadel.
- Bougieren von 12–18, Einführung des Peel-away-Bougies, Entfernen des Führungsdrahtes und des Obturators.
- Instillieren von Gleitmittel und Einbringen der Ballonsonde, die mit 5 ml 10 %igem Glyzerin geblockt wird.
- Ballonanschluss mit Leukoplast (sichtbar) abkleben, um ein irrtümliches Öffnen oder Instillieren von Nahrung zu vermeiden.
- Sterilen Verband anlegen.
- Röntgenologische Lagekontrolle des Ballonkatheters am nächsten Tag vor der Nahrungszufuhr.

Nachbereitung

Die Pflegeperson reinigt den Wundbereich, entfernt Blut- und Sekretreste und desinfiziert die Einstichstelle erneut (z. B. Isozid-H). Nach dem Trocknen der Haut, werden sterile Schlitzkompressen um die Sonde gelegt und mit hautfreundlichem Pflaster fixiert. Für den weiteren Verbandwechsel können von verschiedenen Firmen angebotene Verbandsets für PEG eingesetzt werden.

M *Der Patient sollte noch ca. 2 Stunden Bettruhe einhalten und auf der linken Seite liegen, um das Aspirationsrisiko zu minimieren.*

Die Pflegeperson trägt die PEG-Anlage mit Größe und Art der PEG, verabreichten Medikamenten und eventuell aufgetretenen Besonderheiten in die Patientendokumentation ein. Außerdem füllt sie den PEG-Pass aus, übergibt ihn dem Patienten und informiert das Ernährungsteam über die PEG-Anlage.

Komplikationen

Frühkomplikationen treten in direktem zeitlichen Zusammenhang mit der Anlage auf, z. B.:

- Dislokation,
- Blutungen,
- Wundinfektionen,
- Aspiration,
- Hautirritationen,
- nekrotisierende Fasziitis (Entzündung einer Faszie).

Spätkomplikationen können nach längerer Zeit auftreten, z. B.:

- Dislokation nach innen oder außen,
- Hypergranulation,
- Abszessbildung,
- Hautirritationen,
- Migration (Einwachsen in die Magenwand) der Halteplatte.

10.1.3 Sondenpflege/Verbandwechsel

Verkrustungen an der Sonde oder Halteplatte werden mit Wasser gereinigt. Die Reinigung der Sonde kann auch beim Duschen oder Baden erfolgen. Pflasterreste auf der Sonde können mit speziellen Pflasterlösungsmitteln entfernt werden. Besonders auf Defekte an der Sonde und am Ansatzstück ist zu achten. Beschädigungen an der Sonde erfordern eine Reparatur (mit speziellen Reparatursets) oder häufig sogar den Austausch der Sonde. Die Sonde darf nur mit eigens dafür vorgesehen Klemmen abgeklemmt werden.

M *Bei der PEG-Pflege kommen keine Salben und kein Abkleben zur Verwendung.*

Verbandwechsel. Ziel des Verbandwechsels ist das Vermeiden einer Wundinfektion, die die häufigste Komplikation nach einer PEG-Anlage darstellt. Um dieses Risiko so gering wie möglich zu halten, wird der Verband am 2. oder 3. Tag nach der Anlage täglich gewechselt. Ab der 2. Woche erfolgt der Verbandwechsel ein- bis zweimal wöchentlich. Bei Auftreten von Hautreizungen wird entsprechend häufiger gewechselt.

Besonders in der 1. Woche ist eine sorgfältige Inspektion der Wunde erforderlich. Die Inspektion erfolgt insbesondere im Hinblick auf **(Abb. 10.4)**:

- Rötungen,
- Hautirritationen,
- Absonderungen,
- Entzündungen,
- Blutungen.

10.1.4 Sondenwechsel

Die Liegedauer einer PEG-Sonde richtet sich nach der Beschaffenheit der Sonde. PEG-Set-Durchzugssonden verbleiben maximal 12 Monate (der Patient muss zum Wechseln gastroskopiert werden), Ballon-Sonden können bis zu 4 Monaten verbleiben.

PEG-Sonden müssen außerdem dann gewechselt werden, wenn eines der folgenden Probleme auftritt:

- Vollständige Okklusion der Sonde
- Therapieresistente Infektion der Sondenaustrittsstelle
- Defekt an der Sonde (z. B. Perforation, Verschleiß)

Durchführung bei einer Durchzugssonde

Der Patient muss nüchtern sein. Nach erfolgter Händedesinfektion wird der PEG-Verband abgelöst. Im Rahmen einer Gastroskopie wird mit der Schlinge oder Fasszange die innere Halteplatte gefasst und die Sonde von außen an der Haut mit einer Schere durchtrennt.

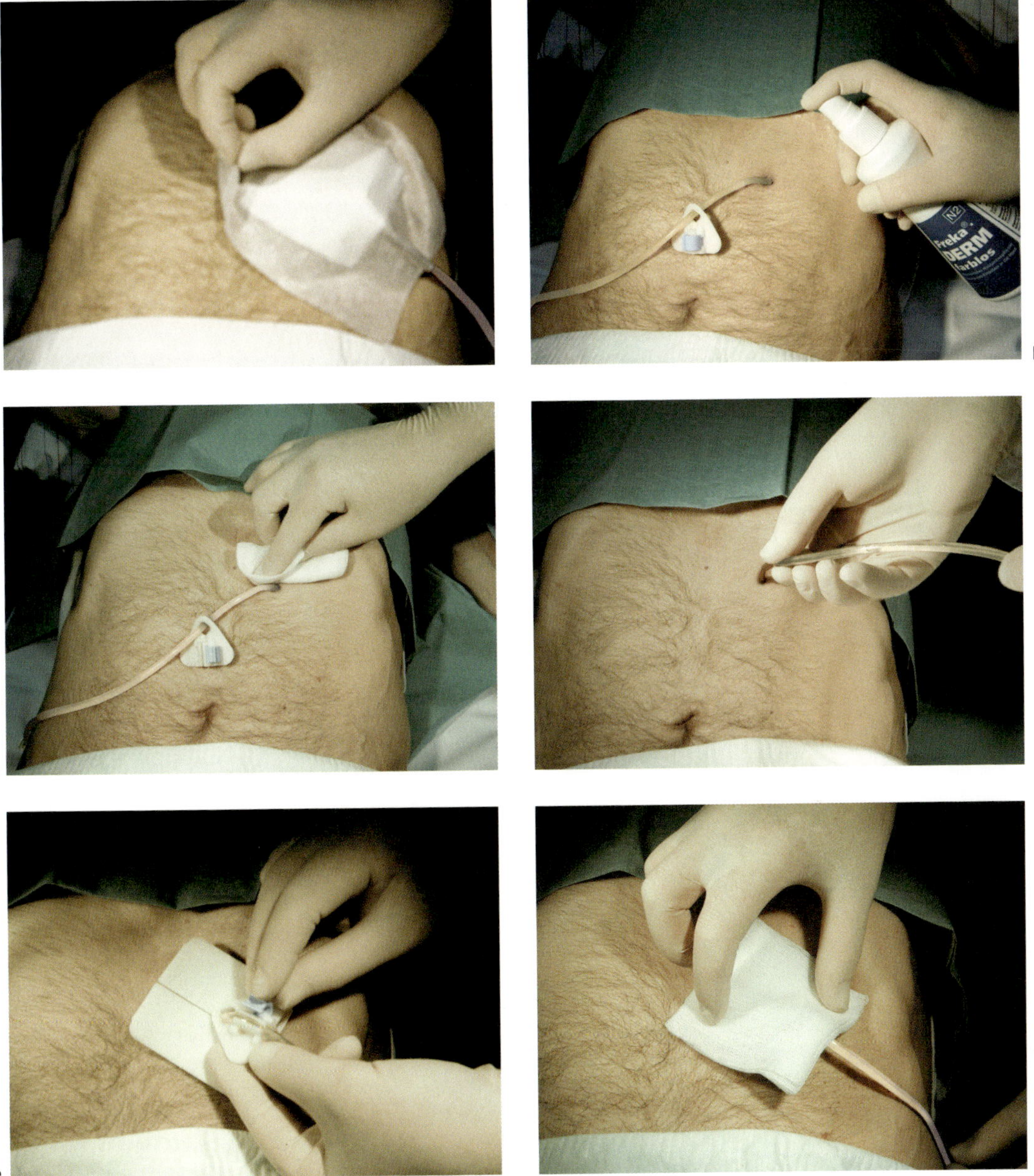

Abb. 10.3 ▪ **Verbandwechsel PEG-Sonde.**

a Entfernen des alten Verbands.

b Desinfektion mit Hautdesinfektionsmittel (nur in den ersten 14 Tagen).

c Reinigung des Stomas mit sterilen Kompressen und warmem Wasser von innen nach außen.

d Mobilisation der Sonde. Ab der 2. Woche wird die Sonde während des Verbandwechsels leicht gedreht, damit die Halteplatte nicht einwächst.

e Fixierung der Halteplatte. Zwischen Bauchdecke und Halteplatte wird eine sterile Schlitzkompresse gelegt und die Sonde mit einem Pflasterstreifen fixiert. Dabei ist darauf zu achten, dass die Sonde nicht abknickt.

f Abdeckung der Halteplatte mit Deckkompresse.

(Fortsetzung siehe nächste Seite)

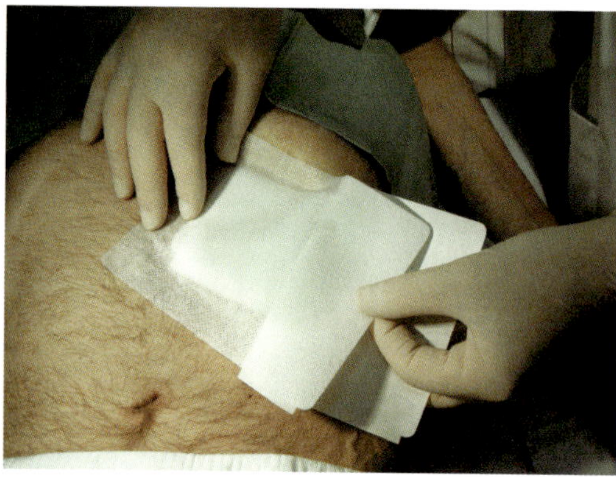

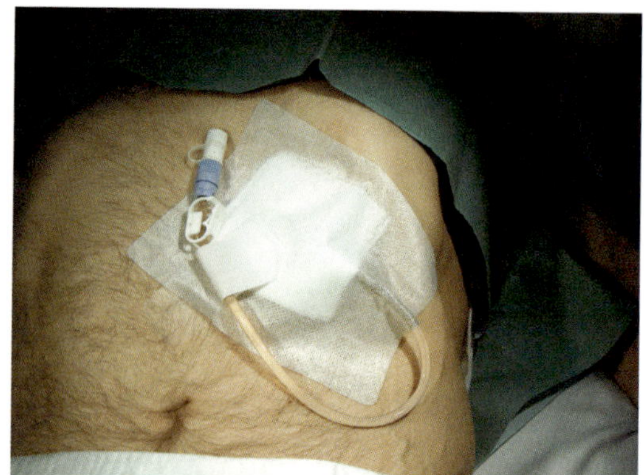

Abb. 10.3 ▪ Verbandwechsel PEG-Sonde.
g Fixierung mit einem Stretchpflaster.
h Fixierung der Sonde außen am Verband. Der Verbandwechsel wird in den Patientenunterlagen mit Uhrzeit, Datum und Handzeichen dokumentiert.

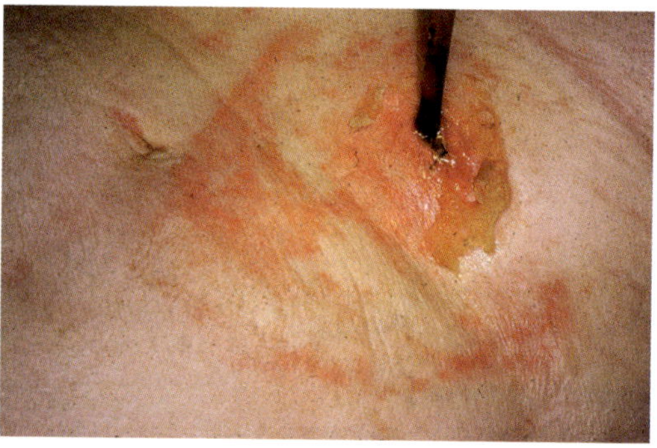

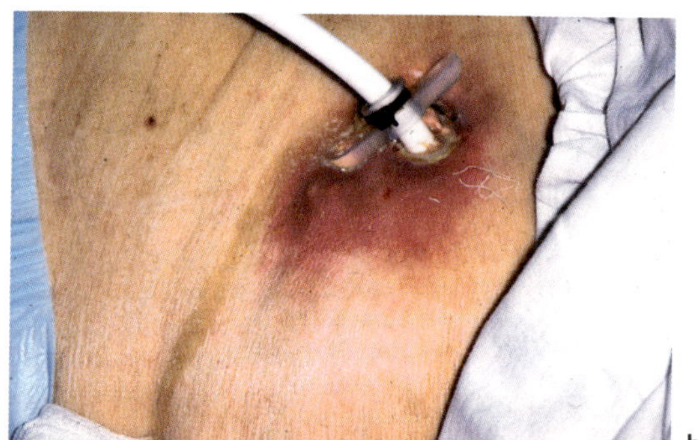

Abb. 10.4 ▪ Wundinspektion. Da Komplikationen auftreten können, ist eine sorgfältige Wundinspektion beim Verbandwechsel unerlässlich.
a Hautirritation durch Magensaft.
b Bauchdeckenphlegmone.

Halteplatte und restlicher Sondenanteil werden mit dem Gastroskop aus dem Magen durch den Ösophagus entfernt. Durch das Stoma wird die neue mit Gleitgel bestrichene Gastrostomiesonde eingeführt. Der intragastrale Ballon muss mit 5 ml Glyzerinlösung (10 %) geblockt werden. Abschließend wird ein Verband mit sterilen Schlitzkompressen angelegt und die neue Sonde fixiert. Ist keine neue PEG notwendig, wird das Stoma mit einem trockenen Verband versorgt.

Durchführung bei einer Ballonsonde

Der Patient muss nüchtern sein. Nach erfolgter Händedesinfektion wird der PEG-Verband abgelöst und die liegende Sonde entfernt. Danach erfolgt eine Reinigung des Stomas und der peristomalen Haut von zentral nach peripher. Die Stomaumgebung wird auf Hautirritationen und Rötungen inspiziert. Sind keine Komplikationen erkennbar, kann die neue Gastrostomiesonde mit Ballon eingeführt werden. Der Ballon wird mit der jeweils vorgeschriebenen Flüssigkeitsmenge (5 oder 10 ml Glyzerinlösung 10 %) geblockt. Zum Schluss wird wieder ein steriler Verband angelegt und die Sonde mit Pflaster fixiert.

P *Der Ballonanschluss wird mit einem sichtbaren Pflaster abgeklebt, um ein versehentliches Instillieren von Nahrung zu verhindern.*

10.1.5 Sondenernährung

Die Ernährung mit Sondenkost setzt voraus, dass der Magen-Darm-Trakt intakt ist. Die künstlich hergestellte Nahrung wird durch die Ernährungssonde direkt in den Magen bzw. Dünndarm des Betroffenen appliziert.

Mit der Sondenkosternährung kann ca. 12–24 Stunden nach der PEG-Anlage begonnen werden.

Vor dem Verabreichen der Sondenkost über die Ernährungssonde müssen folgende Fragen geklärt sein:

- Liegt die Sonde korrekt und wurde das kontrolliert?
- Wurde mithilfe einer Ernährungsberatung eine geeignete Sondennahrung für den Patienten gefunden?
- Hat das Ernährungsteam den benötigten Energie- und Flüssigkeitsbedarf ermittelt?
- Liegt ein individueller Ernährungsplan für den Betroffenen vor (eventuell durch Homecare oder ambulanten Dienst erstellt)?

Sondennahrung kann entweder in Spezialflaschen, in Leerbehältern (mehrfachverwendbar) oder über Pumpensysteme verabreicht werden.

Verabreichen der Sondennahrung

Der Patient wird möglichst in eine sitzende Lage gebracht (30°), um die Aspirationsgefahr zu reduzieren. Dabei ist wichtig, dass er bequem sitzt und keine Schmerzen hat. Die Pflegeperson, die die Sondenkost appliziert, desinfiziert sich vorab die Hände. Danach wird zur Anregung der Speichelsekretion eine Mundpflege durchgeführt, der Mund soll in den Ernährungsvorgang einbezogen werden.

In der Zwischenzeit kann die Sondennahrung auf Zimmertemperatur erwärmt werden. Das Überleitungsgerät wird angebracht (das Schlauchsystem muss 24-stündlich gewechselt werden) und die Flasche oder der Beutel mit der Sondenkost angeschlossen. Nachdem das Schlauchsystem mit der PEG-Sonde verbunden ist, wird die Tropfgeschwindigkeit eingestellt, wobei ca. 1 Tropfen pro Sekunde appliziert werden sollte. Nach Beenden der Nahrungszufuhr wird die PEG-Sonde durchgespült. Angebrochene Sondennahrung darf nicht länger als 24 Stunden verwendet werden.

Bei einer gastralen Sonde muss vor jeder Nahrungsapplikation die korrekte Sondenlage überprüft werden.

Komplikationen bei der Sondenernährung

Bei der Ernährung mit Sondenkost können folgende Komplikationen auftreten:

- Diarrhö (Durchfall)
- Obstipation (Verstopfung)
- Emesis (Erbrechen)
- Okklusion der Sonde
- Leckage der Sonde

Ursache einer Diarrhö.

- Zu kalte Sondennahrung
- Zu hohe Tropfgeschwindigkeit bei der Nahrungszufuhr
- Zu schnellen Kostaufbau
- Medikamente

Ursache einer Obstipation.

- Flüssigkeitsmangel
- Ballaststoffmangel

Ursache einer Emesis.

- Zu hohe Tropfgeschwindigkeit bei der Nahrungszufuhr
- Zu kalte Sondennahrung
- Zu flache Lagerung bei der Nahrungsaufnahme

Ursache einer Sondenokklusion.

- Fehlendes oder unzureichendes Spülen der Sonde
- Nicht sondengängige oder unzureichend zerkleinerte Medikamente

Ursache einer Sondenleckage.

- Abnutzung oder Lockerung des Sondenansatzes
- Unsachgemäßes Abklemmen der Sonde

P *Die Ernährungssonde wird ab ca. 12–24 Stunden nach der Neuanlage regelmäßig gespült. Dazu können stilles Mineralwasser oder normales Wasser in einer Menge von ca. 20–40 ml verwendet werden. Die Sondenspülung wird durchgeführt*

- *vor und nach jeder Nahrungsapplikation,*
- *vor und nach jeder Medikamentengabe,*
- *bei jeder Unterbrechung der Verabreichung von Sondenkost.*

Da die Menge der Spülflüssigkeit mitbilanziert werden muss, ist darauf zu achten, dass sie auch dokumentiert wird.

Patienteninformationen

Befindet sich ein Patient mit PEG-Anlage im Krankenhaus, kann er sich bei Fragen zur Sondenernährung entweder an Mitarbeiter der Endoskopieabteilung, seiner Pflegestation oder an den Ernährungsberater des Hauses wenden. Diese können ihm Merkblätter mit weiterführenden Informationen geben. Außerdem kann er sich bei den Mitarbeitern des Krankenhauses über die Materialbestellung informieren (z. B. Reparatursets oder Anschlüsse an der PEG). Bei Fragen bezüglich der Medikamenteneinnahme wendet sich der Patient am besten an einen Apotheker, der ihm mitteilt, welche Medikamente wie appliziert werden müssen (z.B. zermörsert oder aufgelöst).

AUSWEIS

für

PEG-SONDEN

und

KÜNSTLICHE ERNÄHRUNG

PATIENTENDATEN

Name: ....

Vorname: ....

PH/Privat: ....

Straße: ....

PLZ/Ort: ....

Tel.: ....

HAUSARZT / PH

Name: ....

PH/Privat: ....

Straße: ....

PLZ/Ort: ....

Tel.: ....

HAUSKRANKENPFLEGE

Durch: ....

Betreuer: ....

Tel.: ....

PEG-DATEN

Sondenart: ....

Firma: ....

Indikation: ....

Arzt: ....

gesetzt am: ....

Tel.: ....

Rückfragen: ....

SONDEN / NAHRUNG

Firma: ....

Diätberatung: ....

Besonderheiten: ....

a

NACHVERSORGUNG

Datum	Befund	wiederbestellt am

b

Abb. 10.5 ▪ **PEG-Pass.**

PEG-Pass. Im PEG-Pass **(Abb. 10.5)**, den der Patient nach einer PEG-Anlage erhält, befinden sich Informationen zu

- Art der Sonde,
- Pflege der Punktionsstelle,
- Ernährung,
- Sondenpflege bzw. Spülen der Sonde,
- Termin für die nächste Kontrolluntersuchung.

Ernährungsumstellung. Ist beim Patienten eine Nahrungsumstellung vorgesehen, soll er z. B. eine andere Sondennahrung als bisher erhalten, wird er darüber informiert, dass er besonders auf folgende Parameter zu achten hat:

- Gewichtszunahme
- Ödeme (Wasseransammlungen im Gewebe)
- Stuhlverhalten
- Flüssigkeitsbilanz (Ein- und Ausfuhr)

Der Patient sollte seine Beobachtungen dokumentieren und beim nächsten Arztbesuch seinem Arzt mitteilen.

10.2 Button-Austauschsystem

Ein Button-Austauschsystem (engl. button = Knopf) ist eine 3–6 cm lange perkutane Sonde, die über ein bereits bestehendes Stoma in den Magen eingeführt wird. Sie ist im Mageninneren mit einem flüssigkeitsgefüllten Rückhalteballon an der Magenwand fixiert.

Button-Austauschsysteme sind weniger sichtbare und weniger störende Alternativen zur PEG-Sonde. Sie setzen allerdings ein vorhandenes Stoma voraus. Das bedeutet, ein Button kann erst dann implantiert werden, wenn im Vorfeld eine PEG-Anlage erfolgte.

10.2.1 Indikationen und Vorteile eines Buttons

Ein Button wird implantiert bei

- mobilen Patienten,
- Kindern und Jugendlichen,
- unruhigen und desorientierten Patienten, bei denen die Gefahr besteht, dass sie sich die PEG-Sonde selbstständig entfernen könnten.

Buttons, die meistens aus latexfreiem Silikon bestehen und in verschiedenen Charrière-Größen und Schaftlängen zur Verfügung stehen, haben wesentliche Vorteile für den Betroffenen. So besitzen sie z. B. eine wesentlich kleinere äußere Halteplatte und liegen nur noch minimal auf der Bauchdecke auf. Die Gefahr des versehentlichen Entfernens der Sonde wie bei einer PEG-Sonde tritt hier weniger auf. Das Fremdkörpergefühl ist für den Patienten nicht ganz so groß, da keine lange Sonde mehr aus der Bauchdecke ragt. Das längere Sondensegment wird nur zur Nahrungszufuhr und zur Verabreichung von Medikamenten angeschlossen und danach wieder entfernt. So ist das Button-Austauschsystem von außen durch die Kleidung kaum sichtbar.

Button-Austauschsysteme erlauben dem Patienten eine hohe Bewegungsfreiheit (z. B. beim Duschen oder Baden), sodass er sich auch sportlich betätigen kann. Wie bei der Direkt-Punktions-PEG und Gastrotuben ist beim Wechsel des Systems keine Gastroskopie erforderlich, was die körperliche und psychische Belastung des Betroffenen verringert.

10.2.2 Umgang mit dem Button-Austauschsystem

Die Indikation und Erstanlage eines Buttons erfolgt durch einen Arzt. Jeden weiteren Wechsel des Buttons können fachlich kompetente Pflegepersonen vornehmen. Ein Button wird ungefähr alle 6–8 Monate gewechselt. Für den Buttonwechsel werden folgende Materialien benötigt:

- Messhilfe zur Bestimmung der Bauchdeckendicke
- Button mit korrekt ermittelter Schaftlänge
- Einmalspritzen
- 10 %ige Glyzerinlösung
- Gleitmittel

Alle Materialien werden auf Vollständigkeit kontrolliert. Der Ballon des neuen Buttons wird nach der Ausmessung der Bauchdecke getestet, indem er mit Luft gefüllt und auf Dichtigkeit und gleichmäßige Füllung überprüft wird. Im Regelfall kommen einfache Buttons ohne Einführhilfe zum Einsatz (z. B. Firma Nutrizia oder Fresenius). Der Ballon des alten Buttons wird entleert und die Einmalspritze verworfen. Dann kann der Button vorsichtig aus dem Stoma entfernt werden. Mithilfe einer so genannten Messhilfe wird die Bauchdeckenstärke gemessen, um die benötigte Schaftlänge für den neuen Button zu ermitteln. Die Schaftlänge sollte ca. 3–5 mm länger sein als die Dicke der Bauchdecke **(Abb. 10.6)**.

M *Sitzt der Button zu eng, kann der Ballon platzen oder zu Drucknekrosen an der Mageninnenwand führen. Die Bauchdeckenstärke muss bei jedem Buttonwechsel wieder neu ausgemessen werden, da die Dicke der Bauchdecke im Laufe der Zeit variieren kann.*

Der neue Button wird mit Gleitgel versehen und vorsichtig über das Stoma in den Magen eingeführt. Zur Fixierung des Buttons im Magen wird der Ballon mit der 10 %igen Glyzerinlösung gefüllt. Anschließend wird der Button von außen mit einer Lasche verschlossen.

M *Wird für die Ballonfüllung 0,9 %iges NaCl verwendet, muss der Ballon alle drei Monate neu gefüllt werden.*

Pflege des Buttons

Eine reizlose Einstichstelle erfordert keinen Verband, sondern bleibt offen. Der Button wird täglich mit Wasser und Körperseife gereinigt. Die Reinigung der peristomalen Haut erfolgt mit feuchten Tupfern (z. B. Watteträger). Dazu muss der Button leicht angehoben werden. Um Verklebungen und Druckstellen zu vermeiden, sollte der Button bei der täglichen Pflege einmal vorsichtig um die eigene Achse gedreht werden.

Komplikationen bei Buttons

Bei der Verwendung von Button-Austauschsystemen können Leckagen am Button oder am Stoma sowie an Druckstellen auftreten. Weitere Komplikationen können durch das Desinfektionsmittel (z. B. Octenisept) entstehende chronische Feuchtigkeit oder Hautirritationen sein.

Leckage am Button. Undichtigkeiten können direkt am Button und an der Konnektorstelle entstehen. Sie treten oft auf, wenn das Rücklaufventil des Buttons z. B. durch unsachgemäßes Spülen mit nicht passenden Ansätzen (z. B. mit einer Spritze) beschädigt wurde. Bei einer Leckage des Buttons muss dieser ausgetauscht werden.

Leckage am Stoma. Wenn der intragastrale Ballon die Magenwand nicht komplett abdichtet, kann das folgende Ursachen haben:

- Zu langer Button durch Reduzierung des Körpergewichts
- Falsche oder fehlende Ausmessung der Buttonlänge
- Ungleichmäßige Füllung des intragastralen Ballons

Das Problem lässt sich durch Ausmessen der Bauchdeckenstärke und Neueinlage eines Buttons mit ent-

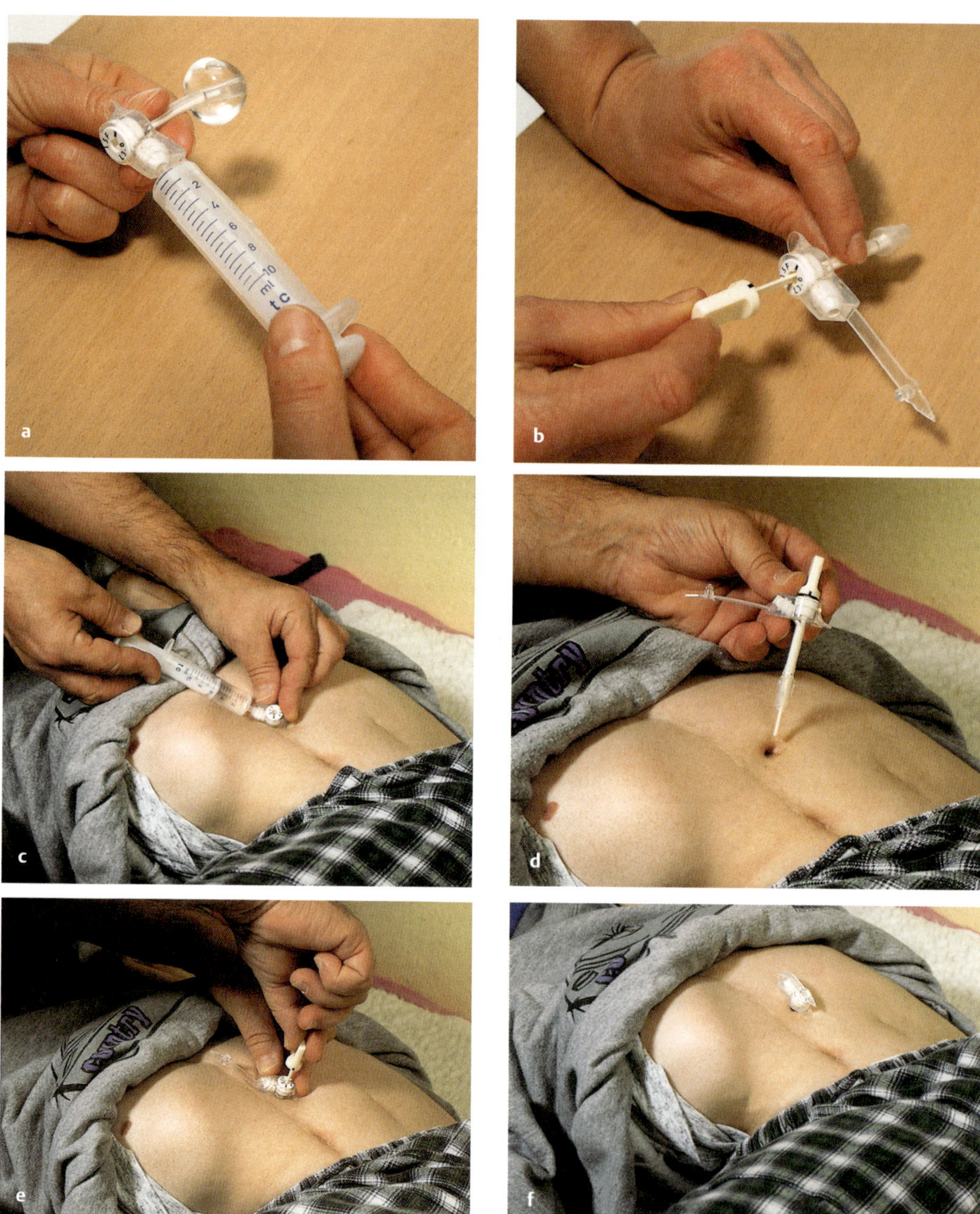

Abb. 10.6 ▪ **Buttonwechsel.** Durchführung eines Buttonwechsels (Lauber 2003).

sprechender Länge beheben. Ist die peristomale Haut durch den Magensaft irritiert, kann zur Abheilung eine hygroskopische Hautabdeckung verwendet werden.

Druckstellen. Druckstellen unter dem Button können auftreten durch

- permanenten Druck auf die Bauchdecke,
- zu kurze Schaftlänge des Buttons aufgrund falsches Ausmessens,
- Zunahme des Körpergewichts,
- Bauchmuskelaufbau.

Das Problem lässt sich beheben, indem die Bauchdeckenstärke neu ausgemessen und ein neuer Button mit korrekt angepasster Schaftlänge eingesetzt wird. Die peristomalen Druckstellen können mit Hydrogel und extradünnem hygroskopischem Hautschutz abgedeckt werden.

Patienteninformationen

Für eine gute und sichere Versorgung ist es notwendig, den Patienten bzw. Angehörige in den Umgang mit dem Button einzuweisen. Wenn nötig, werden mehrere Schulungstermine vereinbart. Um den Betroffenen für eventuell auftretende Probleme zu sensibilisieren, werden ihm alle möglichen Komplikationen erklärt und Handlungsempfehlungen ausgesprochen.

Der Patient erhält einen Stomapass mit allen wichtigen Daten sowie einer Pflegeanleitung. Bei der Entlassung aus dem Krankenhaus erhalten nicht in unmittelbarer Nähe wohnende Patienten einen Button als Reserve, damit der Hausarzt diesen im Notfall ohne Zeitverlust erneuern kann.

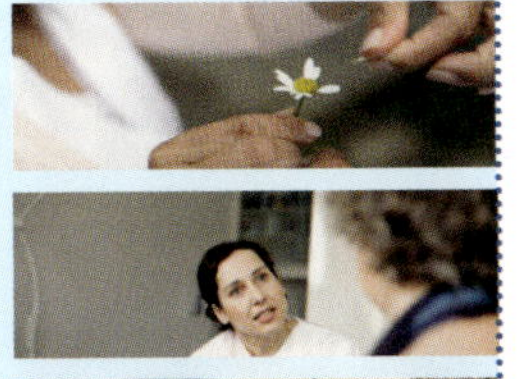

III Gesundheitsberatung

11 Leben mit dem Stoma

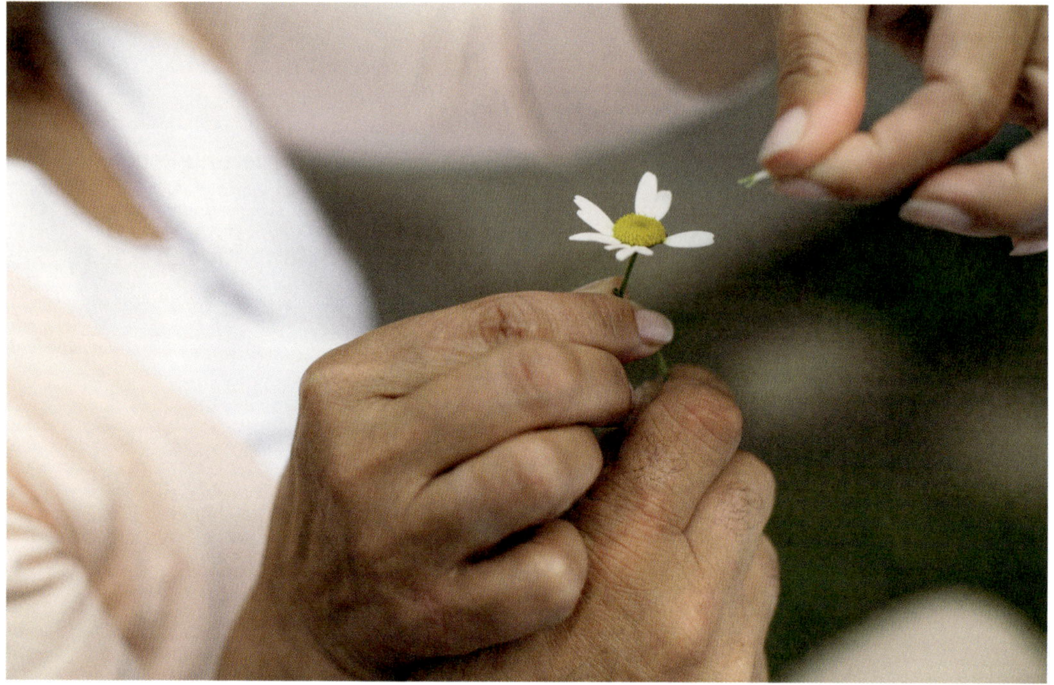

Ich bin 43 Jahre alt und gelernte Drogistin. Mein Ileostoma trage ich nun schon 5 Jahre. Ich brauchte lange Zeit, um mein Leben mit einem Stoma anzunehmen und die Versorgung so zu lernen, dass ich sagen konnte, jetzt beherrsche ich sie (fast) perfekt. Mein Mann hat mich all die Jahre unterstützt und mir immer wieder empfohlen, wieder an meinen alten Arbeitsplatz zurückzukehren. Ich konnte es aber nicht, denn ich hatte Angst, nicht mehr so leistungsfähig zu sein und als Stomaträgerin von meinen Kollegen nicht akzeptiert zu werden. Nun bin ich über meinen Schatten gesprungen, seit Anfang letzten Jahres arbeite ich in einer Drogerie mit vier Mitarbeiterinnen. Sowohl vormittags als auch nachmittags muss ich dreimal zur Toilette, um meinen Stomabeutel auszuleeren. Während dieser Zeit muss mich eine der Kolleginnen an der Kasse ablösen, wobei es immer wieder zu Diskussionen kam. Meine Kolleginnen fühlten sich gestört und provoziert, weil sie nicht verstehen konnten, warum man so oft die Toilette aufsuchen muss. Die psychische Belastung wuchs und bevor es zu einem großen Streit kam, beschloss ich, offen mit den Kolleginnen über meine Krankheit zu sprechen. Ich erklärte ihnen, dass ich ein Stoma habe und einen Beutel am Bauch tragen müsse, der die Ausscheidungen auffängt und es nötig sei, diesen so häufig auszuleeren. Nach dem offenen Gespräch brachten mir die Kolleginnen Verständnis entgegen, und die psychisch belastenden Diskussionen blieben aus. Heute gehe ich gern zur Arbeit und freue mich immer wieder aufs Neue darauf.

11.1 Entlassung aus dem Krankenhaus

Bei der Entlassung aus dem Krankenhaus sollte der Stomaträger in der Lage sein, sich selbst und sein neu angelegtes Stoma zu versorgen. Um dieses Ziel zu erreichen, müssen Betroffener, Chirurgen, Stomatherapeuten und Angehörige des Betroffenen vertrauensvoll zusammenarbeiten. Ist eine Selbstversorgung des Patienten nicht möglich (z. B. aufgrund von Multimorbidität), sollte die zuständige Stomatherapeutin dafür sorgen, dass ein Familienangehöriger die Betreuung des Betroffenen und die Versorgung des Stomas übernimmt. Ist auch das nicht möglich, informiert die Stomatherapeutin nach Rücksprache mit dem Stomaträger oder dessen Angehörigen eine ambulante Pflegestation (Hauskrankenpflege) und überträgt die Verantwortung und Durchführung der Stomaversorgung und Pflege des Betroffenen (für einen bestimmten Zeitraum) an diese.

11.1.1 Vorbereitung auf die Entlassung

Die Vorbereitungen für eine geplante und strukturierte Entlassung beginnen schon ca. drei Tage vor dem ärztlich anberaumten Entlassungstermin. Dabei ist vorab zu klären, ob der Patient so stabil ist, dass er direkt nach Hause entlassen oder erst in eine Rehabilitationseinrichtung verlegt werden sollte.

Folgende Dinge müssen bei der Vorbereitung auf die Entlassung aus dem Krankenhaus beachtet werden:

- Verordnungsschein mit den Nummern der Versorgung vorbereiten
- Verordnungsschein für den Monatsbedarf an Versorgungsmaterialien ausfüllen (z. B. geschlossene Beutel, Basisplatten, Ausstreifbeutel oder einteilige Beutel zum Ausprobieren, eventuell Hautschutzpaste, unsterile Kompressen zum Reinigen)
- Kontakt zum Sanitätshaus aufnehmen, dabei Patientenvorschläge aufgreifen (dem Stomaträger nützt es nichts, wenn das Sanitätshaus am anderen Ende der Stadt liegt und keinen Lieferservice anbietet)
- Pflegebericht vorbereiten
- Versorgung einschließlich Kompressen und Abwurfbeutel für fünf Tage herrichten

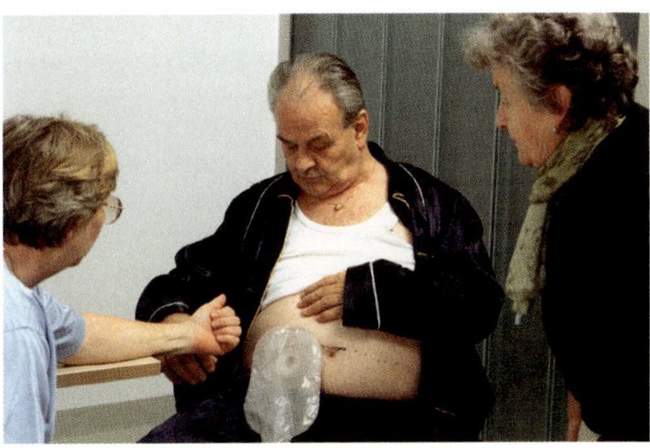

Abb. 11.1 ▪ Angehörige. Sie sollten von Beginn an in die Versorgung und Beratung einbezogen werden.

P *Eine gute Vorbereitung kann dem Stomaträger die Angst vor dem Nachhausegehen und den daraus folgenden Veränderungen des täglichen Lebens nehmen.*

11.1.2 Entlassungsgespräch

Beim Entlassungsgespräch mit dem Chirurgen sollte auch die Stomatherapeutin anwesend sein und für den Stomaträger einige wichtige Informationen aufschreiben.

- Nach einer Rektumamputation: Wie sieht die hintere Wunde aus? Wie funktioniert die Harnentleerung?
- Bei einer vorübergehenden Stomaanlage: Muss der stillgelegte Teil des Darmes vom Anus her gespült werden?

Bei vorübergehender Stomaanlage muss unbedingt bis zur Rückoperation ein Schließmuskeltraining durchgeführt werden, um einen Stuhl- bzw. Schleimabgang durch den Schließmuskel zu verhindern.

11.2 Der Stomaträger im Alltag

Schon im Krankenhaus wird der Stomaträger schrittweise an die Selbstversorgung des Stomas herangeführt und angeleitet. Er nimmt eine Stomaversorgung mit nach Hause, die seinen individuellen Verhältnissen entsprechen sollte. Dennoch verändern viele Stomaträger zu Hause die Versorgung noch ein- oder mehrmals, da sie die Lebensaktivitäten wieder aufnehmen, die vor der Stomaanlage für sie von Bedeutung waren. Lag der Stomaträger während des Krankenhausaufenthaltes häufiger im Bett, geht er zu Hause wieder seiner gewohnten Arbeit nach oder fährt in Urlaub.

Adaption der Versorgung. Außerdem verändert sich auch das Stoma im Laufe der Zeit. Es heilt in die Bauchdecke hinein, was manchmal zu Vernarbungen führen kann. In den ersten Jahren nach der Operation verkleinert sich das Stoma ziemlich stark. Der Stomaträger muss die Versorgung also immer wieder neu an sein Stoma anpassen. Daher ist für den Stomaträger auch zu Hause ein Ansprechpartner notwendig, der ihn in den alltäglichen Fragen zur Versorgung und Stomaveränderung beraten kann. Fragen, die häufig erst nach der Entlassung aus dem Krankenhaus auftreten, sind beispielhaft in **Abb. 11.2** dargestellt.

Stomaträger verlangen aber auch eine kompetente Beratung hinsichtlich

- Ernährung,
- Partnerschaft und Sexualität,
- Freizeit,
- Berufstätigkeit,
- Rechtlicher Hilfen.

11.2.1 Ernährung

Der menschliche Organismus benötigt zur Aufrechterhaltung seiner Körperfunktionen folgende Nahrungsmittel in ausgewogener Menge:

- Eiweiße
- Fette
- Kohlenhydrate
- Vitamine, Mineralstoffe und Wasser

Nach der Krankenhausentlassung hat die Ernährung einen zentralen Stellenwert im Leben des Stomaträgers. Für ihn ist es wichtig zu wissen, was er wann essen darf. Es gibt jedoch keine spezielle Diät für Stomaträger. Jeder muss für sich allein herausfinden, welche Nahrungsmittel er verträgt und welche nicht, da die Reaktionsweise eines jeden Organismus äußerst individuell ist.

Optimaler Speiseplan

Ein Stomaträger mit neu angelegtem Stoma muss sich erst an eine für ihn optimale Ernährung herantasten. Nicht nur die Verträglichkeit der Nahrungsmittel ist relevant und neu, sondern auch der Umgang mit der Stomaversorgung und die Ausscheidungskonsistenz und -menge. Am Anfang wird der Stomaträger deshalb sicher nur vorsichtig und in kleinen Mengen essen, zum einen aus Angst, dass sein Beutel zu voll oder sogar platzen oder er „Pannen" erleben könnte (z. B. Diarrhö). Im Laufe der Zeit findet der Stomaträger heraus, welche Nahrungsmittel er verträgt und wie viel sein Beutel aufnimmt.

M *Für den Stomaträger ist alles empfehlenswert und gesund, was auch für einen Gesunden gut ist.*

Ernährungsbuch hilft bei der angepassten Ernährung. Ein Ernährungsbuch, in dem Nahrungsmittel, Zeit und Ort der Nahrungsaufnahme und Verträglichkeit dokumentiert werden, hilft beim Erstellen eines an die Wünsche und Genüsse des Stomaträgers angepassten Ernährungsplans. Auch bei in Form von Blähungen, Diarrhö oder Obstipation auftretenden Verdauungsstörungen lassen sich anhand des Ernährungsbuches Nahrungsmittel eruieren, die diese Störungen verursachen. So kann differenziert empfohlen werden, welche Nahrungsmittel eine Zeitlang nicht verzehrt werden sollten.

Andere Faktoren auf die Ernährung. Zu berücksichtigen ist allerdings auch, dass neben der Stomaanlage weitere Faktoren die Verträglichkeit von Speisen beeinträchtigen. Dazu zählen z. B. Medikamente oder eine hohe psychische oder physische Belastung. Die Verträglichkeit von Nahrungsmitteln in Kombination mit anderen Nahrungsmitteln kann sehr unterschiedlich ausfallen. Dies muss der Stomaträger austesten.

M *Obwohl es keine spezielle Diät für Stomaträger gibt, sind folgende Grundregeln zu beachten:*

- *Mehrere kleine Mahlzeiten einnehmen.*
- *Gut kauen und Zeit zum Essen nehmen.*
- *Nahrungsmittel den geplanten Aktivitäten anpassen (z. B. vor einer Flugreise kein Sauerkraut).*
- *Nahrungsmittel, die schon vor der Operation nicht vertragen wurden auch nach der Stomaanlage vermeiden.*
- *Diätetische Maßnahmen, die aufgrund einer anderen Erkrankung (z. B. Diabetes mellitus) schon vor der Operation bestanden, gelten auch nach einer Stomaanlage.*
- *Stark geruchserzeugende Nahrungsmittel meiden (z. B. Zwiebeln, Knoblauch).*

Nach der Entlassung aus dem Krankenhaus und der Rehabilitation sieht der Stomaträger seine veränderte Situation etwas klarer. Es werden Fragen auftreten, an die er im Rahmen des Krankenhausaufenthaltes nicht gedacht hat, die aber geklärt werden müssen

Berufstätigkeit

Fragen:
- Soll oder muss ich als Stomaträger meinen Kollegen oder Vorgesetzten meine veränderte Situation erklären?
- Kann ich trotz Stoma weiterhin meine primäre Arbeit verrichten?

Antworten:
- Ob der Stomaträger seine Umwelt über seine Stomaanlage und daraus folgende Konsequenzen informiert, liegt in seinem eigenen Ermessen.
- Wenn keine Nachbehandlung vorgesehen ist, kann der Stomaträger ab der 6. postoperativen Woche wieder arbeiten.
- Der Stomaträger muss immer für sich selbst entscheiden, was er sich zutraut und was nicht, körperlich schwere Arbeit kann er jedoch nicht mehr leisten.
- Als Stomaträger kann der Patient einen Schwerbeschädigtenausweis beantragen.

Schwangerschaft

Fragen:
- Kann ich als gebärfähige junge Frau nach meiner Stomaanlage noch Kinder bekommen?
- Ist eine Schwangerschaft überhaupt möglich?

Antworten:
- Das Stoma stellt kein Hindernis dar, schwanger zu werden.
- Regelmäßige Kontrollen beim Frauenarzt sind unerlässlich, die Schwangerschaft wird wie eine Risikoschwangerschaft gehandhabt.

Reisen

Fragen:
- Wir möchten gerne in den Süden reisen, kann ich weiter irrigieren?
- Was muss ich für die Reise vorbereiten?

Antworten:
- Überall wo Wasser aus der Leitung getrunken werden kann, kann dieses auch zum Irrigieren verwendet werden.
- Besteht die Gefahr einer Verunreinigung des Wassers, sollte es entweder abgekocht oder Wasser ohne Kohlensäure aus Flaschen verwendet werden.
- Mitnehmen sollte der Stomaträger normale Stomaversorgungen und einige Ausstreifbeutel, dabei sollte er daran denken, dass es seine gewohnten Versorgungen im Ausland evtl. nicht gibt.
- Bei Flugreisen gehört die Versorgung (ausreichend für 1–2 Tage) in das Handgepäck.
- Der ausgefüllte Stomapass mit Telefonnummer von Angehörigen und Bezugsarzt sollten mitgeführt werden.

Sport

Fragen:
- Welche Sportarten kann ich als Stomaträger ausüben, wenn ich einen Aktivurlaub geplant habe?

Antworten:
- Im Prinzip können alle Sportarten, die auch zuhause schon durchgeführt wurden, ausgeübt werden.
- Extreme Sportarten (z.B. Hanteltraining) und zu schweres Heben und Strecken sollte vermieden werden.
- Aktivitäten, die die Bauchmuskulatur stark beanspruchen, sollten unterlassen werden:
  Beispiel: es sollte kein Stahlrohr-Fahrrad auf das Autodach gestemmt werden.
  Alternative: ein leichtes Alurad auf das Autodach heben, wobei der Betroffene ein Stomamieder trägt.

Ernährung

Fragen:
- Gibt es eine spezielle „Stomadiät", die ich einhalten muss?
- Was darf ich essen, auf was sollte oder muss ich verzichten?

Antworten:
- Eine spezielle Stomadiät gibt es nicht.
- Der Stomaträger sollte in der Rekonvaleszenzzeit Buch führen über die Speisen, die er isst, die Getränke, die er trinkt und die Ausscheidungszeit, -konsistenz und –menge (auch Darmwinde).
- So kann der Stomaträger schon nach ca. einer Woche herausfinden, was für ihn persönlich zu welcher Gelegenheit am besten verträglich ist.

Anlaufstellen

Fragen:
- An wen kann ich mich wenden, wenn ich Fragen bzgl. meines Stomas habe oder unsicher in der Handhabung bin?

Antworten:
- Anlaufstelle für Fragen rund um die Stomaversorgung ist der Stomatherapeut in der Stomaambulanz.
- Fragen zur Erkrankung und weiteren Maßnahmen beantwortet der Bezugsarzt, der vom behandelnden Krankenhausarzt über den Zustand des Stomaträgers informiert wurde.
- ILCO vermittelt als Selbsthilfegruppe Kontakte zu Mitbetroffenen.
- Das Bundesministerium für Soziales gibt Auskunft über:
  - gesetzliche Rahmenbedingungen,
  - Grad der Behinderung,
  - EU-konforme Behindertenschlüssel für Autobahntoiletten,
  - Freibeträge bei Lohn- und Einkommenssteuer,
  - besonderen Kündigungsschutz,
  - Parkerleichterungen und Parkausweise mit Behindertenausweis usw.

Abb. 11.2 ▪ **Gesundheitsberatung.** Fragen eines Stomaträgers nach der Krankenhausentlassung.

Lust am Essen wieder entwickeln

Manche Stomaträger verlieren die Lust am Essen, wenn sie alles genau dokumentieren und sich an vorgegebene Regeln halten sollen. Dies gilt besonders in der ersten Zeit nach der Operation, wenn vielleicht kleinere Pannen passieren oder die Nahrung nicht mit Freude und Genuss, sondern nur aus Überlebensgründen zu sich genommen wird. Die Schweizerische Vereinigung der regionale Gruppen von Stomaträgern (ILCO 2002) empfiehlt in diesem Fall, bei den angebotene diversen Treffen von Selbsthilfegruppen anderen Betroffenen beim Essen zuzuschauen bzw. sich von der „Essenlust" anderer anstecken zu lassen. Im Erfahrungsaustausch mit anderen Stomaträgern erfährt der Einzelne, wie unterschiedlich die Verträglichkeit verschiedener Nahrungsmittel definiert wird. Das kann den Betroffenen ermutigen, „sein Lieblingsgericht nicht für immer vom Speiseplan zu streichen" (ILCO 2001). Außerdem regen gemeinsame Mahlzeiten dazu an, das Essen zu genießen und wieder als etwas Positives in sein neues Leben als Stomaträger zu integrieren.

Ernährungsratgeber bei Ileostoma

Der menschliche Dünndarm hat die Aufgabe, Nährstoffe und zum Teil Flüssigkeit aufzunehmen. Bei Entfernung eines Teils oder Ruhigstellung des Dickdarms wird ein Ileostoma (Dünndarmausgang) angelegt. Durch das Fehlen des Dickdarms ist eine ausreichende Rückresorption von Flüssigkeit nicht möglich. Die Ausscheidung aus dem Ileostoma ist dünnflüssig bis breiig, wird aber nicht als Durchfall bezeichnet. Durch die fehlende Rückresorption kann es zu Kaliumverlust und Natriummangel kommen.

P *War eine Diät oder eine besondere Kostform bereits vor der Stomaanlage erforderlich, gilt diese auch nach der Operation. In diesen Fall sollten Kostaufbau und weiterer Ernährungsplan mit der Diätologin besprochen werden.*

Für Ileostomaträger gibt es keine spezielle Diät, aber eine Umstellung gewisser Ernährungsgewohnheiten ist sinnvoll, um das Leben mit dem Stoma zu erleichtern. Die Verträglichkeit einzelner Lebensmittel ist sehr individuell und muss daher von jedem selber ausgetestet werden. Zu diesem Zweck stellt sich das Führen eines Ernährungsprotokolls (EP) als sehr hilfreich dar. Im EP wird die Wirkung von Nahrungsmitteln vermerkt, wie z.B. zu rasche oder zu flüssige Ausscheidung durch bestimmte Nahrungsmittel oder Getränke. Daraus wird ersichtlich, welche Nahrungsmittel helfen, den Stuhl einzudicken.

Verursacht ein neues Nahrungsmittel vermehrten Stuhlgang oder andere Probleme (z.B. Blähungen), ist es ratsam, dieses vom Speiseplan zu streichen.

Grundlegende Ernährungshinweise

- Gut kauen und langsam essen, das verzögert die Stuhlpassage.
- 5 bis 6 Mahlzeiten in gleichmäßigem Rhythmus über den Tag verteilt essen; das Auslassen von Mahlzeiten kann einen flüssigeren Stuhl bewirken.
- Faserreiche Nahrungsmittel wie Sauerkraut, Tomaten, Spargel, Pilze, Ananas, Rhabarber Orangen, Mandarinen, Weintrauben und Hülsenfrüchte können zur Stuhlblockade führen, die Schmerzen und eine Symptomatik wie bei einem Darmverschluss verursachen. Deshalb ist es ratsam, Obst zu schälen, als Sorbets oder Mousse und Gemüse in Suppenform oder püriert, Nüsse und Gewürze sehr fein gerieben zu essen.
- In den ersten Wochen nach der Entlassung aus dem Krankenhaus oder der Reha eignet sich auch fertige Kindernahrung im Glas.
- Schweine- und Rindfleisch (besonders in gegrillter Form) sollte erst nach guter Kenntnis der Verdauungs- und Entleerungsgewohnheiten ausprobiert werden; leichter verdaulich sind Fisch, Puten- und Kalbfleisch.
- Milchprodukte werden sehr unterschiedlich vertragen. Da Milchzucker die Stuhlkonsistenz beeinflussen kann, ist laktosefreie Milch zu empfehlen.
- Die Nahrung muss nicht fettarm sein; Fett verlangsamt die Transportzeit, weil es länger im Magen verbleibt.
- Die letzte Mahlzeit nicht zu spät einnehmen, um Stuhlentleerungen in der Nacht zu vermeiden.
- Ausreichend trinken, d.h. ca. 1,5–2 l (8–10 Gläser) Flüssigkeit über den Tag verteilt. Als Getränke eignen sich am besten stilles Mineralwasser, Tees und Fruchtsäfte ohne Zuckerzusatz.
- Große Trinkmengen (1,5 l) auf einmal sind zu vermeiden, da es zu einer Durchspülung des Darmtraktes kommt (sogenanntes Leertrinken). Alleinige Flüssigkeitsaufnahme führt unmittelbar danach zur Entleerung über das Ileostoma. Flüssigkeiten – vor allem zwischen den Mahlzeiten – können flüssigen Stuhl auslösen. Bei einer Ileostomie sollte erst 30 Minuten nach der Mahlzeit getrunken werden, wodurch die Durchlaufzeit der Lebensmittel verlängert, die Nahrungsmittel besser aufbereitet und wichtige Substanzen resorbiert werden können.
- Als sehr hilfreich hat sich beim Trinken das zusätzliche Knabbern von Soltetti, Bikotten, Butterkeksen oder Zwieback zum Trinken erwiesen, da feste Nahrungsmittel die Stuhlkonsistenz verbessern.
- Suppe erst nach der Hauptspeise essen.
- Nach einer frischen Stomaanlage sind Leitungswasser (Inhalte wie Chlor und Kupfersulfate/-nitrate können zu rascherer Ausscheidung über das Stoma führen) und kohlensäurehaltige Getränke zu meiden; Letztere führen zu vermehrter Gasbildung.

- Besser geeignet sind leicht zu mischende isotonische Getränke, z. B.:
  - mit Fruchtsirup: 60 ml Fruchtsirup, 940 ml Leitungswasser, 1g Kochsalz:
  - mit Tee: 1 l Früchtetee, 40 g Traubenzucker, 1 g Kochsalz;
  - mit Fruchtsaft: 250 ml 100 %iger Fruchtsaft, 750 ml Leitungswasser, 50 g Maltodextrin, 1 g Kochsalz.
- Unabhängig von einer Stomaanlage können Intoleranzen vorliegen, die bei der Ernährung zu berücksichtigen sind.
- Stuhlregulierende Hilfsmittel aus der Apotheke (z. B. Optifiber, Imodium, Normolyt oral) nur auf ärztliche Anordnung verwenden.
- Medikamenteneinnahmen (z. B. Herzmittel, Pille) müssen mit dem Arzt besprochen werden, da es durch die rasche Transportzeit infolge verkürzter Darmlänge zu Resorptionsstörungen kommen kann.

Kostaufbau

Bei langsamem Kostaufbau ist in den ersten Tagen nach der Operation eine ausreichende Energie- und Nährstoffzufuhr nicht gegeben **(Tab. 11.1)**. Um eine bilanzierte Versorgung zu gewährleisten, muss eventuell eine Zusatznahrung bzw. eine enterale oder parenterale Ernährung (laktosefrei) in Erwägung gezogen werden (z. B. Produkte der Firmen Fresenius, Kabi, Nestle).

Die Ernährung richtet sich nach den Laborbefunden und dem klinischen Bild des Patienten und nicht nach Tagen.

Komplikationen

Sehr flüssige Ausscheidung: Eindickung oder verzögerte Ausscheidung lässt sich durch Einnahme folgender Nahrungsmittel erreichen: Gelatine (aus natürlichem Kollagen ohne Geschmacksverstärker; z. B. Sovita Trinkgelatine), Weißmehlprodukte, Erdnussbutter, Marshmallows (4–5 Stück ca. 20–30 Minuten vor dem Stomawechsel), Bitterschokolade, Gummibärchen, Karottenbrei, Reisschleim, mit Schale geschabter Apfel (warten bis er braun ist), Apfelmus, Heidelbeermus, zerdrückte Banane, schwarzer Tee, Heidelbeerblättertee, Wasserkakao, gekochte Milch, rote Fruchtsäfte, frisch gepresster Orangensaft, Heidelbeersaft, roter Rübensaft, Rotwein Pfefferminzöl (einige Tropfen in 1 Glas Wasser wirkt beruhigend auf den Magen-Darm-Trakt), Pepto-Bismol (gegen Magenbeschwerden, wirkt beruhigend).

Verstopfung: abführend wirken kohlensäurehaltige Getränke (z. B. Sekt, Prosecco, Bier, Weißwein, Apfelsaft), koffeinhaltige Getränke, rohe Milch, Spinat, scharfe Gewürze (Tabasco, Curry), Eier, geräucherter Fisch, Krabben, Hummer, vollreifer Käse, Birnen, Zwetschgen, Vollkornprodukte, Rohkost, in Fett gebratene Speisen.

Tab. 11.1 Kostformkatalog der Landeskliniken Salzburg (nach dem Rationalisierungsschema 2004 der Deutschen Gesellschaft für Ernährung).

Aufbaustufe	Frühstück	Mittagessen	Abendessen
I	Tee Zwieback/Biskotten	Schleimsuppe oder Gemüsebrühe mit Einlage	Schleimsuppe oder Gemüsebrühe mit Einlage
II	Tee Weißbrot Butter oder Margarine Marmelade oder Honig Joghurt	Schleimsuppe oder Gemüsebrühe mit Einlage	Gemüsebrühe mit Einlage Püree mit passierten Karotten Apfelmus oder Joghurt
III	Tee Weißbrot Butter oder Margarine Marmelade oder Honig	Aufbaukost I (passiertes Gemüse, passiertes Fleisch, Sättigungsbeilage)	Aufbaukost I Wahl zwischen: Suppen Püree und passierte Karotten Kompotte, Mus streng fettarm
IV	Tee Weißbrot Butter oder Margarine Marmelade oder Honig	Aufbaukost II (nicht blähend, ballaststoffarm, fettarm, mild gewürzt)	Aufbaukost II ballaststoffarm nicht blähend leicht verträgliche Zubereitung mild gewürzt ohne rohes Gemüse und vorwiegend gedünstetes Obst

Appetitlosigkeit und Übelkeit: Abhilfe schafft 1 Teelöffel Cola ohne Kohlensäure; nach dem Verzehr von Milchprodukten und hochkalorischer Trinknahrung schluckweise Nachtrinken von Fanta oder Cola ohne Kohlensäure, um die Verschleimung im Rachenraum zu vermindern; nicht zu heiße Mahlzeiten, eventuell Aperitif vor der Mahlzeit (z. B. Fruchtsaft, Wermut).
Blähungen: Ausgelöst z. B. durch kohlensäurehaltige Getränke, Bier, Kohlgemüse, Hülsenfrüchte, frisches Brot, Zwiebel, Lauch, Kaugummikauen bei schlechtem Zahnstatus und dadurch vermehrtem Luftschlucken; blähungshemmend wirken Kümmelöl, Kümmeltee, Fencheltee, Fenchelsuppe, Heidelbeersaft, Preiselbeersaft, Petersilie, grüner Salat, Joghurt.
Stomablockade/-verlegung: Ausgelöst z. B. durch ballaststoffreiche Nahrungsmittel wie Sellerie, verschiedene rohe Gemüse, Sauerkraut, Mais, Kokosnuss, Kokosflocken, verschiedene Nüsse und Samen, Trauben mit Kernen und Schale, ungeschälte Äpfel, frische Ananas, weiße Schälhaut von Südfrüchten, sehr harte Wurstsorten, Spargel, stark Wasser aufnehmende Nahrungsmittel wie Popcorn, Rosinen, ungekochte, kandierte und getrocknete Früchte, andere getrocknete Nahrungsmittel, faserreiches Fleisch wie Rindfleisch.

Ernährungsratgeber bei Kolostoma

Wird das Stoma im unteren Teil des Dickdarmes ausgeleitet, ändert sich nichts an der Verdauung. Es kann jedoch kann zu nahrungsabhängigen Unregelmäßigkeiten wie Blähungen, Geruchsproblemen und in seltenen Fällen zu Verstopfung oder Durchfall kommen. Diese bestanden zwar meistens schon vor der Darmoperation, werden aber aufgrund des Stomas deutlicher wahrgenommen.

Ist das Kolostoma im aufsteigenden Darmabschnitt ausgeleitet, können flüssige bis breiige Ausscheidungen auftreten. Hier sind Lebensmittel hilfreich, die dem Stuhl eine festere Konsistenz verschaffen. Der Stuhl aus dem Querkolon ist meist breiig und am geruchsintensivsten, weshalb die Stuhleindickung und Geruchbindung für eine bessere Lebensqualität des Stomaträgers wichtig ist.

Die Stuhlfrequenz und -konsistenz hängt genau wie bei Gesunden von der Nahrungsaufnahme und Verträglichkeit der Lebensmittel ab.

M *Die bei Kolostomaträgern am häufigsten auftretenden Probleme sind der Stuhlgeruch und die Geräusche beim Entweichen der Darmgase.*

Grundlegende Ernährungshinweise

- Gut kauen und langsam essen (gut gekaut ist halb verdaut!).
- Das Führen eines Ernährungsprotokolls gibt Auskunft über verträgliche Nahrungsmittel und deren Auswirkung. (z. B. weicher Stuhl bis Durchfall, Blähungen, Verstopfung).
- Mehrere kleine Mahlzeiten über den Tag verteilt essen.
- Über den Tag verteilt ausreichend Flüssigkeit zuführen.

P *Bei Essen und Getränken bestehen keine Verbote. Es verleiht aber große Sicherheit, die Auswirkungen der verschiedenen Lebensmittel zu kennen.*

Komplikationen

Blähungen: Ausgelöst durch kohlensäurehaltige Getränke, Bier, Kohlgemüse, Hülsenfrüchte, frisches Brot, Zwiebel, Lauch, Kaugummikauen bei schlechtem Zahnstatus und dadurch vermehrtem Luftschlucken: blähungshemmend wirken Kümmelöl, Kümmeltee, Fencheltee, Fenchelsuppe, Heidelbeersaft.
Starke Geruchserzeugung: Ausgelöst durch Zwiebeln, Lauch, Knoblauch, Gewürze wie Curry: geruchshemmend wirken Preiselbeersaft, Petersilie, grüner Salat, Joghurt.
Appetitlosigkeit und Übelkeit: Zum Beispiel im Rahmen einer Chemotherapie; Abhilfe schafft schluckweises Trinken von Cola; nach dem Verzehr von Milchprodukten schluckweises Nachtrinken von Fanta oder Cola.
Obstipation: Ausgelöst durch unzureichende Flüssigkeitsaufnahme bei gleichzeitigem Bewegungsmangel, Chemotherapie, Medikamente: stuhlregulierende Maßnahmen nur auf ärztliche Anordnung wie Movicol, Recurse Optifiber, Guttalax-Tropfen, Klysma oder Irrigation.

Ernährungsratgeber bei Urostoma

Nach der Anlage eines Konduits, Harnreservoirs oder anderer „künstlicher" Harnableitungen kann es leicht zu aufsteigenden Infekten kommen. Einige Keime fühlen sich im alkalischen Urin wohler als im sauren und tragen durch Harnstoffspaltung selbst zur Alkalisierung (ph-Wert > 7,30) des Harns bei.

Eine erhöhte Ausscheidung steinbildender Substanzen (z. B. Kalzium, Phosphat, Oxalsäure, Harnsäure, Zystin) kann bei entsprechender Veranlagung und/oder erhöhter Zufuhr mit der Nahrung eine Steinbildung hervorrufen.

W *Bis zu 20 % aller Harnableitungen entwickeln in 5 Jahren Steine, vor allem als Folge von Infektionen und Abflussbehinderung. Zudem treten häufig Kristallbildungen und damit verbundene Entzündungen, Verletzungen oder auch Undichtigkeiten der Stomaanlage.*

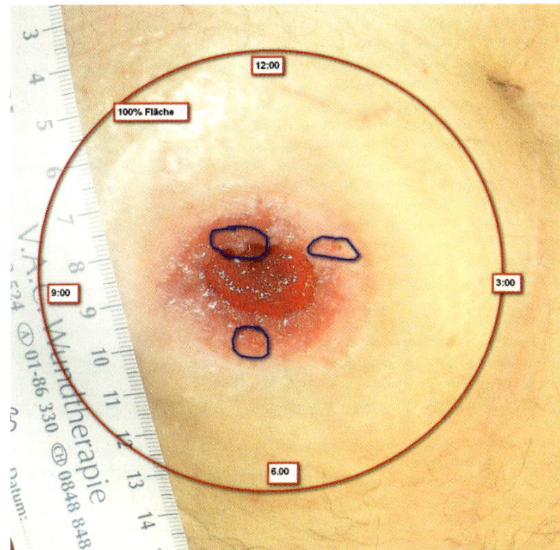

Abb. 11.3 ▪ **Kristallbildung am Urostoma.**

Hohe Flüssigkeitsverluste (z. B. starkes Schwitzen beim Sport oder Sauna, zu geringe Flüssigkeitszufuhr) können das Risiko einer Kristallisation stark ansteigen lassen **(Abb. 11.3)**.

Engstellen (Stenosen) im harnableitenden System verlangsamen den Durchfluss des Urins und können somit die Bildung von Steinablagerungen (Klammernahtreihen) begünstigen. Harnwegsinfekte können die Harnzusammensetzung und den pH-Wert des Urins verändern. Bei pH-Werten unter 5,5 oder über 7,0 steigt das Risiko für Harnkristallbildung.

Für Stomaträger und andere Urinableitungen stellen die Harnkristalle besonders ein Problem dar, wenn diese sich in der Haut oder an den Metallklammern der Nahtstellen ansammeln. Ernährungsmedizinische Maßnahmen zur Verhinderung der Kristallbildung sind sehr begrenzt.

Grundlegende Hinweise

- Die tägliche Harnausscheidungsmenge sollte 2 l betragen.
- Bei Ableitungen in den Dickdarm, bei einem langen Konduit oder Harnpouch sollte ein Natriumbicarbonat-Ausgleich erfolgen.
- Die Auswahl der Getränke begünstigt den gewünschten pH-Bereich des Harns.
- Ausreichende Flüssigkeitszufuhr, bevorzugt Früchte-, Blätter- und Nierentees, jedoch wenig Mineralwasser, Bohnenkaffee und Schwarztee.
- Wenige Zitrusfrüchte.
- Ansäuerung des Harns durch Ascorbinsäure, Johannisbeersaft, Preiselbeersaft; Medikamente nur nach Bestimmung des pH-Wertes und nach Rücksprache mit dem behandelnden Arzt.
- Leitungswasser vermeiden, da es Zusätze wie Chlor, Kupfersulfate/-nitrate enthält, die zu rascherer Ausscheidung über das Stoma führen.
- Zur Vermeidung von Infektionen eignen sich Preiselbeeren bzw. Preiselbeersaft. Bestimmte Inhaltsstoffe (Proanthocyane) behindern die Anlagerung von Bakterien an der inneren Schleimhaut der Blase und Harnwege, die vom Urin ausgeschwemmt werden und so eine akute Infektion verhindern. Für einen nachhaltigen und dauerhaften Effekt muss die Einnahme über mehrere Wochen zwei- bis dreimal täglich erfolgen (manchmal auch für immer, wenn die Ursache oder Anfälligkeit nicht beseitigt werden kann). Nachteilige Wirkungen (z. B. Resistenzbildung der Keime) sind auch bei Daueranwendung nicht zu erwarten. Preiselbeere kann in Form von Tabletten, Kapseln, Saft oder Marmelade eingenommen werden.

11.2.2 Partnerschaft und Sexualität nach Stomaanlage

Viele Patienten denken, nach einer Stomaanlage sei das Sexualleben vorbei. Besonders Stomaträger ohne Partner befürchten, nie wieder im Leben einen Partner zu finden, geschweige denn eine innige und erfüllende sexuelle Beziehung zu einem anderen Menschen aufbauen zu können. Durch die Operation und die daraus resultierende Veränderung des Körperbildes können Sexualstörungen auftreten, die vom Stomaträger selbst und seinem Partner ein großes Maß an Einfühlungsvermögen und Vertrauen benötigen.

Sexualstörungen

Viele Stomaträger leiden nach der Operation kurzzeitig oder ständig unter Sexualstörungen (z. B. Impotenz), über die sie nicht mit dem Partner oder dem behandelnden Arzt sprechen möchten. Dadurch besteht auch keine Möglichkeit, die bestehenden Störungen zu beseitigen und dem Betroffenen Hilfestellung zu geben, um auch mit Stoma wieder ein normales Sexualleben zu führen.

Sexualstörungen werden durch physische oder psychische Faktoren verursacht.

Physische Faktoren. Körperlich bedingte Ursachen für Sexualstörungen sind z. B.

- schlechter Allgemeinzustand,
- Schmerzen und Nebenwirkungen therapeutischer Maßnahmen,
- Schädigung von zur Sexualfunktion notwendigen Nerven,
- störende Narbenbildung.

Psychische Faktoren. Das sexuelle Empfinden kann gestört sein durch

- Angst, nicht mehr attraktiv zu sein (besonders bei Frauen ausgeprägt).
- Versagensängste (besonders ausgeprägt bei Männern).
- zu hohe oder falsche Erwartungen an den Partner (z. B. Annahme, der Partner wünscht keinen Geschlechtsverkehr).
- depressive Verstimmung.
- Zurückziehen des Partners.

Symptome

Sexualstörungen nach einer Stomaanlage äußern sich durch die verschiedensten Anzeichen. Sie unterscheiden sich bei Frauen und Männern aufgrund der anatomischen und physiologischen Verhältnisse.

Symptome bei der Frau.

- Schmerzen beim Geschlechtsverkehr (besonders nach Rektumexstirpation)
- Trockene Vagina (besonders nach Strahlentherapie)
- Sexuelle Unlust (aufgrund von Ängsten, Schmerzen oder Depressionen)
- Eventuell leichter Harnabgang während des Verkehrs (aufgrund von Narbenbildungen)

Symptome beim Mann.

- Erektionsstörungen und Impotenz (aufgrund der geschädigten Nervenbahnen)
- Ejakulationsstörungen (sogenannte trockene Orgasmen, bei denen der Spermaausstoß ausbleibt)
- Sexuelle Unlust und Depressionen (aufgrund bestehender Impotenz)

Therapie

Die nach einer Stomaanlage auftretenden Sexualstörungen sind in den meisten Fällen psychisch bedingt. Deshalb ist es ganz besonders wichtig, dass die Partner offen miteinander über die Problematik sprechen. Manchmal reichen den Betroffenen schon das Gefühl und die Gewissheit, weiterhin von ihrem Partner geliebt, akzeptiert und verstanden zu werden. Halten die Störungen an und ist nicht auszuschließen, dass auch physische Faktoren die Sexualstörungen verursachen, sollte der Betroffene das Gespräch mit seinem Vertrauensarzt suchen. Dieser wird ihn beraten und eventuell an einen Spezialisten (z. B. Urologen bei physischen Störungen) überweisen.

Oft ist es auch sinnvoll, wenn das betroffene Paar gemeinsam einen Familien- oder Eheberater aufsucht, der sich ihrer Probleme annimmt. So lässt sich im Rahmen einer Sexualtherapie (z. B. Psychoanalyse oder Gesprächspsychotherapie) klären, was die Ängste und Konflikte auslöste. In einem zweiten Schritt kann der Psychotherapeut dem Stomaträger und seinem Partner Verhaltensanleitungen an die Hand geben, um durch Sexualübungen ein erfülltes Sexualleben zu erreichen.

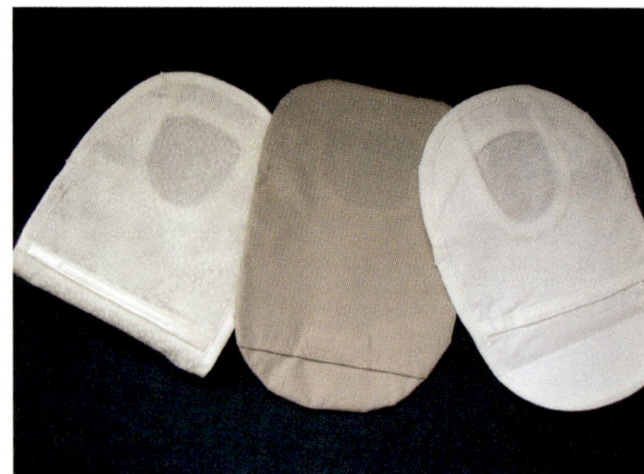

Abb. 11.4 ■ Beutelüberzüge. Verschiedene Firmen bieten Beutelüberzüge an, die der Stomaträger in intimen Situationen anwenden kann (Produkte Fa. Puplicare).

Spezielle Maßnahmen bei Frauen.

- Bei Schmerzen und Harnabgang: Stellung während des Geschlechtsverkehrs ändern
- Trockene Vagina: Gleitmittel oder Hormonpräparat in Salbenform verwenden (auf ärztliche Anordnung)
- Angst vor Unattraktivität: möglichst während des Verkehrs Stomakappe statt Beutelversorgung tragen, Body oder Mieder anziehen, um Versorgung abzudecken **(Abb. 11.4)**.

Spezielle Maßnahmen bei Männern. Je nach Ursache kommen z. B. bei Erektionsstörungen Erektionshilfsmittel, Penisimplantate oder eine SKAT-Therapie (Schwellkörper-Autoinjektions-Therapie) in Betracht.

Sich annehmen, dem Partner Zeit lassen

Viele Stomaträger berichten, dass sie in der ersten Zeit nach der Stomaanlage Probleme hatten, sich als Mann oder Frau anzunehmen. Sie konnten nicht in den Spiegel schauen, weil sie sahen dort einen Menschen sahen, der sie nicht sein wollten. Sie fanden jedoch Unterstützung durch ihren Partner und Freunde/Bekannte. Manche Stomaträger berichten sogar, dass sie erst nach der Stomaanlage ihre Sexualität wieder voll ausleben konnten, weil sie eher vor als nach der Operation Probleme damit hatten (z. B. durch die ständigen Toilettenbesuche, Inkontinenz).

Stomaträger leben häufig intensiver, obwohl natürlich nicht verschwiegen werden darf, dass es sicher viele Fälle gibt, bei denen die Partner nicht mit der Situation zurechtkommen und sich deshalb trennen.

M *Auch der Partner eines Stomaträgers benötigt Zeit, um sich an das Stoma zu gewöhnen. Manchmal dauert es ca. 1–3 Monate. Diese Zeit sollte eingeräumt werden, da die Sexualität als schönste Nebensache der Welt nur gelebt werden kann, wenn Stomaträger und Partner gemeinsam das Stoma annehmen können.*

Besonders wichtig für den Stomaträger ist, dass er sich mit seinem Stoma arrangiert und sich selbst als vollwertigen und liebenswerten Menschen schätzt. Nur wenn es sich in seiner Haut wohlfühlt, ist er auch für potenzielle Partner attraktiv und begehrenswert und einer Beziehung steht trotz Stoma nichts im Weg.

Schwangerschaft mit Stoma

M *Grundsätzlich ist eine Schwangerschaft mit einem Stoma möglich.*

Im Falle einer geplanten Schwangerschaft einer Patientin mit Stomaanlage ist bei der Beratung und Begleitung die Grunderkrankung mit einzubeziehen, die zur Stomaanlage führte. Bei einer Stomaanlage wegen eines kolorektalen Karzinoms ist in Abhängigkeit von Tumorstadium und Prognose eine Schwangerschaft prinzipiell möglich. Nach einer Chemotherapie ist aufgrund teratotoxischer Nebenwirkungen ein Sicherheitsabstand von ca. 10–12 Monaten erforderlich.

Eine notwendige Strahlentherapie im Unterleib kann zeitweilige oder dauerhafte Sterilität zur Folge haben. Wichtig ist, die Eierstöcke vor einer Bestrahlung zu schützen, um eine Chromosomenschädigung zu verhindern.

Bei Frauen mit Kinderwunsch ist es generell wichtig, dies vor Beginn einer Bestrahlung oder Chemotherapie mit dem Onkologen genau zu besprechen.

M *Bei entzündlichen Grunderkrankungen (z. B. Morbus Crohn) sollte eine Schwangerschaft nur in der inaktiven Phase der Erkrankung geplant werden.*

Manche der bei einer chronisch-entzündlichen Darmerkrankung eingesetzten Medikamente (z. B. Sulfasalazin, Kortikosteroide) können in der Schwangerschaft und Stillzeit weiter eingenommen werden.

Bei einer Stomaanlage nach totaler Proktokolektomie aufgrund einer Colitis ulcerosa oder familiären Polyposis sollte eine Schwangerschaft frühestens nach 12–14 Monaten geplant werden, damit sich der Beckenboden wieder festigen kann.

Weitere Grunderkrankungen, die zu einer Stomaanlage bzw. katheterisierbarem Reservoir führen können, sind Spina bifida und Blasenektopien. Hierbei ist zwischen der Operation und der Planung der Schwangerschaft anzuraten, Verhütungsmaßnahmen zu treffen.

Kontrolluntersuchungen

Bei Schwangeren mit einer Stomaanlage sollten im Abstand von 4 Wochen Kontrolluntersuchungen erfolgen.

Zusätzlich zu den gemäß Mutter-Kind-Pass durchgeführten Untersuchungen werden nach Bedarf weitere Laborparameter kontrolliert: Blutbild, Elektrolyte, Eiweiß, Leber- und Nierenwerte, Ausscheidung und Flüssigkeitsbilanz.

Veränderungen während der Schwangerschaft

- Der Stomadurchmesser vergrößert sich im Laufe der Schwangerschaft.
- Das Stoma wird durch die Zunahme des Bauchumfangs sehr flach und kann bis auf das Hautniveau absinken. Aus diesem Grund ist bis zur Entbindung meist zwei- bis dreimal eine Anpassung der Stomaversorgung erforderlich. Befindet sich das Stoma auf Hautniveau, kann eventuell eine leichte konvexe Stomaversorgung angebracht werden.

Problemsituationen

- Durch die Druckerhöhung im Bauch und die Veränderung der Uterusposition kann es besonders bei tief angelegten Ileostomien zu Abflussstörungen (Darmstenosen, Ileus) kommen.
- In den letzten Schwangerschaftsmonaten kann ein Stomaprolaps auftreten, der vielleicht nach der Entbindung chirurgisch saniert werden muss.

Die Betreuung einer Schwangeren mit einem Stoma oder katherisierbarem Reservoir übernehmen regelmäßig Stomatherapeutin, Hausarzt, Gynäkologe und je nach Grunderkrankung Urologe, Chirurg und Internist **(Abb. 11.5)**.

Entbindung

M *Die Geburt kann auf natürlichem Weg stattfinden, wobei bei perianalen Fisteln, Wundheilungsstörungen der Rektovaginalfisteln eine Sektio (Kaiserschnitt) anzuraten ist.*

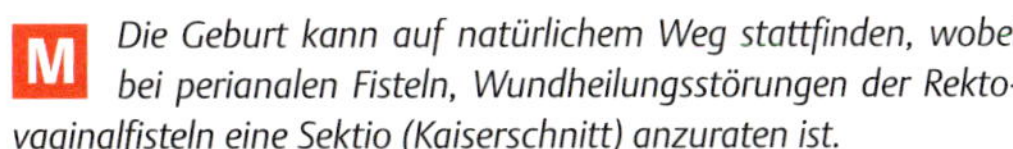

Bei Komplikationen nach einem Dammschnitt kann es zu einem irreversiblen Schließmuskelschaden kommen, was eine Stomarückverlagerung oder Neuanlage eines ileoanalen Reservoirpouch ausschließen würde.

Das Pressen bei einer natürlichen Entbindung kann einen leichten Stomaprolaps auslösen. Dies kann allerdings auch nach einem Kaiserschnitt auftreten. Derartige Stomaprolapse gehen in der Regel innerhalb von 14 Tagen in die ursprüngliche Stomaposition zurück.

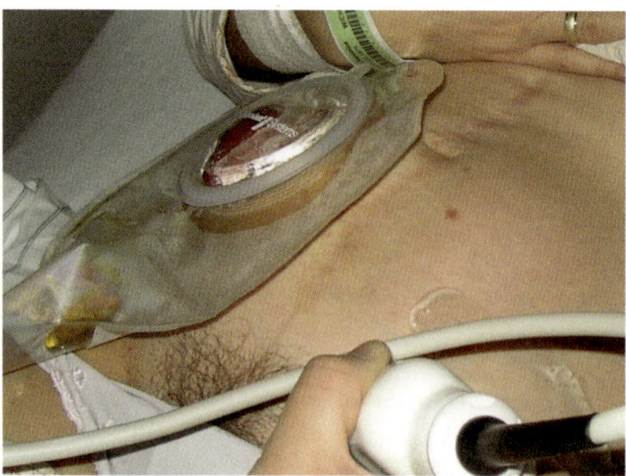
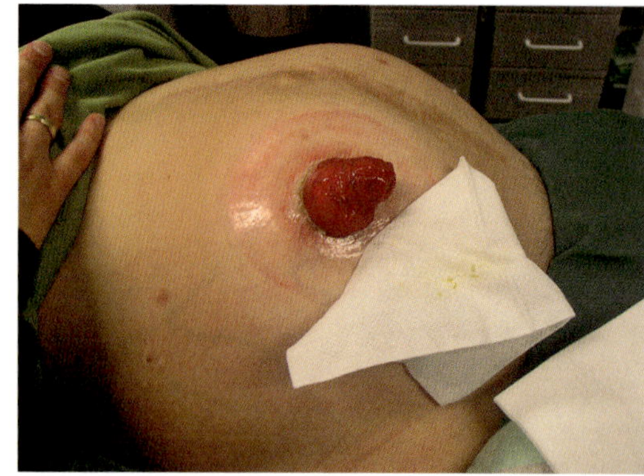

Abb. 11.5 ▪ **Schwangerschaft.** Die Betreuung von Stomaträgerinnen während und nach der Schwangerschaft erfolgt interdisziplinär.
a Ileostoma in der 9. Schwangerschaftswoche.
b 7. Schwangerschaftsmonat.

11.2.3 Freizeit

Stomaträger benötigen nach ihrer Operation eine gewisse Zeit, bis sie wieder aktiv und lebenslustig am gewohnten Leben teilnehmen möchten. Haben sie sich mit ihrem Stoma arrangiert, steht sportlichen Aktivitäten und einer aktiven Freizeitgestaltung nichts mehr im Wege. Jeder Stomaträger wird für sich persönlich seinen Weg finden. So beteiligt sich der eine z. B. aktiv in der Selbsthilfegruppe, der andere erfüllt sich seinen Lebenstraum und wandert in den Dolomiten.

Sport

Der Stomaträger kann sich sportlich aktiv betätigen. Dabei sind ihm (fast) keine Grenzen gesetzt. Allerdings wird angeraten, keine Sportarten auszuführen, bei denen die Bauchmuskulatur zu stark beansprucht wird, um Komplikationen (z. B. Hernien) zu vermeiden. Dennoch muss auch diese Richtlinie für den Einzelnen nicht verbindlich sein: Fühlt sich der Stomaträger nur dann wohl, wenn er Extremsportarten wie Trekking, Sportklettern oder Tauchen ausüben kann, ist ihm das nicht verboten. Für diese Sportarten empfiehlt sich vorab ein klärendes Gespräch mit dem behandelnden Arzt und der Stomatherapeutin. Der Arzt gibt Hinweise zur Medikamenteneinnahme sowie möglichen Komplikationen, und die Stomatherapeutin berät, wann und für welche Sportart sich eher Stomakappen als Beutelversorgungen eignen.

Um die Inhalte zu vertiefen, können Sie sich das Video „Anwendung einer Stomaverschlusskappe" ansehen.

Urlaub

Seinen Urlaubsort sollte der Stomaträger nach seinen Vorlieben und Interessen aussuchen. Wenn er weiß, was er möchte, sollte er sich über die besonderen Anforderungen Gedanken machen, die das Stomaträger-Dasein mit sich bringt.

Allgemeine Empfehlungen

Alle benötigten Produkte sind in den meisten Ländern erhältlich. Zur Sicherheit sollte dies vor Antritt der Reise abgeklärt werden. Am besten ist es, bei den entsprechenden Produktfirmen die Anschriften internationaler Niederlassungen und eventuell andere Bezeichnungen der Stomaprodukte bzw. Artikelnummern einzuholen. Die Stoma-/Kontinenzberaterin vermittelt die Kontaktadressen der jeweiligen Firmen.

Ein internationaler Stomapass ist bei Kontrollen auf Flugreisen wichtig, da er in vier Sprachen verfasst ist und die notwendigen Hilfsmittel aufführt. Das Travel Certificate ist bei den internationalen Stomaverbänden, der European Ostomy Association (EOA; www.ostomyinternational.org) oder im Rahmen der Stoma-Kontinenzberatung beim nationalen Verband der Stoma-Kontinenzberater (www.kontinenz-stoma.at) erhältlich (**Abb. 11.6**). Der Ausweis kann heruntergeladen und vom Arzt oder der Stomatherapeutin ausgefüllt werden. Stomapässe für die Reise bieten auch Produkthersteller an.

Bei der Reiseplanung ist immer doppelt so viel an Hautschutzplatten, Beuteln, Kompressen etc. mitzunehmen wie im selben Zeitraum zuhause benötigt werden, da sich z. B. in warmen Ländern die Tragezeit des Beutels durch starkes Schwitzen und häufiges Schwimmen reduziert. Außerdem können die ungewohnte Ernährung (z. B. exotische Früchte, Würzmischungen) oder eventuelle Magen-Darm-Infektionen einen häufigeren

INTERNATIONAL CONTACT
ET/SURGEON

Internationale Kontakte: www.stoma-wund-kontinenz.com
www.wcetn.org
www.oemccv.or.at/crohn-colitis

Selbsthilfegruppe: ILCO Österreich
Obere Augartenstraße 26–28
A-1020 Wien
Telefon: 00 43/1/3 32 38 63
Telefax: 00 43/1/3 32 38 63

Freundlich überreicht durch / With recommendations by / Cortesía de / Avec recommandation
Verband Österreichischer Stomatherapeuten

Gesponsert von / Sponsored by / Patrocinado per / Avec subvention de
Hollister GmbH
Hütteldorfer Straße 130
A-1140 Wien
Telefon: 01/8 77 08 00-0
Telefax: 01/8 77 08 00-22

Hollister

Achtung. Der Träger dieser Mitteilung hatte einen operativen Eingriff und muss ständig einen Beutel am Bauch tragen, um Darmausscheidungen aufzufangen.

Sollte eine Untersuchung des Beutels notwendig sein, muss ein qualifizierter praktischer Arzt zugegen sein, um ein Auslaufen des Beutels sowie Unannehmlichkeiten oder peinliche Situationen für den Träger zu vermeiden.

Wenn der Beutel mit einem Gürtel befestigt ist, können dessen Metallteile von Metalldetektoren angezeigt werden.

Diese Person trägt eventuell wichtige medizinische Artikel bei sich. Diese Gegenstände müssen ständig im Besitz dieser Person bleiben.

To whom it may concern. This is to certify that the person named on this certificate has had a surgical operation which makes it necessary for him/her to wear at all times, a pouch attached to the abdomen to collect excretion from the bowel or bladder.

If it is necessary to examine this pouch, a qualified medical practitioner should be present because any interference may cause leakage, great discomfort and embarrassment to the wearer.

The pouch may be supported through a belt. If so, this may have metal parts which register on a metal detector.

The owner of this certificate may also be carrying an emergency supply pack consisting of spare pouches, surgial dressings etc. in additon to his/her main luggage.

It is essential that these emergency supplies remain intact and are not mislaid.

Atención. El portador de esta nota ha sufrido una intervención quirúgica y debe levar todo momento una halsa abdominal para acumular las excreciones intestinales.

Si es necesario examinar esta bolsa, se debe hacer acto de presencia un médico general para impedir que se produccean figas en la bolsa o que la persona portadora sufra dolgres a pase aporos.

Si la bolsa esta sujeta per medio de un cinturón las piezas metálicas pueden activar el detector de metales.

Es posible que este viajero lleve artículos medicos para casos de emergencia. Es esencial que lleve consigno dichos articulos.

Attention. Le porteur de cette carte a suit une intervention chirurgicale et doit porter, à tout moment une poche abdominale pour recullier les excrétions intestinals.

Si cette poche doit être éxaminer, le faire en présence d'un practicien pour éviter les turts et autres causes d'incomfort ou embarrassement pour le porteur.

Si la poche est maintenue par une ceinture, les parties métalliques peut être détectées par un détecteur de métal.

Le porteur peut avoir des médicaments dans le baggage. Il est important que ces médicamentes restent avec lui.

WCET ÖVET

Verband Österreichischer Stomatherapeuten

STOMAPASS

www.stoma-wund-kontinenz.com

Persönliche Daten

Name / Name / Nombre / Nom

Geburtsdatum / Date of birth / Dato de nacimiento / Date de naissance

Adresse / Address / Dirección / Adresse

Telefon / Telephone / Teléfono / Téléphone

E-Mail

Diagnose / Diagnosis / Diagnóstico / Diagnostique

Operation / Operation / Operación / Opération

Operationsdatum / Operation Date / Fecha de la operación / Date de l'opération

Stoma-Typ / Type of stoma / Tipo de estoma / Type de stomate

Anmerkungen / Annotation / Nota / Annotation

Stoma-Therapeut/-in / Stoma therapist / Terapeuta del estoma / Thérapeute de stoma

Kontaktadresse Stomatherapeut/-in / Contact address stoma therapist / Dirección contacto terapeuta del estoma / Adresse contact de thérapeute de stoma

KRANKENHAUS/KLINIK - Name, Telefonnummer, E-Mail / HOSPITAL/CLINIC - address, telephone number, e-mail / HOSPITAL/CLINICA - Nombre, dirección, número de teléfono, e-mail / HÓPITAL/CLINIQUE - adresse, numéro de téléphone, e-mail

Versorgung

Spülung / Irrigation / Irigación / Irrigation — ☐ ja / yes / si / oui — ☐ nein / no / no / non

Selbstversorgung / Self-supplying / Autoabastecimiento / Approvisionnement lui-même — ☐ ja / yes / si / oui — ☐ nein / no / no / non

Besonderheiten / Particularities / Particularidades / Particularités

Bezugsquelle / Place of purchase / Fuente de compra / Place d'achat

Abb. 11.6 ▪ **Stomapass international.** Dieser ist in 4 Sprachen verfasst und enthält alle wichtigen Informationen.

Wechsel erfordern. Besonders Kolostomieträger sollten einige Ausstreifbeutel und entsprechende Medikamente mitnehmen, falls es zu Durchfall kommt.

P *Bei Flugreisen ist ausreichend vorgeschnittenes (Scheren und Messer sind im Handgepäck verboten) Versorgungsmaterial im Handgepäck mitzuführen, für den Fall, dass der Koffer nicht ankommt.*

Baden im Meer. Gegen Baden im offenen Gewässer spricht nichts. Die heutigen Stomaversorgungen sind meist so konzipiert, dass sie auch im Salzwasser haften bleiben. Verschiedene Herstellerfirmen bieten Badeanzüge oder -hosen an, bei denen das Stoma unsichtbar ist. Hier können auch Stomakappen oder -verschlüsse angewendet werden.

Reisen mit Auto oder Motorrad

Die Pausen möglichst auf gut ausgestatteten Raststätten einplanen, da dort im Falle eines Versorgungswechsels große und saubere Behindertentoiletten zur Verfügung stehen. Auf Rastplätzen/-stationen ist der Zutritt meist mit dem Euroschlüssel möglich. Dieser ist über das Bundesministerium für Gesundheit erhältlich.

Bei Reisen mit dem Auto sollten die für den Urlaub notwendigen Stomaprodukte im Kofferraum transportiert werden. Bei längeren Pausen sollte das Auto mit dem mitgeführten Versorgungsmaterial nicht zu starker Hitze oder Kälte ausgesetzt sein, da dies die Haftfähigkeit des Materials verringern kann. Im Handschuhfach, Tasche oder Rucksack am besten nur den Tagesbedarf aufbewahren. Falls der Anschnallgurt direkt über oder unmittelbar neben dem Stoma verläuft, kann dieses mit einem weichen Kissen abgepolstert werden.

Reisen mit Bahn, Bus oder Flugzeug

In den engen Toiletten von Bahn, Bus und Flugzeug kann der Versorgungswechsel Schwierigkeiten bereiten. Daher ist zu empfehlen, den Wechsel vor dem Reiseantritt in enger Umgebung zu üben. Hilfreich ist ein mobiler Wandhaken zum Aufhängen von kleinen Reisesets (erhältlich bei Firma Dansac; **Abb. 11.7**).

Bei Flugreisen ist aufgrund der strengen Sicherheitskontrollen an den Flughäfen wichtig, eine kleine Extrahandtasche mit Stomamaterial mitzuführen. Bei der Sicherheitskontrolle kann es aufwendig werden, Material aus dem Handgepäck auszupacken. Möglicherweise muss bei einer Kontrolle in Anwesenheit von medizinischem Personal der Stomabeutel gewechselt werden. Im Handgebäck sind Reinigungslotionen nur in ganz geringen Mengen erlaubt (max. 30 ml, Firma Dansac; aktuelle Informationen über erlaubtes Handgepäck unter: www.handgepaeck-berater.de). Spezielle Fragen zur Flugreisetauglichkeit von Stomapatienten beantworten Flugmediziner oder der medizinische Dienst der Fluggesellschaften.

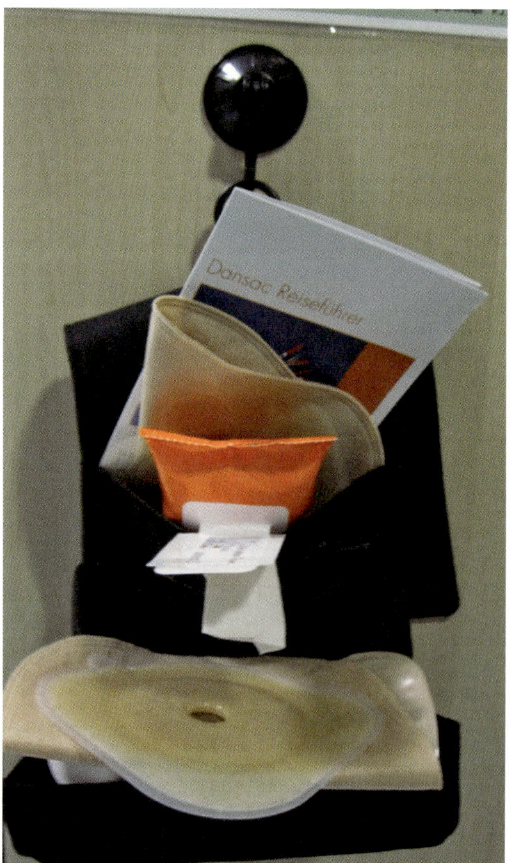

Abb. 11.7 ▪ **Reiseset.** Für Urlaubsreisen bieten sich spezielle Reisesets an (Produkte Fa. Dansac).

Bei flüssigen bis breiigen Ausscheidungen sind Superabsorber sehr hilfreich (z. B. SGX, Trio diamonds). Während des Fluges und schon 12–24 Stunden vorher sollten blähende Speisen, kohlensäurehaltige und alkoholische Getränke vermieden werden. Bei einigen Fluglinien besteht die Möglichkeit, spezielle Menüs vorzubestellen.

Beim Steigflug kann es durch die Druckveränderungen zu Problemen der Gasausdehnung kommen, was unter Umständen eine unmittelbare Stuhlausscheidung oder durch mehr Darmgas das Ablösen des Stomabeutels verursachen kann. Um derartige Probleme zu vermeiden, ist es ratsam, die Stomaversorgung vor dem Einsteigen in das Flugzeug nochmals zu wechseln und eventuell einen größeren Beutel zu verwenden. Bei Urostomie sind Beinbeutel hilfreich, die sich problemlos in den engen Flugzeugtoiletten entleeren lassen.

P *Da die Irrigation nur mit Trinkwasser (ohne Kohlensäure!) durchgeführt werden darf, ist immer auf einen ausreichenden Vorrat zu achten. Sind die räumliche Situation und die Möglichkeit für ausreichend Trinkwasser nicht gesichert, sollte besser auf eine Beutelversorgung umgestellt werden.*
Auch bei bestehender Irrigation sind zusätzliche Stomabeutel in ausreichender Größe hilfreich, da es aufgrund der veränderten Situationen (ungewohnte Speisen und Getränke) zu Durchfall kommen kann.

11.2.4 Berufstätigkeit

Berufstätigkeit besitzt in unserer Gesellschaft einen hohen Stellenwert, sie hebt das Selbstwertgefühl und vermittelt ein Gefühl des Gebrauchtwerdens. Trotzdem arbeiten ca. 44,7 % aller Stomaträger nach einer Stomaanlage nicht mehr (Ackermann 2001). Das liegt sicherlich daran, dass vielen Menschen erst im Rentenalter ein Stoma angelegt werden muss. Eine Befragung von Stomaträgern nach einer Rektumextirpation ergab eine große Bedeutung des Alters für die Rückkehr in den Arbeitsalltag (Ackermann 2001). So kehren z. B. 65 % der Stomaträger bis 40 Jahre, aber nur 38,5 % der über 51-Jährigen in die Berufstätigkeit zurück.

M *Ein Stomaträger, der seinen Beruf schon vor seiner Operation gern ausgeübt hat, wird alles daran setzen, auch anschließend wieder zu arbeiten.*

Motivation zur Berufstätigkeit

Ackermann (2001) stellte folgende wesentliche Kriterien für den Wiedereinstieg eines Stomaträgers in den Berufsalltag auf:

- Körperliche Belastung am Arbeitsplatz
- Arbeitsplatzbedingungen
- Vertrauen zu den Arbeitskollegen und die Hoffnung, dass diese mit der Offenheit des Stomaträgers umgehen können
- Optimale Stomaanlage

Körperliche Belastung
Eine große Bedeutung für die Rückkehr in die Arbeitswelt ist die Art des Berufes. Körperliche Belastung am Arbeitsplatz kann ein Argument für den beruflichen Ausstieg sein. Stomaträger können nach der Stomaanlage nicht mehr so schwer heben und sollten Arbeit vermeiden, bei der die Bauchmuskulatur zu stark angestrengt wird. Die Leistungsfähigkeit ist in jedem Fall leicht reduziert.

Arbeitsplatz
Ein weiteres Argument für den Wiedereinstieg eines Stomaträgers in den Berufsalltag ist die Gestaltung des Arbeitsplatzes. So muss der Arbeitgeber dem Stomaträger ermöglichen, jederzeit und unter Wahrung der Intimsphäre seine Versorgung zu wechseln, ohne dafür seine Pausen zu opfern. Auch das veränderte Ess- und Trinkverhalten des Stomaträgers muss akzeptiert werden, ohne dass der Stomaträger Nachteile dadurch erleidet oder der Arbeitsablauf gestört wird.

Kollegen
Immer wieder stellt sich für berufstätige Stomaträger die Frage, ob sie ihre Kollegen über die Stomaanlage und deren Konsequenzen informieren sollten. Sie haben Angst davor, benachteiligt zu werden, wenn sie nicht der „Normalität" entsprechen. Grundsätzlich sind Stomaträger nicht dazu verpflichtet, ihren Kollegen oder Vorgesetzten von ihrer Stomaanlage zu berichten. Viele Betroffene berichten jedoch von mehr Verständnis und Toleranz bei offenem Umgang mit ihren Kollegen. Diese Toleranz ist gerade am Anfang der erneuten Berufstätigkeit von Bedeutung. Meist ist der Stomaträger noch nicht absolut sicher in der Handhabung seiner Stomaversorgung, es kommt zu kleinen „Pannen" oder der Filter lässt Geräusche nach außen dringen. Wissen die Kollegen Bescheid, haben sie die Chance, adäquat zu reagieren.

Optimale Stomaanlage
Als Grundvoraussetzung für den gelungenen Start ins Berufsleben gilt ein korrekt angelegtes Stoma, das sich problemlos versorgen lässt. Deshalb sind besonders die Chirurgen aufgefordert, bei der Anlage darauf zu achten, dass das Stoma auch tatsächlich an der von der Stomatherapeutin markierten Stelle angelegt wird.

11.2.5 Rechtliche Hilfen

Jeder Stomaträger kann einen Stomapass beantragen. Das Gesundheitssystem erkennt Stomaträger zum Teil als Behinderte an. Somit haben sie bestimmte zusätzliche Rechte und können soziale Hilfen in Anspruch nehmen. Ein Stomaträger kann bei dem für seinen Wohnort zuständigen Versorgungsamt einen Schwerbehindertenausweis beantragen. Das Versorgungsamt stellt dann den Grad der Behinderung (GdB) fest, der bei den meisten Stomaträgern bei 50–70% liegt. Leidet ein Stomaträger noch an weiteren Beeinträchtigungen oder Erkrankungen, kann der GdB noch höher ausfallen. Der Schwerbehindertenausweis wird meist zunächst für 5 Jahre ausgestellt und kann anschließend verlängert werden.

Wurde die Behinderung vom Versorgungsamt anerkannt, stehen dem Stomaträger mehrere Nachteilsausgleiche zu, z.B.

- steuerliche Vorteile bei der Lohn- und Einkommenssteuer,
- Zusatzurlaub (meist 5 Tage zusätzlich),
- erweiterter Kündigungsschutz.

Ausführliche und aktuelle Informationen zu den rechtlichen Grundsätzen in den verschiedenen deutschsprachigen Ländern können bei den jeweiligen Bundesministerien für Gesundheit und den Vereinigungen für Stomaträger erfragt werden:

- Deutschland: www.ilco.de
- Österreich: www.ilco.at
- Schweiz: www.ilco.ch

Eurokey-Adressen.

- Österreich: ÖAR, Kennwort euro-key, Stubenring 2/1/14, A-1010 Wien, Tel.: 0043(1)5131533, E-Mail: dachverband@oear.or.at
- Deutschland: eurokey Personalservice GmbH, Brunnenplatz 8, D-88276 Berg, Tel.: 0049(0)751 5602530, Fax: 0049(0)751 5602 5320
- Schweiz: Koordinatorenstelle eurokey.ch, Aumattstraße 78, CH-4153 Peinach, Tel.: 0041(0)849084800, E-Mail: info@eurokey.ch
- Italien: Zentrum für die Autonomie und für ein selbstbestimmtes Leben, Soz. Gen. independent, L.-Laurinstraße 6/a, I-39012 Meran, E-Mail: info@independent.it

12 Kontinenzförderung in der Pflege

Gabriele Kroboth

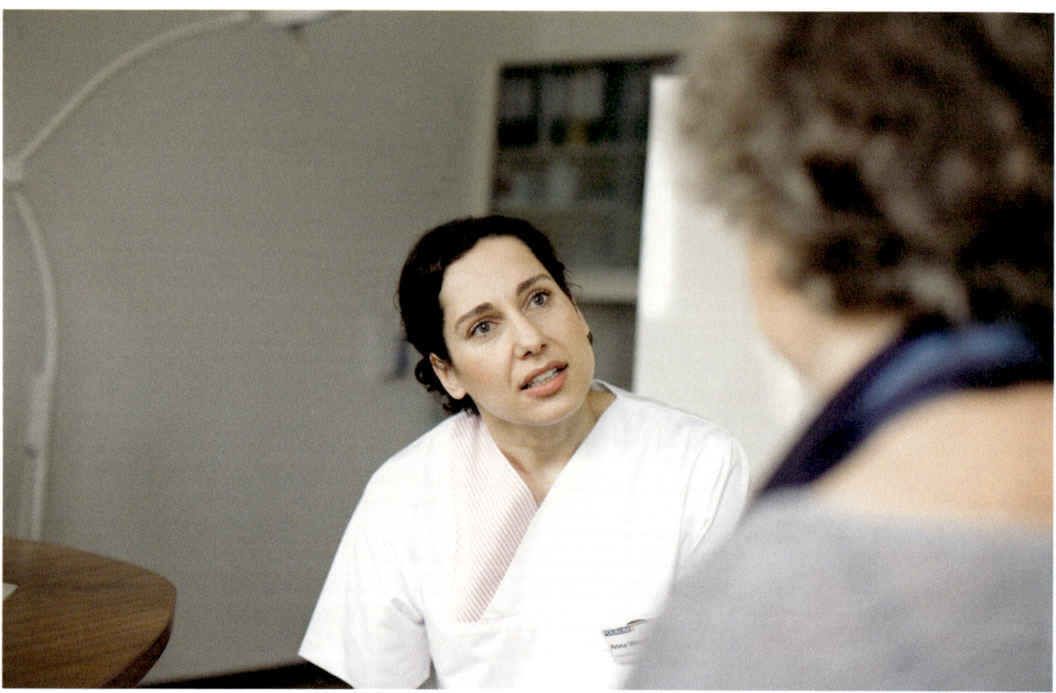

Inkontinenz ist ein weit verbreitetes Problem und wird nach wie vor von vielen Betroffenen verschwiegen. So leidet jeder zweite über 50-jährige Klient in ambulanter Behandlung an Harninkontinenz, bei den 50–59-Jährigen sind es 27 % und bei den 80–84-Jährigen 73 %. Nach wie vor ist Inkontinenz eine der häufigsten Ursachen für den Umzug in ein Pflegeheim (bis zu 80 %), weil sich die pflegenden Angehörigen mit der Situation zu Hause überfordert fühlen. Durch gezielte Diagnostik kann Inkontinenz jedoch in vielen Fällen geheilt werden. Dazu ist es notwendig, dass sich die Betroffenen in fachärztliche Behandlung begeben.

12.1 Harninkontinenz

D *Harninkontinenz bedeutet das „unfreiwillige Ausscheiden oder Abgehen von Urin an unpassenden Orten oder zu unpassenden Zeiten, zweimal oder mehrmals im Monat, unabhängig von der abgegangenen Urinmenge" (Norton 1999).*

2007 wurde in Deutschland der Expertenstandard „Kontinenzförderung in der Pflege" verabschiedet. Die Grundprinzipien des Standards sind im folgenden Kapitel praxisbezogen eingearbeitet (mehr zum Expertenstandard „Kontinenzförderung in der Pflege" auf www.dnqp.de).

Damit Inkontinenz korrekt erhoben und eingeschätzt werden kann, ist es auch für Pflegepersonen sehr wichtig, die einzelnen Formen der Inkontinenz und deren spezifische Symptome zu kennen (vgl. Doughty 2006).

12.1.1 Formen der Harninkontinenz

Die Internationale Continence Society (ICS) hat folgende Formen der Harninkontinenz festgelegt (Abrams et al. 2002, S.167 ff.; Abrams et al. 2009, S.1769):

- Belastungsinkontinenz (engl. Stressinkontinenz)
- Dranginkontinenz (eng. Urgeinkontinenz)
- Reflexinkontinenz
- Inkontinenz mit chronischer Harnretention
- Misch-Harninkontinenz
- Extraurethrale Inkontinenz
- Funktionelle Inkontinenz

Belastungsinkontinenz

D *Als Belastungsinkontinenz (Stressinkontinenz) wird der unfreiwillige Harnabgang bei körperlicher Belastung bezeichnet.*

Durch den Anstieg des Drucks im Bauchraum bei einer vorliegenden Beckenbodenschwäche wird die Harnröhre durch den Sphinkter ungenügend verschlossen (Sphinkterinsuffizienz). Diese Blasenschwäche tritt bei Frauen häufiger auf als bei Männern). Bei Männern unterstützt normalerweise die Prostata den Verschluss der Blase. Nach einem operativen Eingriff kann es jedoch (eventuell nur vorübergehend) zu einer Belastungsinkontinenz kommen.

Ursachen

- *Frauen:*
  - Schwäche der Beckenbodenmuskulatur (z.B. nach Geburten)
  - Allgemeine Bindegewebsschwäche, die sich häufig erst im Alter bemerkbar macht
- *Männer:*
  - Folge von Operationen (z.B. Verletzung des Harnröhrenverschlussmuskels nach transurethralem Eingriff)
  - Entfernung des inneren Sphinkters bei Prostatektomie

Symptome

Die Belastungsinkontinenz äußert sich durch tröpfchenweisen bis starken unwillkürlichen Harnabgang bei körperlicher Betätigung ohne das Auftreten eines Harndrangs. Folgende Schweregrade des Harnverlusts werden unterschieden:

- Grad I: beim Husten, Niesen, Lachen
- Grad II: beim Heben, Treppensteigen, Aufstehen
- Grad III: im Liegen

Therapie

- Konservativ: Beckenbodentraining, Pessartherapie, Biofeedbacktraining
- Operativ: Korrektur der Senkung von Blase und inneren Geschlechtsorganen

Dranginkontinenz

D *Bei der Dranginkontinenz liegt eine sogenannte Überaktivität der Blasenmuskulatur vor, sodass die Blase ist nicht mehr in der Lage ist, trotz intaktem Verschlussmechanismus der Harnröhre größere Mengen von Harn zu sammeln und über einen längeren Zeitraum zu speichern.*

Die überaktive Blasenmuskulatur reagiert manchmal aufgrund geringer Reize und typischerweise in unpassenden Momenten. Die Rezeptoren, die den Füllungsgrad der Blase an das Gehirn melden, sind überempfindlich. Bereits eine geringe Füllungsmenge führt zum Harndrang. Das Gehirn veranlasst dann über willentlich nicht beeinflussbare Signale den Harndrang, und die Betroffenen können den Harnverlust nicht mehr kontrollieren.

Reizblase. Die leichtere Form der Dranginkontinenz wird auch als Reizblase bezeichnet. Dabei müssen die Betroffenen zwar auch vermehrt die Toilette aufsuchen, anfänglich gelingt es ihnen jedoch noch, den Harndrang zu unterdrücken.

Ursachen

- Neurologische Erkrankungen: z.B. durch Apoplexie, Demenz, Morbus Parkinson, Multiple Sklerose, Diabetes mellitus, Epilepsie
- Minderdurchblutung, degenerative Erkrankungen, Gehirntumoren, Entzündungen, reaktive Hypertrophie, Blasensteine, Bestrahlung
- Harnweginfektion, Blasensteine oder -tumoren

Symptome

Vermehrter, nicht unterdrückbarer Harndrang und unwillkürlicher Harnverlust. Bei der leichten Form lässt sich der Harndrang noch unterdrücken.

Therapie

- Blasentraining mit gezieltem Einüben einer regelmäßigen Blasenentleerung.
- Beruhigende Medikamente, deren Wirkung bei regelmäßiger Einnahme nach 1–2 Wochen eintritt.
- Elektrostimulation: gezielte Nervenstimulation der Beckenbodenmuskulatur und des Detrusors. Hier kann es ggf. Monate dauern, bis ein Erfolg eintritt.

Reflexinkontinenz

D *Bei der Reflexinkontinenz (neurogene Inkontinenz) handelt es sich um eine Störung der für die Blasenentleerung verantwortlichen Nerven, die oft mit einem hohen Blasendruck einhergeht.*

Die teilweise oder komplette Fehlsteuerung von Harnblase und Schließmuskel führt zu unkontrollierbarem Harnverlust, wobei sich die Blase jedoch nicht vollständig entleert und Restharn zurückbleibt.

Bei sehr hohem Druck über einen längeren Zeitraum kann es zu einer Nierenschädigung kommen.

Ursachen

- Unterbrechung der Nervenbahnen bei Rückenmarksschädigungen oder Querschnittlähmung
- Rückenmarktumoren
- Multiple Sklerose
- Morbus Parkinson

Symptome

Aufgrund einer Nervenbahnschädigung spüren die Betroffenen nicht die Füllung der Blase. Dadurch erfolgt die Entleerung nicht willentlich, sondern als unwillkürlicher Reflex, manchmal auch durch einen zufälligen Reiz wie Husten oder Lageänderung ausgelöst.

Therapie

- Intermittierender Selbstkatheterismus zur restharnfreien Blasenentleerung
- Medikamentöse Therapie zur Senkung des Blasendrucks
- Elektrostimulation

Überlaufinkontinenz

D *Der Blasenmuskel wird durch vermehrten Restharn überdehnt, was zum „Überlaufen" der Harnblase und unwillkürlichen Verlust kleiner Harnmengen führt.*

Der Grund für eine Überlaufinkontinenz (chronische Harnretention) ist ein Abflusshindernis im Bereich des Harnblasenausgangs (z. B. vergrößerte Prostata. Diese Form der Harninkontinenz betrifft meist Männer.

Ursachen

Zu den Ursachen zählen altersbedingte Prostatavergrößerung (Prostatahyperplasie), Blasensteine, Blasentumoren, Verengung der Harnröhre (Urethrastriktur), Diabetes, Psychopharmaka und Bandscheibenvorfälle.

Symptome

Charakteristisch sind Beschwerden bei der Blasenentleerung. Anfangs sind eine verlängerte Blasenentleerungszeit, Startschwierigkeiten bei der Entleerung, abgeschwächter Urinstrahl und ein Nachträufeln nach Beendigung des Harnlassens zu beobachten. Manche Betroffene äußern auch ein Gefühl der inkompletten Blasenentleerung. Später müssen alle 2–3 Stunden kleinere Harnmengen entleert werden, wobei das Gefühl einer vollen Blase erhalten bleibt.

Therapie

- Operative Entfernung des Abflusshindernisses
- Als Zwischenmaßnahme bis zur Operation wird die Harnblase durch einen Dauerkatheter oder suprapubischen Katheter entlastet

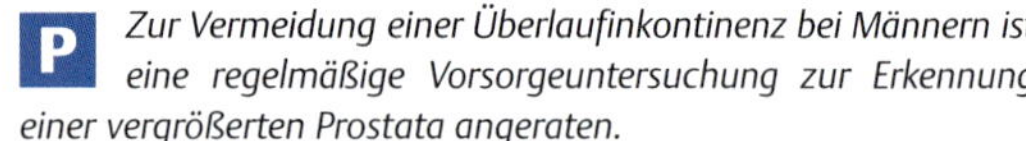

P *Zur Vermeidung einer Überlaufinkontinenz bei Männern ist eine regelmäßige Vorsorgeuntersuchung zur Erkennung einer vergrößerten Prostata angeraten.*

Mischharninkontinenz

D *Bei dieser Kombination aus Belastungs- und Dranginkontinenz sind die Beschwerden der beiden Formen unterschiedlich stark ausgeprägt.*

Der unwillkürliche Harnverlust tritt mit starkem nicht unterdrückbarem Harndrang und bei körperlicher Belastung, Niesen oder Husten auf. Mit einer Prävalenz von rund einem Drittel aller Patientinnen mit Blasenschwäche sind vor allem Frauen betroffen.

Ursache

Sowohl die Ursachen einer Belastungs- als auch einer Dranginkontinenz kommen infrage. Häufig besteht schon eine der beiden Formen, bevor die andere hinzukommt.

Therapie

Die jeweilige Therapie hängt von der erstellten Diagnose ab. Bei der Untersuchung gilt es herauszufinden, welche Inkontinenzform dominiert. Bei der genauen Diagnose hilft das Führen eines Miktionstagebuchs.

Extraurethrale Inkontinenz

D *Bei der extraurethralen Inkontinenz erfolgt der Harnabgang unter Umgehung der Harnröhre durch andere Öffnungen. Sie entsteht aufgrund von angeborenen oder erworbenen Fehlbildungen.*

Ursachen
Bei den meistens betroffenen Frauen bildet sich eine Fistel zwischen den ableitenden Harnwegen und den Geschlechtsorganen. Ursache sind Tumorerkrankungen, die eine aufwendige gynäkologische Operation notwendig machen, Folgen von Bestrahlungen oder Verletzungen.

Symptome
Da der Schließmuskel umgangen wird, geht ständig und gleichbleibend stark Urin über die Fistel ab.

Therapie
Je nach Ursache der Fistelbildung wird eine chirurgische Fistelsanierung angestrebt. In manchen Fällen ist infolge der fortgeschrittenen Erkrankung eine Fistelsanierung nicht möglich.

M ***Saugende Inkontinenzhilfsmittel:*** *Urinkollektor für die Frauen, wenn die Ausscheidung über die Fistel sehr übelriechend ist (Darm-Scheiden-Blasenfistel).*

Funktionelle Inkontinenz

D *Bei der funktionellen Harninkontinenz ist der Urinverlust durch Ursachen bedingt, die nicht mittelbar mit dem Urogenital- oder Gastrointestinaltrakt zusammenhängen.*

Ursachen
Die Betroffenen können zwar den Harndrang beherrschen, aber andere Faktoren wie eingeschränkte Kognition und/oder Mobilität erschweren bzw. verhindern den Toilettengang. Oft entspricht die Ausstattung der Räumlichkeiten nicht den Bedürfnissen (z.B. mangelhafte Beleuchtung oder zu niedrige, zu kalte, unhygienische Toiletten).

12.2 Pflegeprozess bei Inkontinenz

Der Pflegeprozess bei Inkontinenz beinhaltet folgende Schritte **(Abb. 12.1)**:

1. Einschätzen der Gesamtsituation
2. Inkontinenzanamnese
3. Pflegeplanung
4. Maßnahmen (Pflegemanagement, medizinische und/oder physikalische Therapie)
5. Evaluierung der Maßnahmen

12.2.1 Einschätzen der Gesamtsituation

Assessment

Damit Inkontinenz als Problem identifiziert werden kann, sollte zunächst das jeweilige Instrument zur Anamneseerhebung überprüft werden. Jedes Instrument enthält grundsätzlich einen Punkt zur Ausscheidung. Die Pflegefachkraft im Krankenhaus, Pflegeheim, Tageszentrum oder in der Hauskrankenpflege sollte aber gezielte Fragen zur Inkontinenz in ihre Grundanamnese einbauen (vgl. DNQP 2007, S. 30):

- Verlieren Sie ungewollt Harn?
- Verlieren Sie Harn, wenn Sie husten, lachen oder etwas Schweres heben?
- Verlieren Sie Harn auf dem Weg zur Toilette?
- Tragen Sie Einlagen/Vorlagen, um Harn aufzufangen?
- Verspüren Sie häufig starken, nicht unterdrückbaren Harndrang?
- Müssen Sie pressen, um die Blase zu entleeren?

Risikofaktoren für Harninkontinenz

Für eine Harninkontinenz besteht eine Reihe von Risikofaktoren **(Tab. 12.1)**.

12.2.2 Inkontinenzanamnese

Wird im Rahmen der Einschätzung der Gesamtsituation eine Harninkontinenz identifiziert, ist eine differenzierte Kontinenzanamnese zusammen mit den Betroffenen durchzuführen. Die Anamnese sollte folgende Punkte beinhalten:

- Zentrale Beschwerden, Probleme, Dauer des Problems und mögliche Ursachen
- Typische Symptome im Harntrakt
- Eventuell stattgefundene Untersuchungen und relevante Therapien
- Belastungen, Operationen, Geburten
- Benutzte Hilfsmittel
- Aktuelle Medikation

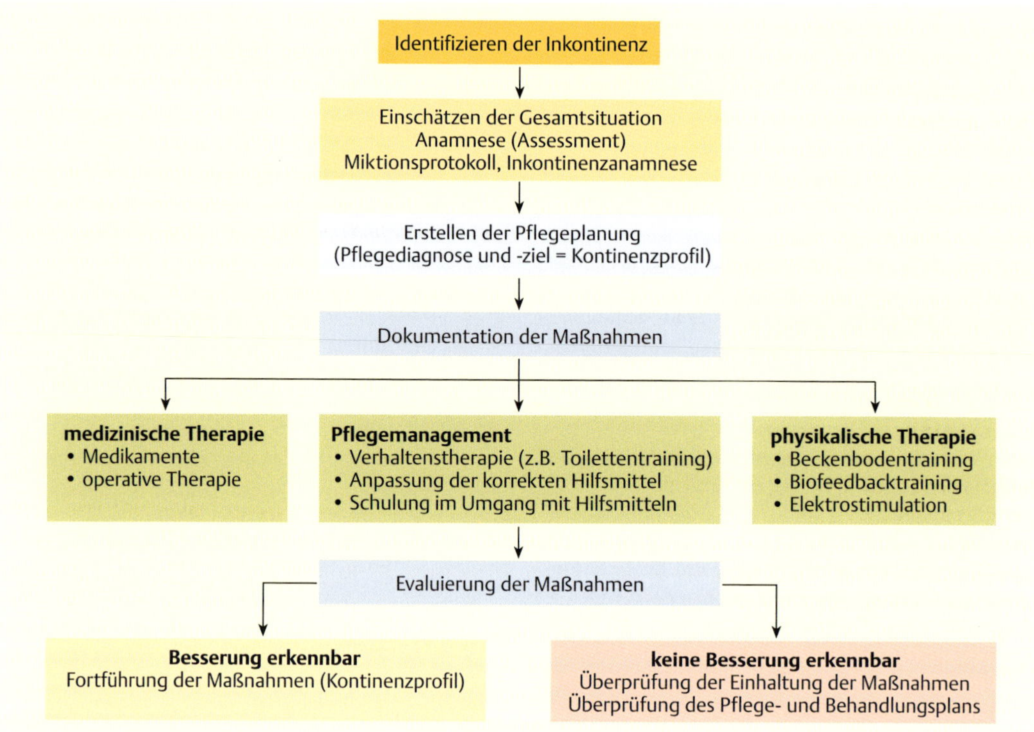

Abb. 12.1 ▪ **Pflegeprozess.** Einzelne Schritte des Pflegeprozesses bei Inkontinenz.

Tab. 12.1 Risikofaktoren für Harninkontinenz (DNQP 2007).

Risikofaktor	geschlechtsunabhängig	Frauen	Männer
kognitive Einschränkungen (z. B. Demenzerkrankungen)	x		
körperliche Einschränkungen (z. B. Gehbehinderung, Gicht, Rheuma)	x		
Alter	x		
Erkrankungen (Schlaganfall, Multiple Sklerose, M. Parkinson, Demenz, Diabetes mellitus)	x		
Medikamente (Diuretika, Anticholinergika, Antihistaminika, Antidepressiva, Neuroleptika, Kalziumantagonisten, Opiate)	x		
Harnweginfektion	x		
Obstipation		x	(x)
Belastung des Beckenbodens (z. B. durch Schwangerschaft/Entbindung, Adipositas)		x	
Östrogenmangel		x	
Prostataveränderungen/-operation			x

- Trinkverhalten/-gewohnheiten
- Blasenentleerungsgewohnheiten (Nykturie = nächtlicher Harndrang, Dysurie = Schmerzen beim Wasserlassen, Enuresis = nächtliches Einnässen, Hämaturie = Blut im Urin)
- Erwartungen der Betroffenen an die Therapie
- Kognitive Einflussfaktoren auf die Kontinenzsituation
- Einflussfaktoren durch veränderte Mobilität auf die Kontinenzsituation
- Einflussfaktoren der Umgebung auf die Kontinenzsituation
- Psychosoziale Auswirkungen und Leidensdruck

12.2.3 Messinstrumente zur Inkontinenzerhebung

Zu den wichtigsten Messinstrumenten einer Inkontinenzerhebung zählen:

- Miktionsprotokoll (Blasenentleerungsprotokoll)
- 24-Stunden-Vorlagentest
- Pad-Test

Miktionsprotokoll

Das Miktionsprotokoll (siehe Anhang) ist ein hilfreiches Messinstrument im Rahmen des pflegerischen Assessments und wird hauptsächlich auf 2 Weisen verwendet:

- Als Teil des Basis-Assessments einer Inkontinenz zur Erfassung der Ausscheidungsgewohnheiten. Für eine objektive Einschätzung ist das Miktionsprotokoll mindestens 3–5 Tage zu führen. Dabei werden die Gewohnheiten der Blasenentleerung und die Ausscheidungsmenge sowie die Flüssigkeitszufuhr erhoben und eingetragen. Die Aufzeichnungen dienen der exakten Diagnosestellung und als Grundlage für einen eventuell notwendigen Blasenentleerungsplan.
- Als Verlaufsakte während der Behandlung zur Überwachung der Therapiewirksamkeit.

P *Vor der Wahl eines geeigneten Miktionsprotokolls ist unbedingt zu klären, welche Informationen im Einzelfall benötigt werden. Je weniger Informationen das Protokoll erfasst, desto größer ist die Wahrscheinlichkeit, dass die Betroffenen es auch genau und regelmäßig führen.*

Das Miktionsprotokoll sollte folgende Informationen abfragen:

- Blasenentleerungen und Phasen der Inkontinenz
- Miktionshäufigkeit mit jeweiliger exakter Harnmenge (Blasenkapazität)
- Exakte Flüssigkeitszufuhr (Flüssigkeitsbilanz)
- Eventuell verspürter Harndrang
- Form des Harnverlusts

24-Stunden-Pad-Test

Der Test dient der Erhebung der Harnverlustmenge. Dabei wird die Gewichtsdifferenz zwischen trockenen und getragenen Einlagen über einen Zeitraum von 24 Stunden ermittelt. Alle getragenen Einlagen werden über 24 Stunden in einem Plastiksack gesammelt, nach Ende des Testzeitraums abgewogen und mit dem Gewicht der gleichen Anzahl trockener Einlagen verglichen.

M *Bei einem Differenzwert von 4–8 g und mehr ist der Test positiv und es liegt eine Harninkontinenz vor.*

Ein-Stunden Pad-Test

Dieser Test umfasst eine Untersuchungsdauer von 1 Stunde und die Betroffenen werden innerhalb dieser Zeit zu verschiedenen Übungen aufgefordert, die einen Harnverlust provozieren sollen. Eine entsprechende Einlage, die auch größere Mengen von Harn aufnehmen kann, wird ausgewählt. Diese wird vor dem Test abgewogen. Die Betroffenen werden danach zu folgendem Ablauf aufgefordert:

Zeit (min)	Ablauf
0	Anlage einer abgewogenen Einlage
15	500 ml trinken
30	Gehen, Stiegen steigen
45–60	10 x aufstehen und hinsetzen 10 x sehr kräftig husten 1 Minute am Platz joggen 5 x zum Boden beugen und wieder hoch
60	Einlage entfernen, Abwiegen und die Differenz zur trockene Einlage berechnen

Die Gewichtsdifferenz entspricht dem Urinverlust und teilt den Schweregrad des Urinverlustes entsprechend den Vorgaben der *International Continence Society* (ICS-Standard; Abrams et al. 2002) ein **(Tab. 12.2)**.

Tab. 12.2 Schweregrade des Urinverlusts (ICS-Standard).

Grad	Urinverlust
Grad I	≤2 ml
Grad II	2–10 ml
Grad III	10–15 ml
Grad IV	≥50 ml

12.2.4 Kontinenzprofile

Das Kontinenzprofil der Betroffenen stellt im Prinzip das Problem innerhalb des Pflegeprozesses dar **(Tab. 12.3)**. Nach der Festlegung des Kontinenzprofils entscheidet die zuständige Pflegefachkraft gemeinsam mit den Betroffenen über die Zielformulierung, möglichst das nächsthöhere Kontinenzprofil zu erreichen. Anschließend werden die dazu erforderlichen (Pflege-) Maßnahmen festgelegt.

Im Rahmen der Entwicklung des Expertenstandards „Förderung der Harnkontinenz in der Pflege" hat die Expertengruppe in Anlehnung an Fonda (1990) und Palmer et al. (1997) Kontinenzprofile entwickelt (vgl. DNQP 2007, S. 34). Zur Anwendung der Kontinenzprofile siehe Grafik im Anhang (Anwendung Kontinenzprofile nach Boguth, S. 178).

12.2.5 Kontinenztrainingsprogramme

Das Ziel der nachfolgend dargestellten Kontinenztrainingsprogramme besteht darin, durch Veränderung des Ausscheidungsverhaltens die Kontinenz der Betroffenen zu erreichen. Abhängig von der vorliegenden Inkontinenzform, den die Kontinenz beeinflussenden Faktoren sowie den geistigen und körperlichen Fähigkeiten der Betroffenen können folgende Trainingsprogramme eingesetzt werden **(Tab. 12.4)**:

- Blasentraining
- Verhaltenstraining (Toilettentraining)
- Festgelegte Entleerungszeiten
- Angeleitete Entleerung
- Double-/Triple-Voiding

Blasentraining

Mithilfe des Blasentrainings sollen die Zeitintervalle zwischen den einzelnen Entleerungen allmählich erhöht werden. Angestrebt werden Intervalle von 3–4 Stunden. Damit lässt sich die Blasenkapazität erhöhen, Inkontinenz verringern bzw. Kontinenz erreichen (Fantl u. Weyman 1991). Dies kann mehrere Wochen bis Monate dauern.

Das Blasentraining wird bei Harndrang, Inkontinenz und Mischinkontinenz eingesetzt.

Meist fällte es den Betroffenen nicht leicht, den Entleerungsdrang zu unterdrücken, vor allem, wenn sie sich

Tab. 12.3 Kontinenzprofile (DNQP 2007).

Profil	Merkmal	Beispiel
Kontinenz	kein unwillkürlicher Harnverlust keine personelle Hilfe notwendig keine Hilfsmittel	
unabhängig erreichte Kontinenz	kein unwillkürlicher Harnverlust keine personelle Unterstützung notwendig selbstständige Durchführung von Maßnahmen	Patienten, die durch eigenständige Medikamenteneinnahme, eigenständigen Gebrauch mobiler Toilettenhilfen, intermittierendem Selbstkatheterismus oder Durchführung von Trainingsmaßnahmen (z. B. Blasentraining) keinen unwillkürlichen Urinverlust haben
abhängig erreichte Kontinenz	kein unwillkürlicher Harnverlust personelle Unterstützung bei der Durchführung von Maßnahmen notwendig	Patienten mit begleiteten Toilettengängen zu individuellen/festgelegten Zeiten Patienten, bei denen ein Einmalkatheterismus durchgeführt wird
unabhängig kompensierte Inkontinenz	unwillkürlicher Harnverlust keine personelle Unterstützung bei der Versorgung mit Hilfsmitteln notwendig	unwillkürlicher Harnverlust, aber der Umgang mit Inkontinenzhilfsmitteln (aufsaugende Hilfsmittel, Kondomurinal, Umgang mit Blasenkatheter) erfolgt selbstständig
abhängig kompensierte Inkontinenz	unwillkürlicher Harnverlust personelle Unterstützung bei der Inkontinenzversorgung ist notwendig	kompensierende Maßnahmen werden von dritter Person übernommen
nicht kompensierte Inkontinenz	unwillkürlicher Harnverlust personelle Unterstützung und therapeutische bzw. Versorgungsmaßnahmen werden nicht in Anspruch genommen	Patienten, die nicht über ihre Inkontinenz sprechen wollen und deshalb keine personelle Hilfe oder Hilfsmittel in Anspruch nehmen bzw. aufgrund kognitiver Erkrankungen nicht akzeptieren

Tab. 12.4 ⋮ Kontinenztrainingsprogramme (nach Roe u. Williams 1997).

Intervention	Charakteristika	klinisches Patientenkollektiv
Blasentraining	verbindlich vorgegebene oder selbstständig bestimmte Intervalle	funktionell und geistig gesunde Patienten
Verhaltenstraining	an das individuelle Entleerungsmuster angepasste Zeitpläne	funktionell und geistig gesunde Patienten
festgelegte Entleerungszeiten	typischerweise alle 2 Stunden	Patienten mit neurogener Dysfunktion
angeleitete Entleerung		Patienten mit Beeinträchtigung der kognitiven Funktionen und der Mobilität

das Verhalten über lange Jahre angeeignet haben. Geeignete Techniken beinhalten Atemübungen, mentale Ablenkung sowie gezieltes Beckenbodentraining.

Toilettentraining

Das Ziel des Toilettentrainings besteht darin, durch geplante Toilettengänge einen Entleerungsrhythmus zu erreichen, der sich nicht am Harndrang, sondern an der Uhr orientiert. Plötzlicher Harnverlust wird vermieden, indem die Blase zu geplanten Zeiten und vor Auftreten des Harndrangs entleert wird.

Grundlage für das Toilettentraining ist das Miktionsprotokoll, anhand dessen ein fester Zeitplan zur Blasenentleerung bestimmt wird. Wesentlich bei dieser Verhaltensänderung ist die konsequente Durchführung.

M *Das Verhaltenstraining ist bei Dranginkontinenz und funktioneller Inkontinenz die Therapie der Wahl.*

Festgelegte Entleerungszeiten. Die Betroffenen erhalten einen Plan mit festen Entleerungszeiten, den sie selbstständig überwachen, und werden im Umgang mit dem Miktionsprotokoll unterwiesen.

P *Regelmäßige Gespräche über den Verlauf und insbesondere die Verbesserung durch die Therapiemaßnahme sind für den Erfolg sehr wichtig.*

Angeleitete Entleerung. Infolge eingeschränkter Immobilität oder einer voranschreitenden demenziellen Erkrankung sind Betroffene oft nicht mehr in der Lage, die Toilette selbstständig aufzusuchen und müssen dazu angeleitet werden. Oftmals wird das Toilettentraining von betreuenden Personen durchgeführt, die die Patienten an die Entleerungszeiten erinnern, sie zur Toilette begleiten und das Miktionsprotokoll führen.

M *Der Erfolg hängt davon ab, ob die regelmäßigen Entleerungszeiten strikt eingehalten werden.*

Double- oder Triple-Voiding

M *Diese Maßnahme (**urine voiding**, engl.: Harnabgang) empfiehlt sich vor allem bei Patienten mit in der Blase verbliebenem Restharn.*

Die Betroffenen werden dazu angehalten, 10–15 Minuten nach der letzten Blasenentleerung die Toilette ein zweites oder drittes Mal aufzusuchen, um so die Blase vollständig zu entleeren. Diese Maßnahme ist wissenschaftlich noch kaum untersucht.

Reflektorische Blasenentleerung

Grundsätzlich wird bei neurogenen Blasenentleerungsstörungen der intermittierende Katheterismus als Methode der Wahl angewendet. In einzelnen Fällen und unter strengster ärztlicher Aufsicht kommen noch folgende Methoden zum Einsatz:

- *Triggermethode:* Personen mit einer Reflexinkontinenz managen die Blasenentleerung mittels Trigger- oder Reflextechnik. Dabei animiert ein äußerer Reiz (z.B. Beklopfen der Blasenregion) die Blase zur Kontraktion und damit zur Entleerung.
- *Valsava-Methode:* Diese Methode ist besser unter dem Begriff *Cedé'sche Technik* bekannt. Dabei lösen die Betroffenen oder ihre Betreuungsperson durch Druck auf den Unterbauch die Blasenentleerung aus.

M *Beide Techniken dürfen nur unter strenger ärztlicher Anordnung angewendet werden, da sie unter anderem Nierenschädigungen hervorrufen können.*

Beckenbodentraining

Die Beckenbodenmuskeln bilden eine Schlinge, um die Becken- und Bauchorgane zu halten und sie unterstützen die Sphinkteres der Blase und des Anus. Mit zunehmendem Alter, nach Geburten, durch verminderte Aktivität und Übergewicht büßen die Beckenbodenmuskeln an Elastizität ein. Dadurch sinken die Beckenorgane und eine Schwächung des Harnröhrensphinkters folgt. Die

Elastizität und Kraft der Beckenbodenmuskulatur kann jedoch durch Übungen und Elektrostimulation erhalten, bzw. wiedererlangt werden.

Trainingsprogramme für die Beckenbodenmuskulatur kommen bei Frauen mit Belastungsinkontinenz oder nach zahlreichen Operationen und bei Männern nach einer Prostataoperation zum Einsatz. Sie sind aber auch hilfreich und unterstützend bei Dranginkontinenz.

Durch richtigen Einsatz und regelmäßiges Training der Beckenbodenmuskulatur im Alltag lässt sich nicht nur unwillkürlicher Harnverlust, sondern auch akut auftretender Harndrang verhindern.

M *Beckenbodentraining sollte wie Biofeedback/Elektrostimulation bei vorliegen einer Inkontinenz nur unter fachlicher Anleitung begonnen werden.*

Vaginalkonen/Scheidenkegel

Vaginalkonen oder Scheidenkegel sehen ähnlich aus wie Vaginaltampons. Sie bestehen aber aus Kunststoff, sind in verschiedenen Gewichten erhältlich und werden unterstützend zum Beckenbodentraining angewendet. Da sich der in die Scheide eingeführter Kegel anfühlt, als würde er wieder herausfallen, spannt die Patientin ihre Beckenbodenmuskulatur an, um dies zu verhindern. Der Kegel wird zur Stärkung des Beckenbodens 2-mal täglich für 10 Minuten eingesetzt, wobei die Trägerin ihren normalen Alltagstätigkeiten nachgeht.

M *Das regelmäßige Training bewirkt eine Besserung der Inkontinenz um bis zu 60 %.*

12.2.6 Funktionell-anatomische Hilfsmittel für die Frau

Zu den funktionellen anatomischen Hilfsmitteln zählen:

- Vaginal-, Ring- und Würfelpessare
- Vaginaltampons
- Harnröhrenstöpsel (Urethralstöpsel)

Vaginal-, Ring- und Würfelpessare

Pessare werden intravaginal getragen und haben die Aufgabe, die gesenkte Gebärmutter anzuheben. Sie kommen üblicherweise als nicht invasive Therapie bei Vaginalprolaps zum Einsatz, finden aber auch Anwendung bei beginnender Stressinkontinenz.

Die Pessare werden entweder aus Silikon oder Schaumstoffmaterial hergestellt und in unterschiedlichen Formen und Größen. Sie müssen vom Gynäkologen individuell angepasst werden. Sie werden entweder bei speziellen Betätigungen oder über längere Zeit getragen. Die Trägerinnen müssen lernen, die Pessare selbst einzuführen, zu entfernen und zu reinigen.

Am häufigsten werden Ringpessare verwendet, und zwar bei Belastungsinkontinenz, Senkungs- und Harnröhrenbeschwerden. Sie sind meist durch eine Keule verstärkt, die speziellen Druck auf die Urethra ausübt.

Würfelpessare dienen der Behandlung von Senkungsbeschwerden der Gebärmutter, der Blase und/oder des Darmes. Die Würfel haften an der Schleimhaut und halten daher auch bei überdehntem, schlaffem Beckenboden.

M *Die gezielte Anwendung des Pessars begleitet von unterstützendem Beckenbodentraining kann nach einigen Monaten eine Besserung des Senkungszustands erreichen.*

Vaginaltampons

Manche Patientinnen mit leichter Belastungsinkontinenz erzielen gute Effekte durch den Gebrauch von Vaginaltampons. Diese können auch zur unterstützenden Therapie bei Beckenbodentraining verwendet werden. Im Unterschied zu Tampons für die Monatshygiene bestehen sie Polyurethanschaumstoff, heben die vordere Scheidewand und stützen den Blasenhals, sodass der Blasenverschluss gewährleistet ist. Gleichzeitig wird die Beckenbodenmuskulatur unterstützt. Die richtige Größe sollte vom Gynäkologen angepasst werden.

Harnröhrenstöpsel

Harnröhrenstöpsel (Urethralstöpsel, Urethral insert) sind kleine, tamponähnliche Instrumente. Der weiche Ballon besteht aus Silikon und ist mit einer Geleinlage gefüllt. Er wird mithilfe eines Applikationsstabs in die Harnröhre eingeführt. Nach Entfernen des Applikators dehnt sich die Gelmasse aus und verhindert so das Herausrutschen des Ballons und verschließt gleichzeitig die Harnröhre. Damit wird unfreiwilliger Urinabgang verhindert.

Der Harnröhrenstöpsel ist ein Einmalprodukt und muss zum Urinieren entfernt werden. Üblicherweise wird er bei Inkontinenz verstärkende Tätigkeiten eingesetzt.

12.2.7 Inkontinenzhilfsmittel

Je nach ihrer Funktion lassen sich Inkontinenzhilfsmittel in unterschiedliche Gruppen unterteilen. Sie kommen zum Einsatz, wenn die Inkontinenz nach Ausschöpfen aller therapeutischen Maßnahmen weiter besteht. Die Hilfsmittel müssen folgende Anforderungen erfüllen: hoher Tragekomfort, Auslaufsicherheit und Nässeschutz, Geruchsbindung, Hautfreundlichkeit,

Wirtschaftlichkeit, leichte Handhabung, individuelle Produktauswahl und umweltfreundliche Entsorgung.

Aufsaugende Hilfsmittel

Saugende Hilfsmittel sind häufig die erste Wahl zur Versorgung von Inkontinenz. Saugende Hilfsmittel sind am Körper getragene Einlagen verschiedenster Größe oder Form. Diese Materialien saugen den unfreiwillig abgehenden Harn auf.

Der Aufbau der Einmalsysteme ist im Wesentlichen gleich. Die Unterschiede liegen in den Konzerngeheimnissen der Produktion. Basis jedes Einmalproduktes ist der Zellstoffkern, der entweder aus Zellstoffflocken oder Zellstofflagen besteht. Jedes hochwertige Einmalprodukt zeichnet sich durch einen speziellen Flüssigkeitsbinder, den sogenannten Superabsorber, aus. Dies sind chemische Elemente, die den Harn auch unter Druck speichern, ihn binden und in Gel umwandeln. Die körperzugewandte, baumwollartige Seite ist mit einer Zellstoffschicht versehen, die den Harn rasch in das Innere des Produktes abgibt und selbst trocken bleibt. Nach außen hin sind Einmalprodukte häufig mit einer Plastikfolie versehen. Kleine Einlagen und neuwertige Kontinenzslips haben auch außen eine baumwollartige Beschichtung. Hilfsmittel für mittlere bis schwerste Inkontinenz sind zusätzlich noch mit einem Nässeindikator versehen.

Saugende Einmalprodukte werden wie folgt eingeteilt:

- Einlagen mit Klebestreifen – leichte bis mittlere Inkontinenz
- Einlagen (Tropfenfänger) für Männer – leichte bis mittlere Inkontinenz
- Einlagen mit Fixierhose – mittlere bis schwerste Inkontinenz
- Einlagen mit Hüftbund – mittlere bis schwerste Inkontinenz
- Saugfähige Einweghosen (Pants) – mittlere bis schwerste Inkontinenz
- Schutzhosen (Inkontinenzslip) – mittlere bis schwerste Inkontinenz

Die Produktauswahl orientiert sich an den individuellen Anforderungen der Betroffenen. Im Mittelpunkt stehen zunächst die Inkontinenzform und die Menge des Urinverlusts **(Tab. 12.5)**.

Bei der Auswahl der Einlagen ist auf eine möglichst geringe Mobilitätseinschränkung zu achten.

Tab. 12.5 ⋮ Richtwerte zur Bestimmung der Vorlagengröße (DEGAM 2004).

Inkontinenzform	Harnverlust in 4 Stunden
leichte Inkontinenz	ca. 50–100 ml
mittlere Inkontinenz	ca. 100–200 ml
schwere Inkontinenz	ca. 200–300 ml
schwerste Inkontinenz	>300 ml

Ableitende Hilfsmittel

Diese fangen den Harn auf und leiten ihn über ein Schlauchsystem in einen Beinbeutel. Im Wesentlichen werden folgende ableitende Systeme unterschieden:

Ableitende Hilfsmittel für Männer

- *Kondomurinal:* Es besteht aus weichem Material, damit es sich leicht über den Penisschaft abrollen lässt. Das Urinal verfügt über eine knickfreie Öffnung sowie ein Ansatzstück für die Beinbeutelableitung und kann bis zu 48 Stunden belassen werden. Voraussetzung ist eine restharnfreie Blasenentleerung. Idealerweise legen die Betroffenen selbst das Urinal an. Es fördert die Mobilität und eignet sich vor allem bei mittlerer bis schwerer Inkontinenz.
- *Externe Urinableitung:* Diese wurde speziell für Patienten retrahiertem Penis entwickelt, bei denen kein Urinal angelegt werden kann. Im Bereich der Peniswurzel wird eine hautfreundliche Basisplatte mit anatomisch geformtem Beutel angebracht. Der Beutel dient als Überleitung zum Beinbeutel. Die externe Ableitung ist für mittlere bis schwere Inkontinenz geeignet.
- *Urinflaschen:* Sie werden bei mobilitätseingeschränkten Patienten eingesetzt, bei denen der Transfer zur Toilette oder dem Toilettenstuhl schwierig ist. Die selbstständige Blasenentleerung kann im Stehen, Sitzen und Liegen erfolgen.

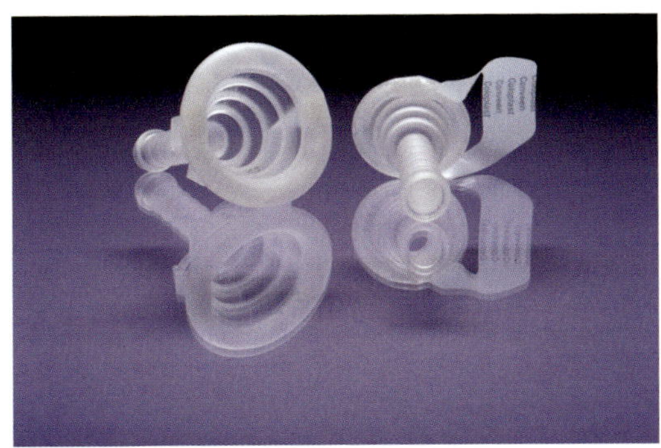

Abb. 12.2 ▪ Kondomurinale (hier: Beispiel der Fa. Coloplast).

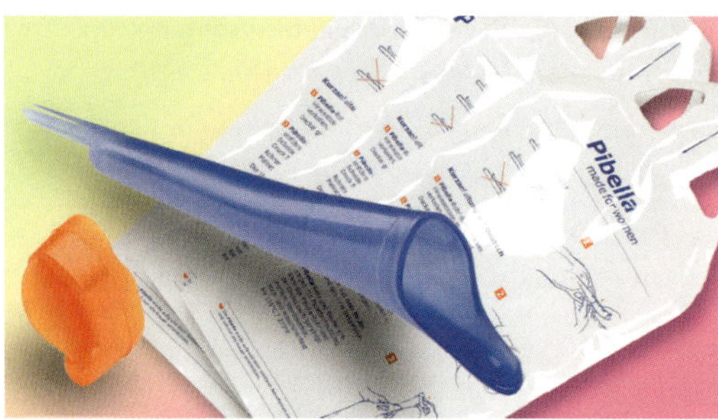

Abb. 12.3 ▪ **Pibella.** Dieses System eignet sich vor allem für bettlägerige Patientinnen (Quelle: Stebler.net GmbH).

- *Uribag:* Hierbei handelt es sich um eine faltbare Urinflasche, z. B. für Autofahrten oder Reisen. Ein Deckel verschließt den Uribag sicher, und der Auffangbeutel nimmt ca. 1,2 Liter Flüssigkeit auf.

Ableitende Hilfsmittel für Frauen

- *Pibella:* Dieses System eignet sich vor allem für bettlägerige Patientinnen (kurz- und langfristig). Ein Rohr ist mit dem Urinbeutel verbunden. Dank der kleinen und anatomisch geformten Andocköffnung wird der Harnausgang zwischen den Schamlippen direkt und sanft umschlossen. Die Patientin kann Pibella selbständig ansetzen und die Blase leeren. Es wird auch in der Pflege zu Hause eingesetzt. Nach guter Reinigung kann das Pibellarohr mehrmals verwendet werden.
- *Urinkollektor:* Bei Frauen eignet es sich eher für kurzzeitige Anwendung oder spezielle Bereiche. Der gesamte Inguinalbereich muss rasiert sein, damit die Hautschutzplatte aufgebracht werden kann. Die Betroffenen benötigen große Fingerfertigkeit zum Anbringen des Kollektors, sodass dies besser durch eine Betreuungsperson erfolgt. Er kommt besonders bei Reflexinkontinenz zum Einsatz.
- *Urinschiffchen:* Das System aus weichem Plastik hat eine flache, schiffchenförmige Form und eine Halterung. Es lässt sich so positionieren, dass die Blasenentleerung sowohl im Liegen als auch Sitzen erfolgen kann. Bei Bedarf lässt sich auch ein Urinauffangbeutel anschließen.

Mobile Hilfsmittel

Bei Patienten mit funktioneller Harninkontinenz können folgende mobile Hilfsmittel hilfreich sein:

- Haltegriffe
- Toilettensitzerhöhungen
- Zimmertoilettenstuhl

12.2.8 Katheterismus

D *Katheterismus bedeutet das Einführen flexibler schlauch- oder röhrenförmiger Instrumente in die Blase, um über in verschiedener Höhe am Katheter befindliche „Augen“ (Drainageöffnungen) Harn und/oder Spülflüssigkeiten zuzuleiten (Sökeland 1989).*

Intermittierender Selbstkatheterismus

D *Unter intermittierendem Katheterismus versteht man die periodische Entleerung der Blase mittels Einmalkatheter besonders bei neurogenen Blasenstörungen.*

Zur Anwendung kommen spezielle beschichtete (mit Polyvinylpyrrolidonen, die nach dem Eintauchen in Wasser oder Natriumchlorid eine glatte und gleitfähige Oberfläche bilden) oder unbeschichtete (Verwendung von Gleitmittel erforderlich!) Einmalkatheter. Üblicherweise unterweisen geschulte Pflegepersonen die Betroffenen im aseptischen Einmalkatheterismus, sodass diese die Blasenentleerung überall selbstständig durchführen können.

Anforderungen an Einmalkatheter

- *Katheteraugen:* Ein wesentliches Qualitätsmerkmal sind abgerundete Augen, da sie vor allem bei regelmäßiger Durchführung des Katheterismus eine atraumatische Passage durch die Harnröhre ermöglichen.
- *Katheterspitze:* Um Verletzungen zu vermeiden, ist eine weiche, möglichst konische Spitze erforderlich.
- *Größe:* Es wird der kleinste Katheter gewählt, der noch einen ausreichenden Abfluss gewährleistet (Männer: CH 14, Frauen: CH 12, Kinder: CH 8).

P ***Unterstützende Hilfsmittel zur Einlage:*** *Spiegel (mit und ohne Lichtquelle): Sie kommen vor allem bei Frauen zum Einsatz und werden mit einem Gurt am Oberschenkel befestigt.*

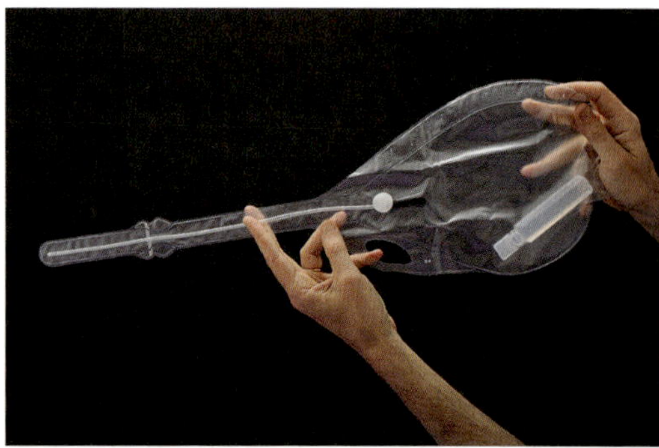

Abb. 12.4 ▪ **Einmalkatheter** mit integriertem Ablaufbeutel.

Dauerkatheter

Dauerkatheter (Verweilkatheter) werden durch einen gefüllten Ballon in der Blase gehalten. Sie unterscheiden sich nach Verweildauer (kurz: 14–28 Tage; lange: bis 12 Wochen), Materialzusammensetzung (silikon-, silikonelastomer- und hydrogelbeschichtet) und Größe (Männer: CH 14, Frauen: CH 12, Kinder: CH 8). Außerdem gibt es 2-Wege- (zur Ruhigstellung der Blase intra- und postoperativ sowie zur Bilanzierung des Flüssigkeitshaushalts) und 3-Wege-Katheter (zur kontinuierlichen Spülung der Blase nach Eingriffen an Prostata, Blase oder Blasenhals). Andere Spezialkatheter (z. B. 3-Wege-Tamponadenkatheter) finden seltener Verwendung in der Urologie.

Indikationen

M *Das Einsetzen eines Dauerkatheters darf nur auf ärztliche Anordnung erfolgen!*

Die Anlage eines Dauerkatheters ist in bestimmten Fällen indiziert **(Tab. 12.6)**. Sie sind für Harnröhren- und Blasenschleimhaut Fremdkörper und können Ischämien, Läsionen und Dekubitus am Urothel verursachen. Darüber hinaus verlegen sie den Sekretfluss aus den urethralen Anhangdrüsen und stellen eine Kristallisationsfläche für die harnsteinbildenden Urinsubstanzen des Urins dar. Häufig entstehen durch Schleimhautverletzung Verengungen der Harnröhre. Wird ein Dauerkatheter vor allem im Langzeitpflegebereich über sehr lange Zeit (> 6 Monate) ohne Abklemmen und regelmäßiges Training des Blasenvolumens eingesetzt, kommt es zur Schrumpfblase. Da die Blase ständig drainiert wird, verliert das Blasengewebe seine Funktion und atrophiert.

Mögliche Komplikationen

M *Das Anlegen des Dauerkatheters muss unter streng aseptischen Kriterien (sterile Arbeitsweise zur Verhütung einer Infektion durch Mikroorganismen) erfolgen.*

Die Intim- und Katheterpflege ist täglich durchzuführen. Durch den liegenden Dauerkatheter produziert die Schleimhaut vermehrt Sekret, das ein idealer Nährboden für Keime ist. Starke Verkrustungen lassen sich mit in sterilem Kochsalz getränkten Kompressen entfernen. Für einen freien Urinfluss dürfen Katheter und Drainagesystem nicht abgeknickt werden. Durch mangelnde Hygiene oder Unachtsamkeit können folgende Komplikationen auftreten:

- Harnweginfektionen
- Haut- und Schleimhautirritationen
- Druckstellen an Harnröhrenmündung oder Blase
- Harnsteinbildung
- Bei Männern: Urethrafisteln, eitrige Epididimytis, Skrotumabszess, Prostatitis, Prostataabszess

Katheterballon

Um den Katheterballon an seinem Platz zu halten, reichen Füllmengen von maximal 5 bis 7 ml aus. Der Ballon wird ausschließlich mit Aqua bidest oder mit einer 1 : 1-Mischung aus Propylenglycol und Aqua bidest (Silikonkathetern) befüllt. Der Ballon ist nicht dazu ausgelegt, die innere Harnröhrenöffnung zu verschließen, um den Abgang von Urin zu verhindern. Dies geschieht durch den Blasenhals und die den Katheter umschließenden Sphinkteres.

Urinauffangbeutel

Unmittelbar nach dem Anlegen sollte ein Dauerkatheter aseptisch mit einem Urinauffangbeutel verbunden werden. Die Auswahl des Urinsammelbeutels richtet sich nach den individuellen Bedürfnissen und Ressourcen der Betroffenen: *Beinbeutel* werden knickfrei und mit ausreichender Bewegungsfreiheit an der Innenseite des Unterschenkels angebracht. Für ruhigen Nachtschlaf empfehlen sich *Bettbeutel* mit Auslass an der tiefsten Stelle, um morgens die restlose Harnentleerung zu ermöglichen. Das geschlossene Urinbeutelsystem sollte in keinem Fall diskonnektiert werden. Betroffene, die Beinbeutel verwenden, verbinden diesen für eine

Tab. 12.6 Indikationen für einen Dauerkatheter.

Notfallsituationen	routinemäßige urologische Diagnostik/Therapie	Dauerdrainage
Entlastung der Blase bei akutem Harnverhalten	urologische Untersuchungen bei liegenden Dauerkatheter (z. B. Zystomanometrie)	akute oder chronische Harnverhaltung, entweder kurzfristig oder langfristig, wenn eine operative Versorgung nicht möglich ist
Spültherapie bei Makrohämaturie und nach Entfernung einer Blasentamponade	Operationen an Harnröhre, Prostata, Blase, oberer Harntrakt	in der Palliativpflege, wenn damit schmerzhafte Einlagenwechsel vermieden werden
	postoperative Harnableitung (z. B. gynäkologische Eingriffe)	palliative Behandlung der Harninkontinenz (sehr selten)
	Schwerstkranke, bei denen die Ausfuhr genau bestimmt werden muss	

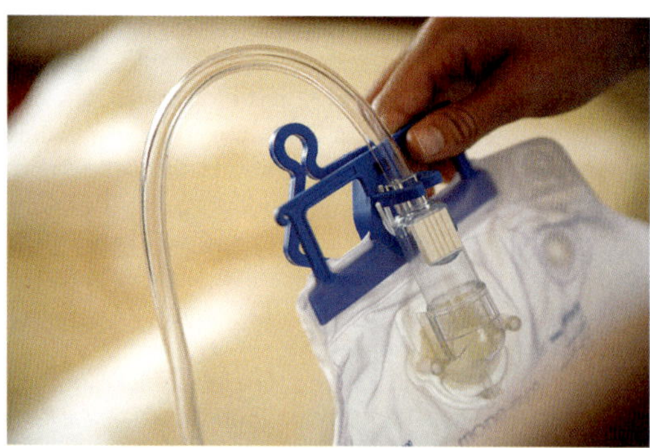

Abb. 12.5 ▪ Urinauffangbeutel. Die Auswahl des Urinsammelbeutels richtet sich nach den individuellen Bedürfnissen und Ressourcen der Betroffenen.

geruhsame Nacht mit einem Bettbeutel (Zwischenstück).

Entfernen von Dauerkathetern

Zunächst muss der Katheterballon vollständig entleert werden. Dies geschieht mit einer Spritze, die langsam den Ballons aussaugt. Im Anschluss wird der Katheter vorsichtig herausgezogen.

Lässt sich der Ballon nicht vollständig entleeren, wird er mittels einer mit etwas Flüssigkeit gefüllten Spritze unter Druck aufgefüllt oder gegebenenfalls mit einer dünnen Kanüle angestochen, um so mögliche Blockaden zu lösen.

12.2.9 Hautpflege

Die Haut von Menschen, die an Inkontinenz leiden, ist besonders gefährdet. Die Form einer Hautschädigung wird als inkontinenzassoziierte Dermatitis (IAD) bezeichnet. Sie zeichnet sich durch eine lokale, oberflächliche Entzündung der perianalen oder der perigenitalen Haut aus. Sie tritt als Rötung mit oder ohne Bläschenbildung oder als oberflächliche Hautschädigung bis an die Subkutis auf. Die Barrierefunktion der Haut wird zunehmend beeinträchtigt und es können Komplikationen wie Erythrasma, Candidiasis oder Schmerzen auftreten. Die typischen Lokalisationen sind perianale Haut, Gesäßfalte, linke und rechte untere und obere Gesäßhälfte, Genitalien, unteres Abdomen, Inguinalfalten, linke und rechte Oberschenkelinnenseite und -unterseite. Ausschlaggebend für die Entstehung der IAD sind Feuchtigkeit, bedingt durch Harn, Stuhl, Schweiß, die Erhöhung des pH-Wertes der Haut, Kolonisation mit Mikroorganismen und Reibung (Steininger et al. 2012).

Maßnahmen. Die wichtigste Maßnahme ist die rechtzeitige Erkennung des Risikos (vgl. Steininger et al. 2012). Eine sorgfältige strukturierte Hautpflege wird als geeignete Vorbeugung einer IAD in einer internationalen Richtlinie empfohlen.

- Sanfte Reinigung der Haut
- Feuchtigkeitszufuhr
- Hautschutz

In aktuellen Studien wird die Verwendung von 3-in-1-Waschtüchern (Reinigung, Feuchtigkeit, Hautschutz) empfohlen. Diese Waschtücher gewährleisten eine sanfte Reinigung, Feuchtigkeitszufuhr und einen oberflächlichen Hautschutzfilm, der die Haut vor Harn, Stuhl oder Schweiß schützt. Zudem stellten Gray et al. fest, dass Maßnahmen, die einfach im Handling sind und nur einen Arbeitsschritt benötigen, eher regelmäßig angewendet werden, als Interventionen, die mehrere Schritte benötigen.

13 Produktinformationen

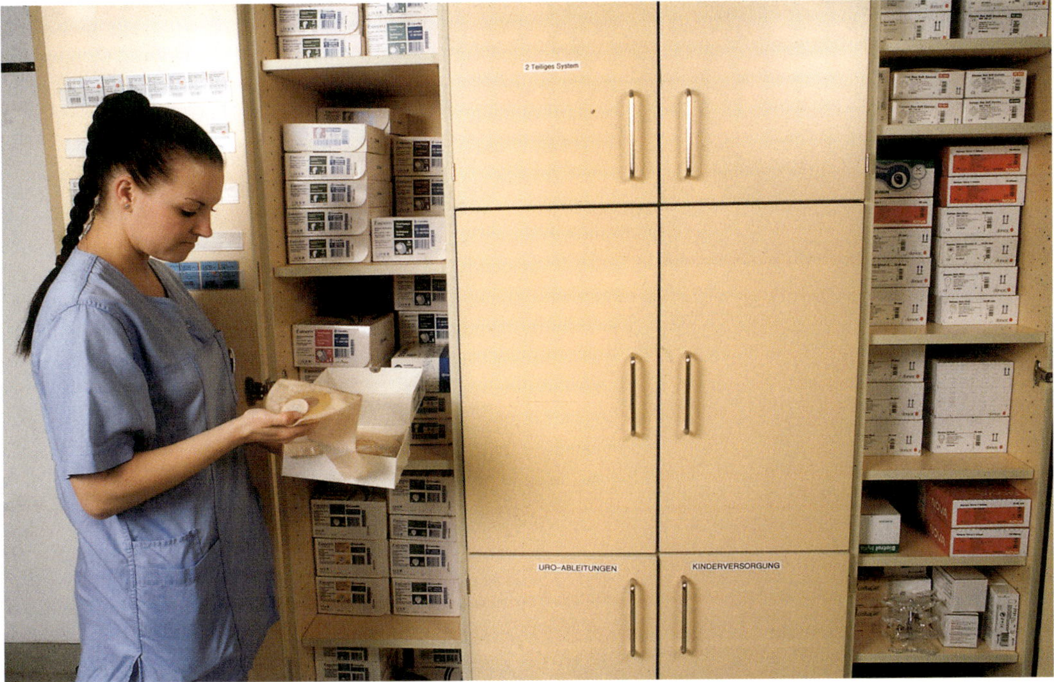

Nach einem schamvollen Abgang bei meinem ersten Schwitzversuch war bald der zweite Saunabesuch angesagt. Ein freundlich ausschauender älterer Herr lächelte mir zu, als ich eintrat. „Ganz schön heiß heute, nicht?" war die Eröffnung seines Gespräches. „Ja", sagte ich und dachte: „Ich springe dir ins Gesicht, wenn du meinen Beutel komisch anguckst!" Tatsächlich wagte er einen offenen fragenden Blick. Jetzt oder nie, Angriff ist die beste Verteidigung. „Ich bin Stomaträgerin", sagte ich und dachte: „Neugieriger alter Ochse!" Seine völlig ahnungslose Frage: „Was bedeutet das?", brachte mich vollends aus der Fassung. Weiß denn nicht jeder, was das bedeutet? Na gut, einmal tief durchatmen. „Ich habe einen künstlichen Darmausgang und das ist meine Versorgung." Ich dachte, nun verzieht er angeekelt das Gesicht und läuft raus. Im Gegenteil: Es entspann sich ein Gespräch, in dem ich viele Fragen zu beantworten hatte. Der Mann war sehr aufgeschlossen und staunte, dass die Versorgung heutzutage sogar einen Saunabesuch ermöglichte. Als seine Zeit um war, stand er auf und sagte: „Danke für das nette Gespräch, wir sehen uns doch wieder mal?" Mein Selbstvertrauen war wiederhergestellt.

13.1 Versorgungssysteme für Stomata

Eine Stomaanlage ist das Ergebnis einer vorausgegangenen Erkrankung und der daraus folgenden operativen Ausleitung des Darmes durch die Bauchdecke **(Abb. 13.1)**. Die Betroffenen müssen sich intensiv mit ihrer Grundkrankheit auseinandersetzen (z. B. Karzinome, Morbus Crohn, Colitis ulcerosa), das sich ihr Leben durch die Stomaanlage zumindest zeitweise verändert.

Um die Inhalte zu vertiefen, können Sie sich die Videos „Stomaarten" ansehen.

Die meisten Menschen empfinden die Ausscheidungsfunktion als intime Verrichtung, auf deren Hilfe keiner gern angewiesen ist. Die Stomaträger mit veränderter Ausscheidungsfunktion haben besondere Angst vor.

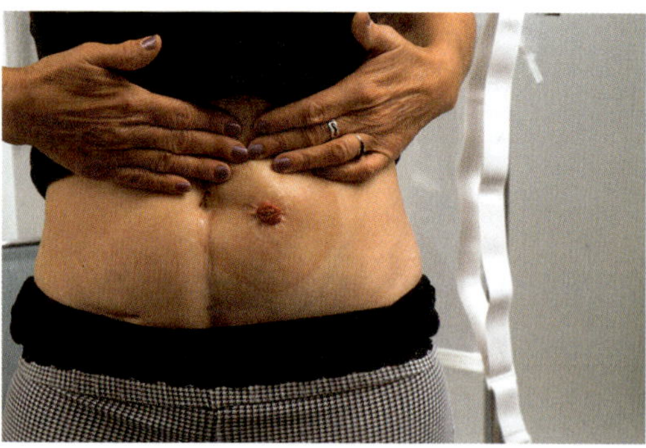

Abb. 13.1 ▪ **Stomaanlage.** Diese Stomaträgerin hat eine Kolostomieanlage erhalten.

- Geruchsbelästigung,
- Darmgeräuschen,
- undichten Systemen.

Um den Betroffenen diese Angst zu nehmen und die notwendige und geforderte Sicherheit im täglichen Leben zu bieten, muss ein gut angepasstes Versorgungssystem verwendet werden.

13.1.1 Anforderungen

Nach der operativen Stomaanlage und einer gewissen Rekonvaleszenzzeit berät die Stomatherapeutin den Patienten hinsichtlich der möglichen Stomaversorgungssysteme. Das erste Beratungsgespräch führen die Stomafachpflegenden. Zunächst erlernt der Stomaträger den Versorgungswechsel und die Reinigung und Pflege seines Stomas. Erst nach der Entlassung erhält er verschiedene Produkte, um festzustellen, welche Art der Beutelversorgung für ihn persönlich am zweckmäßigsten ist (den Stomaträger schon vorher mit der Vielfalt an Produkten zu konfrontieren, würde nur zu Verunsicherung und Frust führen). Entscheidend hierfür sind folgende Punkte:

- Art des Stomas
- Beschaffenheit der Ausscheidung
- Individueller Hautzustand und -verträglichkeit
- Persönliche Handhabung und Wünsche des Patienten
- Anforderungen in Beruf, Freizeit und Sport

M *Das Versorgungssystem sollte unauffällig sein, bequem sitzen und den Patienten möglichst wenig in seiner Bewegungsfähigkeit einschränken. Das Ableitungssystem muss dicht sein und weitgehend Geruchsfreiheit garantieren.*

13.1.2 Auswahlkriterien

Moderne Stomaversorgungssysteme sollen dem Patienten ein möglichst selbstständiges Leben ermöglichen und Komplikationen der Haut und des Stomas im Früh- sowie Spätstadium verhindern. Dazu müssen sie wesentliche Kriterien erfüllen **(Abb. 13.2)**:

- Komplette Abdichtung des Stomas
- Sichere Haftung
- Geruchsdicht und unauffällig
- Nicht auftragend
- Weiche und anschmiegsame Beschaffenheit
- Unkomplizierte Handhabung
- Anpassung an die persönliche Situation des Stomaträgers
- Leicht abziehbar
- Leicht zu beschaffen

Hautschutz

Besondere Anforderungen werden auch an den Hautschutz gestellt, da Hautirritationen und -erkrankungen zu den am häufigsten auftretenden Komplikationen zählen. Hierfür muss die gewählte Stomaversorgung folgendermaßen beschaffen sein:

- Selbsthaftend
- Flexibel
- Hautfreundliches Material
- Resistent und formbeständig
- Gut modellierbar
- Wasserabweisend
- Auch unter erschwerten Bedingungen (z. B. beim Sport oder Schwimmen) gut haftend

13.1.3 Hilfsmittel für Stomata

Zu den verschiedenen Hilfsmitteln in der Stomaversorgung gehören

- Adhäsivprodukte,
- Karayaprodukte,

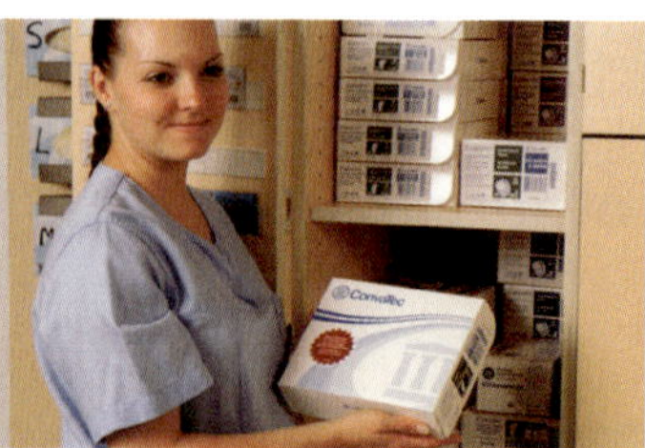

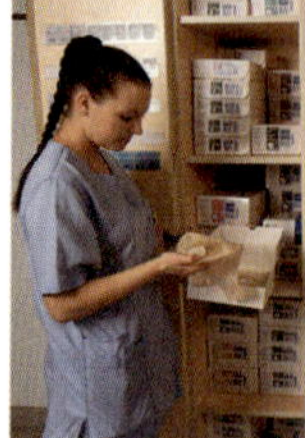

Abb. 13.2 ▪ **Stomaversorgungssysteme.** Verschiedene Firmen bieten diverse Produkte an, die dem Stomaträger ein komplikationsloses Leben ermöglichen (Produkte Fa. Convatec, Dansac, Coloplast).

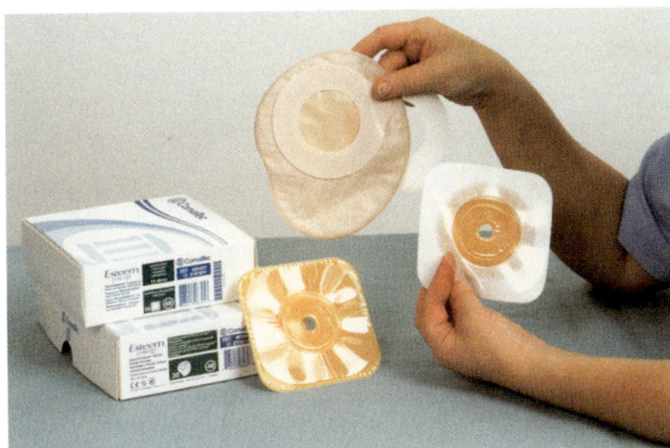

Abb. 13.3 ▪ **Hautschutz.** Um Komplikationen vorzubeugen, werden besondere Anforderungen an den Hautschutz gestellt (Produkte Fa. Convatec).

- Beutelsysteme,
- Hautpflegemittel,
- Zubehör.

Adhäsivprodukte

D *Bei den Adhäsivprodukten handelt es sich um hautfreundliche Materialien, die sehr gut abdecken und entzündete Hautreizungen zur Regeneration anregen.*

Adhäsivprodukte beinhalten Adhäsivplatten, Adhäsivpasten und -puder, Adhäsivpulver sowie Adhäsivringe.

Sie werden von verschiedenen Herstellerfirmen angeboten, wobei ihre Zusammensetzung jedoch nur mehr oder weniger bekannt ist. Die wenigsten Produkte enthalten Klebstoffe. Adhäsivprodukte bestehen größtenteils aus folgenden Materialien:

- Karboxymethylzellulose
- Elastomere
- Gelatine
- Pektine

Adhäsivplatten. Sie können je nach Beschaffenheit der Haut und der Ausscheidung längere Zeit auf der Haut verbleiben. In der ersten Erprobungsphase sollte die Platte jedoch nicht länger als zwei Tage belassen werden.

Adhäsivpasten und -puder. Sie verbinden sich innerhalb von 12 bis 24 Stunden mit der Adhäsivplatte. Zusammen mit dieser lassen sie sich auch leicht wieder entfernen.

Adhäsivpulver. Das Pulver findet bei aufgetretenen Läsionen der Haut Anwendung. Es kann entweder direkt oder mit Glyzerin vermischt als Brei auf die betroffene Hautstelle aufgetragen werden. Durch die hygroskopische Wirkung (Flüssigkeit wird aufgenommen, wasserziehend) des Adhäsivpulvers heilen Hautläsionen rasch ab.

Adhäsivringe. Es gibt auch sogenannte Ausgleichsringe und Modellierstreifen **(Abb. 13.4)**, die aus einem formbaren und haftenden Material ohne Alkoholzusatz bestehen. Modellierstreifen und Ausgleichsringe dienen zum Ausgleichen von Narben und Hautfalten, um die Dichtheit des Versorgungssystems zu gewährleisten.

Karayaprodukte. Karaya ist ein tropisches Baumharz. Es besitzt hygroskopische Eigenschaften und nimmt ungefähr das 340-fache des Eigengewichts an Flüssigkeit in sich auf. Karaya wird mit Konservierungsstoffen, Bindemitteln und Glyzerin zu folgenden Produkten verarbeitet:

- Karayaplatten
- Karayapasten
- Karayapulver
- Karayaringe

In Verbindung mit Feuchtigkeit und Wärme beginnt Karaya zu schmelzen. Die Beständigkeit als Stomaversorgung ist von verschiedenen Faktoren abhängig:

- Flüssigkeitsmenge (z. B. durch Durchfall, Urin, Schwitzen, Badewasser)

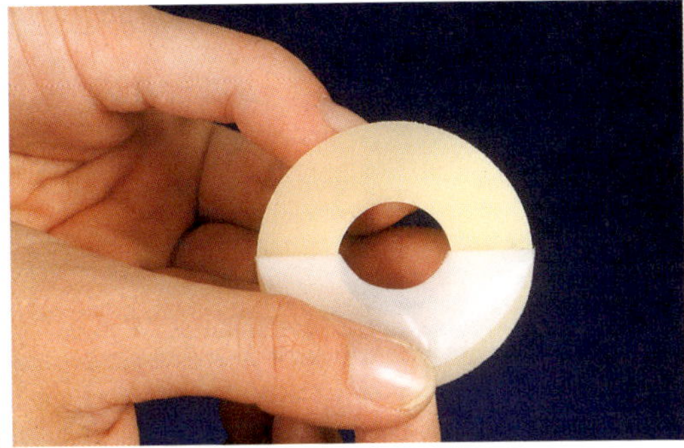

a

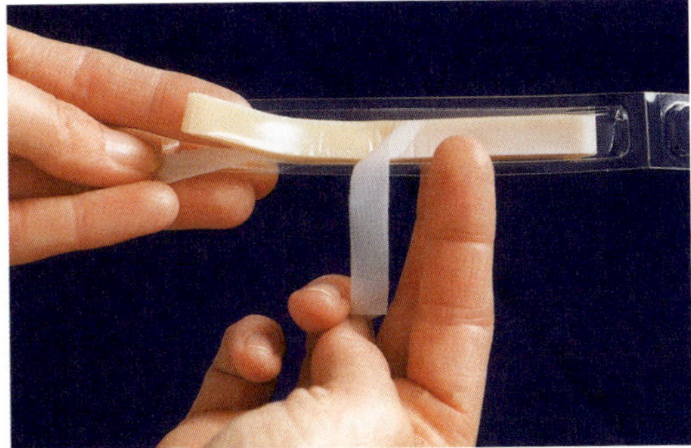

b

Abb. 13.4 ▪ **Adhäsivringe.** Es stehen Ausgleichsringe und Modellierstreifen zur Verfügung, die zum Ausgleichen von Narben und Hautfalten dienen können (Produkte Fa. Allomed, Coloplast).
a Ausgleichsringe.
b Modellierstreifen.

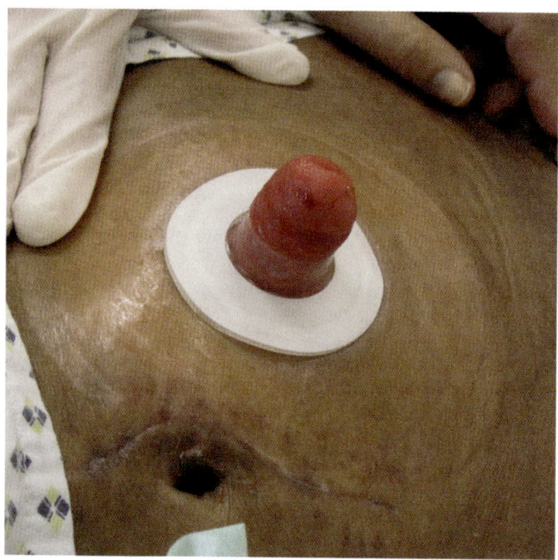

Abb. 13.5 ▪ Stomamanschette. Die Manschette schützt vor Hautirritationen.

- Temperatur (z. B. durch Körperwärme, Zimmertemperatur)
- Lagerhaltungsmodalitäten
- Mischungsverhältnis der Produktbestandteile

P *Für eine bessere Haftung ist es ratsam, Karaya vor der Anwendung etwas anzufeuchten. Rückstände lassen sich mit Wasser leicht von der Haut entfernen. Da Karaya auch zu allergischen Reaktionen führen kann, sollte das Produkt vor der ersten Anwendung an der Unterarminnenseite getestet werden.*

Stomamanschette Dermacol

Dermacol ist ein auf Hydrokolloidbasis hergestellter Dicht- und Ausgleichsring. Die Manschette schützt die peristomale Haut vor Irritationen aufgrund der Ausscheidung. Vor dem Anlegen der Manschette muss die korrekte Größe mittels einer Schablone ermittelt werden.

Beutelsysteme

Die Beutel unterscheiden sich in Material und Ausstattung und richten sich nach den persönlichen Bedürfnissen und Stomaart des Patienten. Es wird hauptsächlich unterschieden in
- einteilige Versorgungssysteme **(Abb. 13.6)**,
- zweiteilige Versorgungssysteme **(Abb. 13.7)**.

Einteilige Versorgungssysteme
Folgende einteilige Versorgungssysteme werden unterschieden:
- Offene Systeme (Ausstreifbeutel)
- Geschlossene Systeme

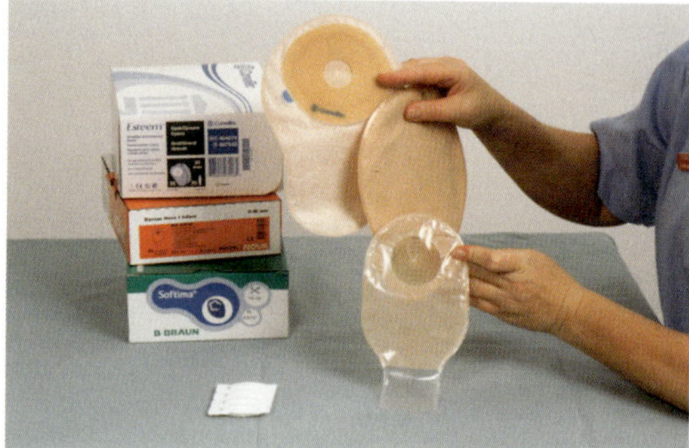

Abb. 13.6 ▪ Versorgung einteilig. Unterschiedliche einteilige Versorgungssysteme einschließlich Ausstreifbeutel verschiedener Hersteller (Produkte Fa. Braun, Dansac, Convatec).

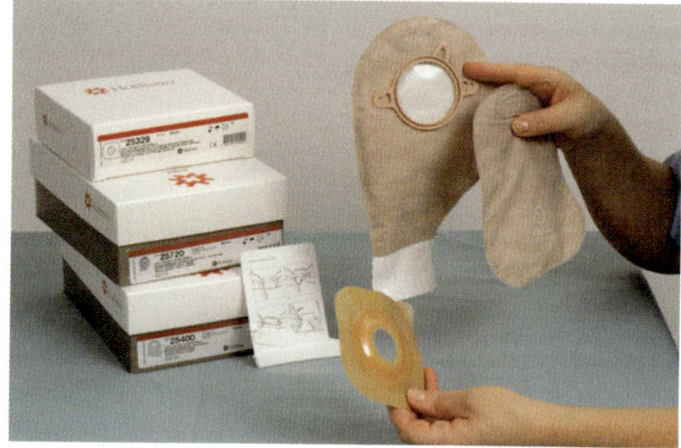

Abb. 13.7 ▪ Versorgung zweiteilig. Verschiedene zweiteilige Versorgungssysteme (Produkte Fa. Hollister).

Offene Systeme. Die einteiligen Ausstreifbeutel können bis zu einem Tag auf der Haut verbleiben. Durch das Ausstreifen des Inhaltes bei Bedarf ist die Haltbarkeit der Basisplatte gesichert.
Geschlossene Systeme. Sie können je nach Haftung der Basisplatte und Inhalt des Beutels höchstens einen Tag auf der Haut verweilen, weil das Beutelvolumen sehr gering ist.

Die einteiligen Versorgungssysteme gibt es transparent, hautfarben oder gemustert und in unterschiedlicher Form und Größe.

 *Um die Inhalte zu vertiefen, können Sie sich das Video „Stomaversorgung mit einteiligem System“ ansehen.*

Zweiteilige Versorgungssysteme
Sie bestehen aus einer Basisplatte und einem Beutel. Die Hautschutzplatte gibt es in einer planen und einer konvexen Ausführung. Folgende zweiteilige Versorgungssysteme werden unterschieden **(Abb. 13.8)**:
- Offene Systeme (Ausstreifbeutel);
- Geschlossene Systeme.

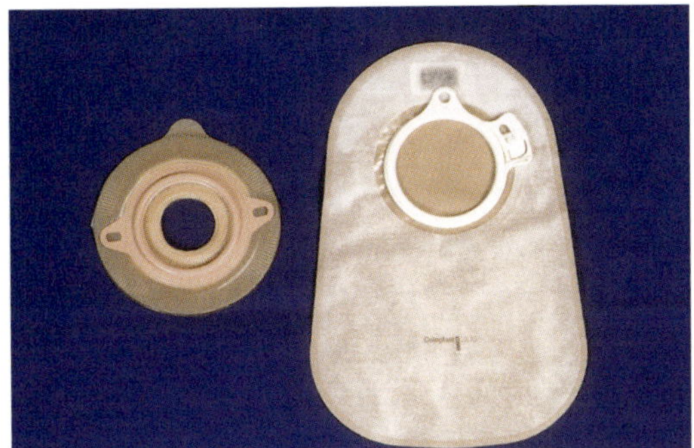

Abb. 13.8 ▪ Zweiteilige Systeme. Verschiedene zweiteilige Versorgungssysteme (Produkte Fa. Coloplast, Hollister).

Die Basisplatte kann bei diesen Systemen bis zu 2–3 Tagen auf der Haut verbleiben. Die Beutel sollten jedoch einmal täglich gewechselt werden.

Merkmale der verschiedenen Beutel

Je nach angelegter Stomaart bietet der Markt unterschiedliche Beutelformen.

Kolostomiebeutel. Hierbei handelt es sich in der Regel um einen geschlossenen Beutel mit integriertem Kohlefilter.

Ileostomiebeutel. Ein Ileostomiebeutel ist in der Regel ein offener Beutel mit Bodenauslass. Er verfügt außerdem meist über einen integrierten Kohlefilter und eine Verschlussklammer.

Urostomiebeutel Dieses Versorgungssystem besteht aus drei Folien mit eingearbeiteter Rücklaufsperre für den Harn und einem Bodenauslasshahn. Der Hahn lässt sich mit einem Adapter an einen Nacht- oder Beinbeutel anschließen.

Spezielle Kinderbeutel. Die Stomaversorgungsmaterilen für Kinder unterscheiden sich von denen für Erwachsene nur in ihrer Form und Größe. Sie sollten ansonsten dieselben Anforderungen erfüllen.

Als weitere Variante zur Versorgung gibt es Fistelbeutel, die mit oder ohne Rücklaufsperre und Bodenauslass ausgestattet sind.

Hautpflegemittel

Hautpflegemittel werden in Form von Salben, Pasten, getränkten Tüchern, Sprays und Gels angeboten. Ihre Wirkung ist unterschiedlich. So wurde früher allen Hautpflegemitteln Alkohol zugesetzt, weil dieser die Haut gerbt. Dadurch reagierte die Haut weniger auf die Pflastermaterialien und war widerstandsfähiger. Durch die neuen sehr hautfreundlichen Versorgungsmateralien ist der Zusatz von Alkohol veraltet.

Da Pflasterlösungsmittel Alkohol enthalten, dürfen sie nur bei intakten Hautzuständen und kurzzeitig verwendet werden.

Heutzutage werden den Versorgungsmaterialien eher pflegende Substanzen zugesetzt, die die natürliche Barrierefunktion der Haut unterstützen (z. B. Hautschutzcreme mit Silicon, ph-Puffern, Glycerol). Exemplarisch soll die Anwendung von Hautschutzfilmen und Reinigungstüchern näher erläutert werden:

Hautschutzfilm. Das Hautpflegeprodukt bildet einen dünnen Schutzfilm auf der Haut. Es findet besondere Anwendung bei Patienten mit sehr dünnen und aggressiven Körperflüssigkeiten. Bei bereits bestehender Hautirritation darf nur ein alkoholfreier Hautschutzfilm verwendet werden (z. B. Cavilon).

Reinigungstücher. Speziell für die Stomapflege wurden geeignete Produkte entwickelt, die eine schonende Reinigung der peristomalen Haut von Stuhl, Harn, Sekret, Schmutz und überschüssigem Hautfett ermöglichen. Reinigungstücher können verwendet werden, wenn sie speziell für die Anwendung im Stoma-, Analbereich oder bei Inkontinenz hergestellt wurden. Sie müssen z. B.

- pH-neutral und dermatologisch getestet sein,
- im praktischen Spender verpackt sein,
- als einzeln verpackte Tücher für unterwegs vorliegen,
- geruchsbindend sein,
- Juckreiz stillen.

Spezielle Hautpflegemittel. Das Hautschutzmittel ConvaCare (Firma ConvaTec) eignet sich z. B. zur Reinigung und zum Lösen von Haftstoffen, Pflasterlösungsmitteln und zur Vorbehandlung bei einer Rasur im peristomalen Bereich. Stoma-Clean (Firma Servox) als Hautpflegemittel wird für tracheotomierte Patienten empfohlen. Carisoft (Firma B.Braun Medicare) findet bei der Reinigung und Pflege von Stomata, proktologischen Erkrankungen und bei Inkontinenz Anwendung.

P *Da auch Hautpflegemittel Allergien auslösen können, werden sie vor der ersten Anwendung an einer geeigneten Stelle (z. B. Unterarm) getestet.*
Hautschutzmaterialien dürfen keinen zu kalten oder sehr warmen Temperaturen ausgesetzt und nicht an Orten mit hoher Feuchtigkeit gelagert werden (z. B. im Badezimmer).

Zubehör

Die Stomaversorgungen sind heutzutage schon so gut ausgerüstet, dass kaum zusätzliche Materialien verwendet werden müssen. Um jedoch de Selbstständigkeit und Bewegungsfreiheit zu ermöglichen, kann der Stomaträger zusätzliches Zubehör verwenden **(Abb. 13.9)**. Dazu zählen u. a.

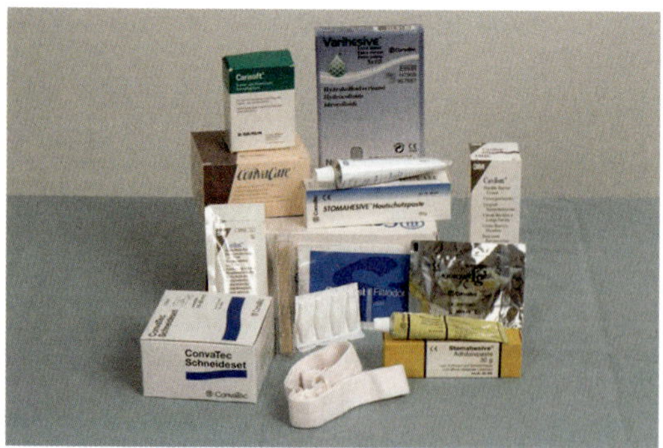

Abb. 13.9 ▪ **Zusatzprodukte.** Zur Stomaversorgung bieten verschiedene Firmen diverse Zusatzprodukte an, z. B. Schneidegeräte, Pasten, Hautschutzpuder, Filter, geruchshemmende Mittel, Zusatzgürtel (Produkte Fa. Convatec, Dansac, 3 M).

- Aktivkohlefilter,
- Filterabdeckplättchen,
- Deodorantien,
- flüssigkeitsbindende Hilfsmittel,
- Gürtel,
- Bauchbinden, Miederhosen,
- Verschlussklammern,
- Beutelüberzüge,
- Stomakappen.

Aktivkohlefilter. Die Aufgabe des Kohlefilters ist es, die beim Austritt von Luft aus dem Versorgungsbeutel entstehenden Geruchsstoffe zu absorbieren. Die Wirkungsdauer der Aktivkohlefilter hängt von der Darmgasentwicklung und der Stuhlbeschaffenheit ab. Je nach Situation, kann die Wirkungsdauer geringer als 12 Stunden sein.

Die meisten Stomabeutel werden bereits mit einem integrierten Aktivkohlefilter angeboten. Um einen Flüssigkeitsaustritt durch den Filter zu vermeiden, verwenden manche Herstellerfirmen Goretexfolien.

Filterabdeckplättchen. Da der Kohlefilter im nassen Zustand nicht mehr funktionstüchtig ist, kann er vor dem Schwimmen oder Baden mit einem Filterabdeckplättchen abgeklebt werden. Nach dem Bad wird er entfernt, und die Darmgase können wieder entweichen. Filterabdeckplättchen können auch dazu dienen, ein Ansaugen des Stomabeutels (Vakuum) zu verhindern. Vor dem Anbringen des Stomabeutels wird der Filter abgeklebt, damit etwas Luft im Beutel verbleibt. Der Stuhl entleert sich dann leichter in den „gepolsterten“ Beutel.

Deodorantien. Geruchsbindende Deodorantien gibt es in der Form von Tabletten, Tropfen, Stäbchen, Pulver oder Sprays. Medizinische Kohle als Deodorant ist als Pulver oder Tabletten erhältlich. Sie wird in den Beutel gegeben und vertreibt den Eigengeruch des Stuhls. Bei durch Blut, Infektionen oder Gärstühle verursachten Gerüchen können Aromaöle oder Resource Benefiber Ballaststoffe (nach Abklärung auf ärztliche Anordnung, Firma Novartis) eingesetzt werden. Diese löslichen Ballaststoffe eignen sich zur Pflege der Darmschleimhaut und zur Stuhlregulation (die Nahrungsergänzung besteht aus Guarkernmehl).

Flüssigkeitsbindende Hilfsmittel. Sie verhindern ein Überschwappen bzw. Auslaufen der Flüssigkeit beim Beutelwechsel, sodass Flüssigkeit die Beutelversorgung nicht unterminieren kann. Körperflüssigkeiten werden in Sekundenschnelle aufgesaugt und zusätzlich eine Geruchbindung bewirkt. Dazu können Superabsorber als Einlage in den Stomabeutel eingelegt werden (z. B. Sorbion, Ileo-Gel Tbl. [Sodium-Polyacrylat]).

Gürtel. Der Gürtel dient zur zusätzlichen Fixierung der Stomaversorgung. Er besteht aus hautfreundlichen elastischen Materialien und ist ca. 2 cm breit. Der Gürtel wird nur unter genauer Beobachtung bei konvexen Systemen angewendet.

Bauchbinden. Elastische Bandagen gibt es in verschiedenen Breiten. Sie haben einen Klettverschluss und ein eingearbeitetes Loch als Öffnung für den Stomabeutel. Bauchbinden sollten nur gezielt und für kurze Zeit getragen werden.

Verschlussklammern. Diese gibt es als Einwegprodukt und als Mehrwegartikel. Klammern aus Polypropylen werden mehrfach verwendet. Der Verschlussmechanismus unterscheidet sich je nach Hersteller. Ein Drahtgerüst mit Polymethylenschaumüberzug ist als Einmalartikel zu verwenden. Bei Kinder- oder Fistelbeuteln können Gummibänder helfen, Druckstellen zu vermeiden.

Die neuen ausstreifbaren Beutelgenerationen verfügen über einen integrierten Auslass, sodass Verschlussklammern in diesem Falle nicht mehr benötigt werden.

Beutelüberzüge. Sie werden als Einmalprodukt aus Vliesstoff oder als Mehrwegartikel aus waschbarer Baumwolle angeboten (bis zu bei 90° C). Beutelüberzüge gibt es in verschiedenen Farben. Sie können in folgenden Fällen verwendet werden:

- Beutelallergien
- Starkes Schwitzen
- Intertrigoprophylaxe, wenn sich der Stomabeutel nahe am Leisten- oder Genitalbereich befindet
- Peristomale Hautirritationen
- Im Rahmen einer Chemo- oder Radiojodtherapie

Stomakappen. Sowohl Irifix als auch der Stomaverschluss können nach der Irrigation bzw. als sogenannte kontinente Stomaversorgung verwendet werden. Der Stomaträger muss hinsichtlich ihrer Anwendung geschult werden.

Anhang

Vorbereitung und Durchführung

Einteilige Stomaversorgung

Vorbereitung

- Müllbeutel im Waschbecken offen ablegen oder im Bund der Unterhose einklemmen.
- Vlieskompressen je 2 Stück feucht und trocken vorbereiten.
- Einmalrasierer bei Herren, sofern eine Bauchbehaarung vorhanden ist, bereitlegen.
- Den vorgeschnittenen Stoma-Beutel vorbereiten, Schutzfolie abziehen.
- Paste auf den Beutel aufbringen, nur am inneren Rand der ausgeschnittenen Öffnung.
  - In die Zeit der Vorbereitung und Reinigung des Stomas kann der Alkohol in der Paste abdampfen, somit kann ein Hautschaden vermieden werden.
- Zum leichteren Ablösen des Beutels oder Entfernen von Kleberückständen kann das Reinigungstüchlein Convacare® verwendet werden.

Durchführung

- Stomaversorgung von oben nach unten ablösen.
- Stomaumgebung mit warmem Wasser reinigen und anschließend trocken tupfen.
- Für die Reinigung und das Anbringen des Beutels, den GRIFF mit der flachen Hand oberhalb des Stomas beachten.
- Durch Nach-oben-ziehen und Leicht-in-den-Bauch-Reindrücken, kann die Sicht auf das Stoma sehr erleichtert werden.
- Den Beutel vom Unterrand des Stomas her anlegen und auf die Haut andrücken.

Pasten und Hautschutzfilm nur auf Anordung!
Regelmäßige Kontrollen ein- bis zweimal jährlich nach Terminvergabe, um
Stoma und Stomaumgebung zu kontrollieren,
über neue Versorgungsmaterialien zu informieren und
alternative Versorgungsmöglichkeiten zu erlernen.

Wenn Sie Fragen haben, rufen Sie Ihre Stoma- und Kontinenzberaterin an:

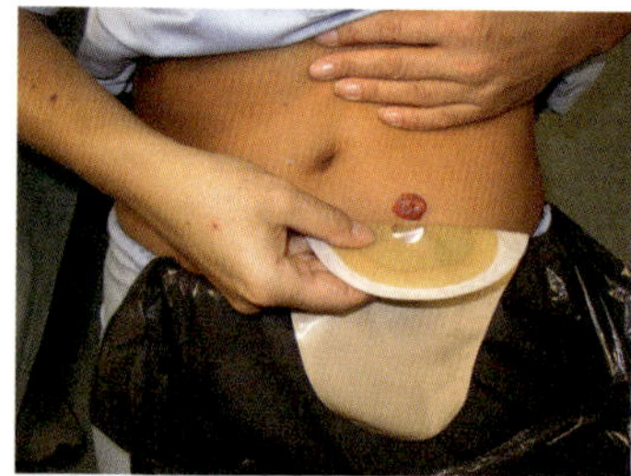

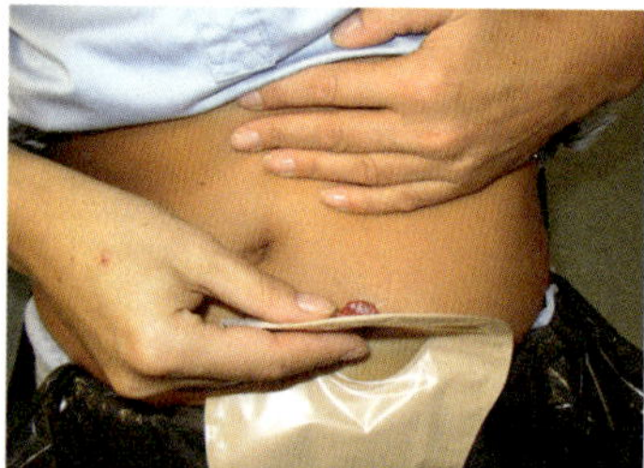

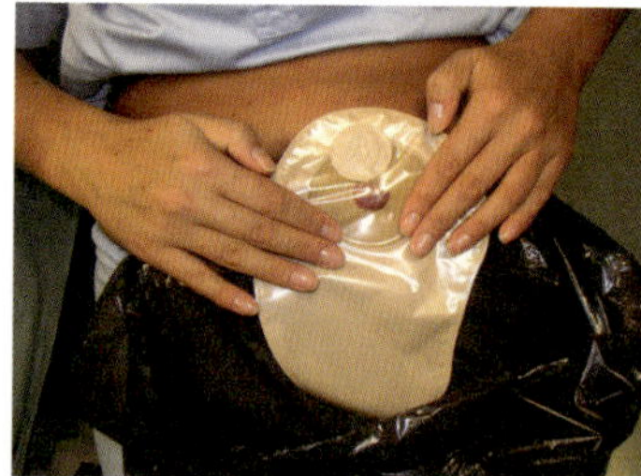

Vorbereitung und Durchführung

Zweiteilige Stomaversorgung

Vorbereitung

- Müllbeutel im Waschbecken offen ablegen oder im Bund der Unterhose einklemmen.
- Vlieskompressen je 2 Stück feucht und trocken vorbereiten.
- Einmalrasierer bei Herren, sofern eine Bauchbehaarung vorhanden ist, bereitlegen.
- Vorgeschnittene Basisplatte mit passendem Beutel vorbereiten.
- Paste auf den Beutel aufbringen, nur am inneren Rand der ausgeschnittenen Öffnung.
  - In die Zeit der Vorbereitung und Reinigung des Stomas kann der Alkohol in der Paste abdampfen, somit kann ein Hautschaden vermieden werden.
- Zum leichteren Ablösen des Beutels oder Entfernen von Kleberückständen kann das Reinigungstüchlein Convacare® verwendet werden.

Durchführung

- Stomaversorgung von oben nach unten ablösen.
- Stomaumgebung mit warmem Wasser reinigen und anschließend trocken tupfen.
- Für die Reinigung und das Anbringen des Beutels, den GRIFF mit der flachen Hand oberhalb des Stomas beachten.
- Durch Nach-oben-ziehen und Leicht-in-den-Bauch-Reindrücken, kann die Sicht auf das Stoma sehr erleichtert werden.
- Den Beutel vom Unterrand des Stomas her anlegen und auf die Haut andrücken.
- Auf die Basisplatte den Beutel anbringen.

Pasten und Hautschutzfilm nur auf Anordung!

Regelmäßige Kontrollen ein- bis zweimal jährlich nach Terminvergabe, um
Stoma und Stomaumgebung zu kontrollieren,
über neue Versorgungsmaterialien zu informieren und
alternative Versorgungsmöglichkeiten zu erlernen.

Wenn Sie Fragen haben, rufen Sie Ihre Stoma- und Kontinenzberaterin an:

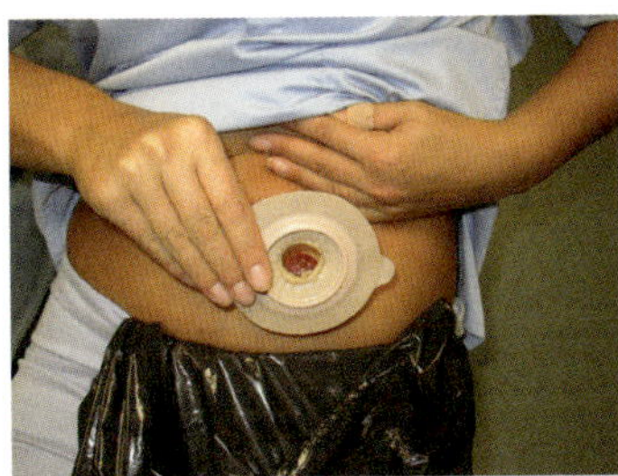

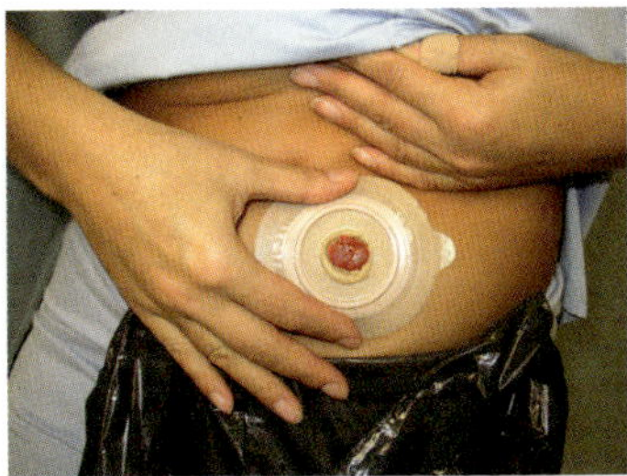

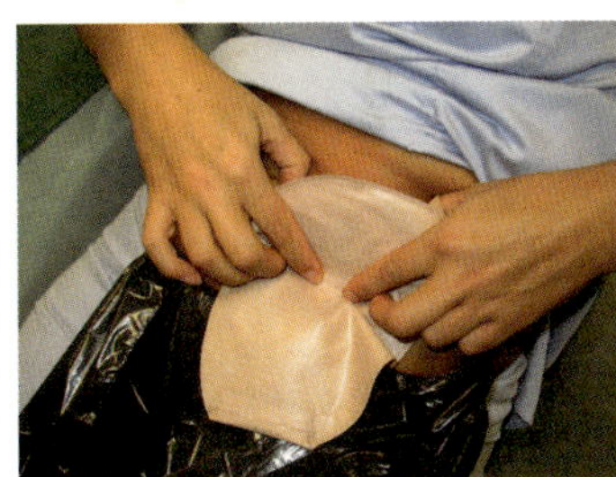

Merkblatt für Patienten nach Verschluss der Ileostomie

Perianaler Hautschutz:

Auftretende Hautprobleme können sehr individuell und unterschiedlich sein.

1. Grundversorgung
   - Waschen Sie sich nach jedem Stuhlgang mit warmem Wasser
   - Vermeiden Sie die Verwendung von Seifen oder seifenähnlichen Lösungen
   - Trocknen Sie die Haut gut ab, dabei sollten Sie tupfen und nicht reiben
   - Vermeiden Sie hartes Toilettenpapier
   - Verwenden Sie zumindest an den ersten postoperativen Tagen einen Hautschutz, später dann je nach Bedarf
2. Versorgung bei häufigem Stuhlgang
   - Zur Hautreinigung sollten Sie Wattebäusche verwenden, auf die das Hautreinigungsmittel gegeben wird
   - Die Reinigung erfolgt mit warmem Wasser
   - Führen Sie häufig Sitzbäder durch
   - Verwenden Sie bei Bedarf reichlich Hautschutz
   - Sie sollten dünne unparfümierte Slipeinlagen oder Babywindeleinlagen (nachts) tragen
   - Bei häufigen Stuhlabgängen über einen längeren Zeitraum sollten Sie den Stomatherapeuten oder Arzt aufsuchen

Bei einer langanhaltenden Hautrötung trotz Durchführung der genannten Pflegemaßnahmen sollte ebenfalls der Stomatherapeut bzw. zuständige Arzt aufgesucht werden, um eine Pilzinfektion auszuschließen

Ernährungsrichtlinien:

- Folgen Sie Ihrem gewohnten Ileostomiediätplan für ca. einen Monat, die Nahrungspalette wird langsam Schritt für Schritt erweitert
- Vermeiden Sie scharf angebratene oder frittierte Speisen. Das Auslassen von Mahlzeiten kann bewirken, dass der Stuhl flüssig wird
- Feste Nahrungsmittel erhöhen die Konsistenz des Stuhles, Flüssigkeiten, vor allem zwischen den Mahlzeiten eingenommen, führen eher zur Diarrhö
- Kohlesäurehaltige Getränke vermehren die Gasbildung
- Vermeiden Sie späte Abendmahlzeiten, diese führen zu vermehrten Stuhlabgängen während der Nacht
- Wenn Sie ein neues Nahrungsmittel ausprobieren und das zu erhöhter Stuhlfrequenz führt, sollte es gänzlich vom Speiseplan gestrichen werden

Wochenplan Stuhltraining

	MO	DI	MI	DO	FR	SA	SO	MO	DI	MI	DO	FR	SA	SO
06:00														
07:00														
08:00														
09:00														
10:00														
11:00														
12:00														
13:00														
14:00														
15:00														
16:00														
17:00														
18:00														
19:00														
20:00														
21:00														
22:00														
23:00														
24:00														
01:00														

Einverständniserklärung

Transanale Irrigation (TAI)

Ich bin über die Indikation und Durchführung der transanalen Irrigation aufgeklärt worden durch

Herr/Frau ______________________________

Facharzt Dr. med. ______________________________

Ich habe die Aufklärung verstanden und bin mit der Einschulung in der Handhabung des Irrigationsset mit Druckausgleich (Peristeen®) durch eine Pflegeperson einverstanden.
Ich wurde von ________________ in der Anwendung der TAI (Transanale Irrigation) darüber informiert:

- nie zu versuchen, den Analkatheter gegen Widerstand einzuführen,
- bei Blutungen im Analbereich die Irrigation abzubrechen und mit dem Facharzt oder mit der Stoma-/Kontinenzberaterin Kontakt aufzunehmen,
- die vereinbarte Maximaleinlaufmenge nicht zu überschreiten; diese liegt bei ________________ml,
- bei Schmerzen den zuständigen Facharzt zu kontaktieren,
- bei Fieber mit unklarer Ursache meinen behandelnden Arzt über die Durchführung der TAI zu informieren,
- bei der Verordnung von Antikoagulantien nach Beginn der TAI, den verordnenden Arzt bzw. Kolo-/Proktologen zu verständigen!

Ort/Datum: ______________________________

Unterschrift: ______________________________

Patientendaten:

Schulungszentrum/Stoma-/Kontinenzberatung:

Checkliste – Spezifisches Assessment Inkontinenz

Hauptbeschwerden laut Angaben des/der Klient/-in/der Vertrauensperson:
Symptome im Harntrakt:

Häufigkeit des Wasserlassen (Nykturie, im Wachzustand): ______

Harndrang (durchschnittliche Vorwarnzeiten, starker Drang): ______

Symptome einer möglichen Stressinkontinenz:

nächtliches Einnässen: ______ Anzahl der Nächte pro Woche: ______

Symptome einer Entleerungsstörung

verzögertes Einsetzen der Miktion: ______ schwacher Harnstrahl: ______

Pressen beim Wasserlassen: ______

manuelles Ausdrücken der Harnblase: ______ postmiktotisches Harnträufeln: ______

Dysurie: ______ Hämaturie: ______

Inkontinenz

Zeitpunkt des Beginns: ______ Umstände: ______

Ist die Inkontinenz abnehmend/gleichbleibend/zunehmend? ______

Wie oft tritt die Inkontinenz auf? ______

Welche Harnmengen gehen dabei ab? ______

Werden Hilfsmittel oder Vorlagen benutzt? ______

Art des Hilfsmittels: ______ Anzahl pro Tag: ______

Sind die Hilfsmittel effektiv? ______ Wie nass sind die Hilfsmittel beim Wechseln: ______

Art und Menge der aufgenommenen Flüssigkeit: ______

Neurologische Störungen:

vorangegangene Erkrankungen/Operationen/Geburten: ______

aktuelle Medikation: ______ frühere Behandlung wegen Inkontinenz? ______

Darm

Stuhlgewohnheiten: ______ Obstipation? ______

Gebrauch von Laxantien oder stuhlregulierenden Nahrungsmitteln? ______

Stuhlinkontinenz? ______

Unterstützung erforderlich? ______ Wer ist verfügbar? ______

Schwierigkeiten beim Gang zur bzw. auf die Toilette? ______

Mobilität: ______ manuelle Geschicklichkeit? ______

Beobachtung des Gangs zur Toilette und Anmerkung der Probleme: ______

Passende Kleidung? ______ Sehkraft? ______

Probleme mit der persönlichen Hygiene:

psychischer Status

Einstellung gegenüber Inkontinenz: ______________________

Beeinträchtigung geistiger Fähigkeiten? ______________________

Angst? ______________________ Depression? ______________________

soziales Netzwerk

mit wem lebt der/die KlientIn? ______________________

wer schaut regelmäßig vorbei? ______________________

Beziehungsprobleme wegen der Inkontinenz? ______________________

Umgebung

sanitäre Einrichtungen: ______________________

Hindernisse beim Benutzen der Toilette: ______________________

Einrichtungen zum Waschen: ______________________ Wäschereinigung? ______________________

Anmerkungen zum allgemeinen materiellen und sozialen Umfeld:

Ergebnisse der körperlichen Untersuchung: ______________________

Hautprobleme: ______________________ Prolaps (bei Frauen): ______________________

Harnbefund: ______________________

Ergebnisse des Miktionsprotokolls: ______________________

____

Zusammenfassung der Probleme: ______________________

____

Ziele: ______________________

____

geplante Maßnahmen: ______________________

____

Blasenentleerungsprotokoll

Name: ______________________ **Institution:** ______________________ **Blatt-Nr.:**

Darum: ______________________

Zeit	**Flüssigkeit**	**Ausscheidung**		**Urinabgang**				
	Was und wieviel haben Sie getrunken?	Welche Menge schieden Sie aus (viel, normal, wenig)?	Spürten Sie einen starken, nicht unterdrückbaren Harndrang?	Hatten Sie einen unfreiwilligen Harnabgang?	Harnverlust – wenige Tropfen	Harnverlust – Unterwäsche ist nass	Harnverlust erheblich – Wäschewechsel ist erforderlich	Sonstige Bemerkungen
6.00			☐ ja ☐ nein	☐ ja ☐ nein				
7.00			☐ ja ☐ nein	☐ ja ☐ nein				
8.00			☐ ja ☐ nein	☐ ja ☐ nein				
9.00			☐ ja ☐ nein	☐ ja ☐ nein				
10.00			☐ ja ☐ nein	☐ ja ☐ nein				
11.00			☐ ja ☐ nein	☐ ja ☐ nein				
12.00			☐ ja ☐ nein	☐ ja ☐ nein				
13.00			☐ ja ☐ nein	☐ ja ☐ nein				
14.00			☐ ja ☐ nein	☐ ja ☐ nein				
15.00			☐ ja ☐ nein	☐ ja ☐ nein				
16.00			☐ ja ☐ nein	☐ ja ☐ nein				
17.00			☐ ja ☐ nein	☐ ja ☐ nein				
18.00			☐ ja ☐ nein	☐ ja ☐ nein				
19.00			☐ ja ☐ nein	☐ ja ☐ nein				
20.00			☐ ja ☐ nein	☐ ja ☐ nein				
21.00			☐ ja ☐ nein	☐ ja ☐ nein				
22.00			☐ ja ☐ nein	☐ ja ☐ nein				
23.00			☐ ja ☐ nein	☐ ja ☐ nein				
24.00			☐ ja ☐ nein	☐ ja ☐ nein				
1.00			☐ ja ☐ nein	☐ ja ☐ nein				
2.00			☐ ja ☐ nein	☐ ja ☐ nein				
3.00			☐ ja ☐ nein	☐ ja ☐ nein				
4.00			☐ ja ☐ nein	☐ ja ☐ nein				
5.00			☐ ja ☐ nein	☐ ja ☐ nein				

Algorithmus zur Anwendung von Kontinenzprofilen (nach Boguth)

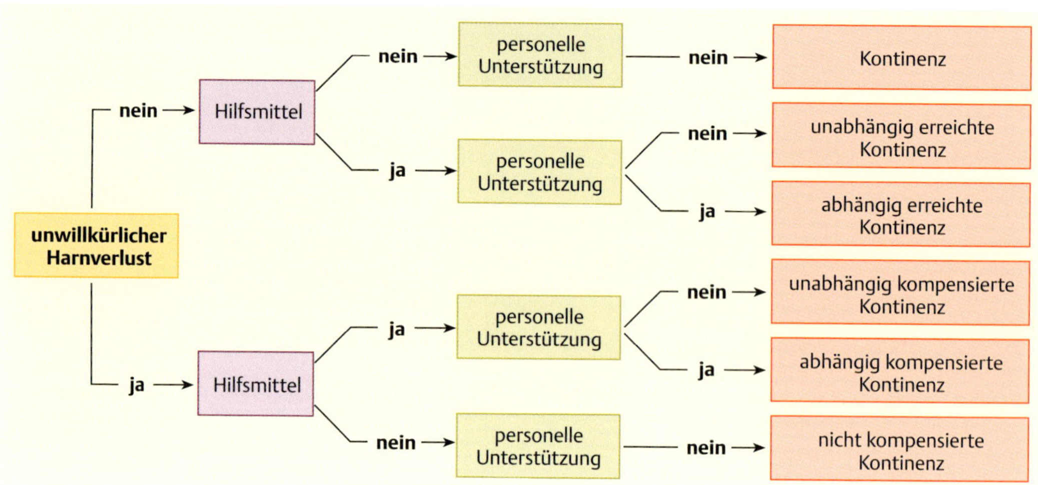

Literatur

Ackermann B. Pflegeexperten werden wir genannt. Magsi, Magazin für Stoma, Inkontinenz, Wunde, 6–7/2004

Ackermann R. (2001). Stoma und Beruf. Magsi, Magazin für Stoma, Inkontinenz, Wunde, 6–7/2011

Applebaum RK, Straker JK, Geron SM. Patientenzufriedenheit. Benennen, bestimmen, beurteilen. Bern: Huber, 2004

Arndt M. Theoretische Argumentationslinien in der Ethik. Eine Einführung. In: Dibelius, O. u. Arndt, M. (Hrsg.) Pflegemanagement zwischen Ethik und Ökonomie. Hannover: Schlütersche, 2003

BMG für Soziales und Generationen. Bericht zur Lebenssituation älterer Menschen. Wien: BMG, 2003

Boelker T, Hegeholz D, Webelhuth W. Außer Kontrolle – Pflege bei Harn- und Stuhlinkontinenz. Frankfurt: Mabuse, 2006

Cochran A. Response to urinary incontinence by older persons living in the community. J Wound Ostomy Continence Nurs 1998; 25: 296–303

Deutsche Gesellschaft für Allgemeinmedizin und Fachmedizin e.V. (DEGAM). DEGAM-Leitlinie Nr. 5: Harninkontinenz. 2004. Düsseldorf: omikron, 2004

Deutsches Netzwerk für Qualitätsentwicklung in der Pflege (DNQP). Expertenstandard Förderung der Harnkontinenz in der Pflege. Osnabrück: DNQP, 2007

Doughty BD. Urinary and fecal incontinence. Current management concepts. St. Louis: Mosby 2006

Enzelsberger H, Schalupny J, Heider R, Mayer G. TVT versus TOT – Eine prospektive randomisierte Studie zur operativen Behandlung der weiblichen Stressinkontinenz. Geburtsh Frauenheilk 2005; 65: 505–511

Enzelsberger H. Up and down vs. inside-out and outside-in-Schlingenoperationen. J Urol Urogynäkol 2007; Sonderheft 4: 10

Genseberger H. Pflegehygiene – Handbuch für Hygiene in Pflegeheimen. Graz: Amt der Steiermärkischen Landesregierung, 2002

Gilmore P. Suprapubic Catheterisation. Urology News 2009; 2: 21–22

Hayder D, Clintron A, Schnell MW, Schnepp W. Umgang mit sensiblen Themen in Interviews – Einblicke in das Forschungsprojekt Harninkontinenz im Alltag der Betroffenen. Pflege 2009; 22: 351–359

Hayder D, Kuno E, Müller M. Kontinenz-Inkontinenz-Kontinenzförderung. Bern: Huber, 2007

Hayder D. Harninkontinenz im Alltag der Betroffenen. Teil 1: Nicht mal die Blase im Griff. Die Schwester/der Pfleger 2010; 49: 28–31

Hayder D. Harninkontinenz im Alltag der Betroffenen. Teil 2: Alles nach meiner Blase ausgerichtet. Die Schwester/der Pfleger 2010; 49: 134–139

Hesse A, Schmitz W, Spangenbert HC, Marklein G, Schoenen D. Experimentelle Untersuchungen zur Inkrustationsneigung und Drainagekapazität von Silikon- und silikonierten Latexkathetern. Urologe 1994; 34

Hübner WA. Moderne operative Behandlung der Inkontinenz nach Prostataoperation. J Urol Urogynäkol 2009; Sonderheft 3: 11–12

Hübner WA. Neue Entwicklungen auf dem Gebiet der hydraulischen Sphinkter. J Urol Urogynäkol 2007; Sonderheft 4: 22–24

Kiss G. Sakrale Neuromodulation. J Urol Urogynäkl 2007; Sonderheft 4: 8–9

Klingler HC. Botulinumtoxin. J Urol Urogynäkol 2007; Sonderheft 4: 5–6

Kroboth G, Hosak C. Wie anwenderfreundlich sind Katheter? Abstractband. Linz: Gih-Tagung, 2000

Kummer K. Kommunikation über Inkontinenz. Bern: Huber, 2009

Metcalf et al. Gastroenterologie 1987; 92: 40–47

National Institute for Health and Clinical Excellence (NICE). Urinary incontinence-the management of uninary incontinence in women. London: RCOG, 2006

Norton C. Nursing for Continence. Beaconsfield: Beaconsfield, 1998

Norton C. Praxishandbuch-Pflege bei Inkontinenz. München: Urban u. Fischer 1999

Norton C. Praxishandbuch-Pflege bei Inkontinenz. München: Urban u. Fischer, 1999

Parker LJ. Urinary catheter management: minimizing the risk of infection. British Journal of Nursing 1999; 8: 563–574

Pomfret I. Catheters: Design, selection and management. British Journal for Nursing 1996; 5: 245–251

Roe B, Williams K. Inkontinenz – ein Handbuch für die Pflege. Wiesbaden: Ullstein Mosby, 1997

Schmidt S. Expertenstandards in der Pflege: Eine Gebrauchsanweisung. Heidelberg: Springer, 2009

SoMA e. V. Selbsthilfeorganisation für Menschen mit Anorektalfehlbildungen. Anorektale Fehlbildung (Information für Patienten, Angehörige und Fachleute). München 2009

Sökeland J. Katheterismus. Erlangen: Beiersdorf, 1989

Stickler DJ, Zimakoff J. Complications of urinary tract infections associated with devices used for long-term

bladder management Journal Hospital Infection 1994, 28: 177–194
Winson L. Catheterization: a need for improvement patient management. British Journal for Nursing 1997; 7: 1229–1252

Zusätzliche Quellen zur 2. Auflage

Abrams P, Cardozo L, Fall M, Griffiths D et al. Incontinence. 1st International Consulting in Incontinence. 1st Edition. Paris: Health Publication Ltd. 2002
Ackermann R. (2001). Stoma und Beruf. Magsi, Magazin für Stoma, Inkontinenz, Wunde 04, 3–8
Ahnis A. Bewältigung von Inkontinenz im Alter. Bern: Huber, 2009
SoMA e. V. Selbsthilfeorganisation für Menschen mit Anorektalfehlbildungen. Anorektale Fehlbildung (Information für Patienten, Angehörige und Fachleute). München, 2009
Applebaum RK, Straker JK, Geron SM. Patientenzufriedenheit. Benennen, bestimmen, beurteilen. Bern: Huber 2004
Arndt M. Theoretische Argumentationslinien in der Ethik. Eine Einführung. In: Dibelius O, Arndt M, Hrsg. Pflegemanagement zwischen Ethik und Ökonomie. Hannover; Schlütersche 2003
Bäumer R, Maiwald A. Onkologische Pflege. Stuttgart: Thieme 2008
Benner P. Stufen zur Pflegekompetenz (3. Aufl.). Bern: Huber 2000
Benner P, Tanner CA, Chesla CA. Pflegexperten. Pflegekompetenz, klinisches Wissen und alltägliche Ethik. Bern: Huber 2000
Biergans A. Wundauflagen. Stuttgart: Wissenschaftliche Verlagsgesellschaft
Biesalki HK, Grimm P.; (2004); Taschenatlas Ernährung (4. Auflage); Stuttgart: Georg Thieme Verlag
Biesalski H. K., Bischoff S. C., Puchstein C.; (2010); Ernährungsmedizin; Stuttgart: Georg Thieme Verlag
Binstein C., Schröder G., Braun M., Neander K. D.; Dekubitus; Verlag: Georg Thieme, Stuttgart
Böckler Th.; Webelhuth W.(2003); Durch Dick und Dünn: Das Buch für Stomapflege und Harnableitung; Verlag: Mabuse, Frankfurt am Main
Brandstätter M., Roos-Liegmann B.; Künstliche Ernährung bei Kindern: enteral und parenteral-ambulanz und stationär; Verlag: Urbanu.Fischer, Stuttgart / Jena
Brown, H. u. Randle, J. (2005). Living with a stoma: a review of the literature. Journal of Clinical Nursing, 14, 74.
Cassier-Woidasky, A. K. (2007). Pflegequalität durch Professionsentwicklung. Eine qualitative Studie zum Zusammenhang von professioneller Identität, Pflegequalität und Patientenorientierung. Frankfurt am Main: Mabuse-Verlag GmbH.
Collegial; das Magazin für Partner in der Pflege; Balanceakt im Pflegealltag: Sexuelle Bedürfnisse im Alter; (Nr. 83/Herbst 2010); Hamburg: Coloplast GmbH
Collegial; das Magazin für Partner in der Pflege; Gefährlicher Medikamenten-Cocktail; (Nr. 85/ Frühjahr 2011); Hamburg: Coloplast GmbH
Collegial; das Magazin für Partner in der Pflege; Nützliches Stoma; (Nr. 78 Sommer 2009); Hamburg: Coloplast GmbH
Conca, A., Hantikainen, V. u. Stöckli, M. (2008). Weiterentwicklung von Patientenbetreuung und Forschung in der Pflege durch „Evidence-based practice" (EBP) im Inselspital Bern. Magsi, Magazin für Stoma, Inkontinenz, Wunde, 04, 10.
Crohnicle, CED und Ernährung, (Sonderausgabe); (02/ 2008); Wien: Österreichische Morbus Crohn/Colitis ulcerosa Vereinigung
Crohnicle; (12/2009); Wien: Österreichische Morbus Crohn/Colitis ulcerosa Vereinigung
Dangel, B. (2004). Pflegerische Entlassungsplanung. München: Urban u. Fischer Verlag.
Dash, K., Zarle, N. C., O'Donell, L. u. Vince-Whitman, C. (2000). Entlassungsplanung Überleitungspflege. München: Urban u. Fischer Verlag.
Delbnick H. (2008) Rat und Hilfe für Betroffene und Angehörige; TAB 3.10 Kohlbauer Verlag
Deutmeyer, M. u. Thiekötter, A. (2009). Herausforderungen, Trends und Potenziale des Gesundheits- und Pflegemanagements im Kontext des demographischen Wandels. In: Deutmeyer, M. u. Thiekötter, A. (Hrsg.) Herausforderungen, Trends und Potenziale im österreichischen Gesundheits- und Pflegemanagement. Wien: Facultas Verlags- und Buchhandels AG. S. 13–19
Deutsches Ernährungs- und Informationsnetz; DEBInet
Dräger J., Kriebl J.; (2002) Praktische Flugmedizin; Heidelberg: Hüthig Jehle Rehm Verlag
Duimel-Peeters I. G. P., Jöbses-Penders, B. u. Schulpen, G. J. C. (2007). Pflegeexperten haben Schlüsselrolle. PFLEGEZEITSCHRIFT, 10, 568–570
Elzer, M. u. Sciborski, C. (2007). Kommunikative Kompetenzen in der Pflege. Theorie und Praxis der verbalen und nonverbalen Interaktion. Bern: Verlag Hans Huber
Esch M. (2005). Stomatherapie, Beratung–Anleitung–Pflege. Stuttgart: W. Kohlhammer GmbH
Evers G. C. M. (2002). Professionelle Selbstpflege. Einschätzen–messen–anwenden. Bern: Verlag Hans Huber.
Ewers M., Schaeffer, D. u. Ose, D. (2008). Aufgaben der Patientenberatung. In: Schaeffer, D. u. Schmidt-Kaehler, S. (Hrsg.) Lehrbuch Patientenberatung. Bern: Verlag Hans Huber. S. 158–160
Fa. Fresenius Kabi; Praxis der Enteralen Ernährung; Bad Homburg: Fresenisu Kabi
Falk B. (2007). Austrittsmanagement bei Stomaanlage. Magsi, Magazin für Stoma, Inkontinenz, Wunde, 08, 3.
Feil H., (2002) Stomapflege: Enterostomatherapie; Verlag: Schlüter; Hannover
Feil-Peter H. (2001). Stomapflege. Enterostomatherapie: Stoma- und Wundversorgung (7. Aufl.). Hannover: Schlütersche GmbH u. Co. KG
Franchini A., Cola B., Stevens P.J.d'E. (1983); Atlas of stomal pathology;New York: Raven Press
Gallèe G. (2001). Vorwort zur 5. Auflage. In: Feil-Peter, H. Stomapflege. Enterostomatherapie: Stoma- und

Wundversorgung (7. Aufl.). Hannover: Schlütersche GmbH u. Co. KG. S. 10

Ganzheitliche Pflege: die Chance für erfolgreiche Rehabilitation – eine multiprofessionelle Aufgabe, Handbuch für die Praxis; Herausgeber: AUVA

Garzotto P.; DGKP; Fachpfleger für Kontinenz- und Stomaberatung; Sales Support Chronic Care; Schweit: Coloplast AG

Gastmans C. (2003). Der soziale, interprofessionelle und institutionelle Kontext der Pflegepraxis: Hemmender Widerstand oder Beschleunigungskraft? In: Dibelius, O. u. Arndt, M. (Hrsg.) Pflegemanagement zwischen Ethik und Ökonomie. Hannover: Schlütersche GmbH u. Co. KG. S. 103–107

Gibelli G.; Giudici V., Rocchi P. (1999); Le Stomie Addominali Ostomies; Verlag: Settimo Milanese

Gläser J. u. Laudel, G. (2009). Experteninterviews und qualitative Inhaltsanalyse (3. Aufl.). Wiesbaden: VS Verlag für Sozialwissenschaften

Gnant M., Schlag P. M. (Hrsg); Chirurgische Onkologie: Strategien und Standards für die Praxis; Verlag: Springer, Wien / New York

Gottschalk U., Kern-Waechter E., Maeting S. (2009); Endoskopieassistenz; Stuttgart: Georg Thieme Verlag

Gray M, Beeckman D, Bliss D et al. Incontinence-Associated Dermatitis: A comprehensive Review and update. Int. J WOCN 2012 (1): 61–74

Groß V.; Morbus Crohn–Update; Scholz D., Kliemann G., Zimmer K. P.; Durchfall bei Kindern; Petrides P. E.; die akuten Porphyrien; (2010); Falk Gastro–Kolleg (zertifizierte Fortbildung); Freiburg: Falk Foundation e. V.

Gruber B., Kamphausen U:(2004); Klinikleitfaden chirurgische Pflege; Urban u. Fischer Verlag

Gruber G. u. Droste, W. (2006). Sektorenübergreifender Leitfaden Stomatherapie. Hannover: Schlüterschen Verlagsgesellschaft mbH u. Co KG

Gruber G. (2010). Erstes Handeln bei Komplikationen. Die Schwester Der Pfleger, 02, 140

Gruber, E. u. Kastner, M. (2006). Quo vadis Pflegeausbildung? Ergebnisse einer Studie für den österreichischen Fachhochschulrat. Österreichische Pflegezeitschrift, 8/9, 27-28

Grund K. E., Mentges D., Dormann A., Gebhardt D.; (2004); Pflegeleitfaden Perkutane Sonden; Bad Homburg: Fresenius Kabi

Haubrock M. u. Schär, W. (2002). Betriebswirtschaft und Management im Krankenhaus (3. Aufl.). Bern: Verlag Hans Huber

Haupt W. F.; Neurologie und Psychiatrie für Pflegeberufe; Verlag: Georg Thieme, Stuttgart

Hoffmann J.C.; Kroesen A.J., Klump B.; (2009); Chronisch entzündliche Darmerkrankungen, Handbuch für Klinik und Praxis; (2. überarbeitete und erweiterte Auflage); Stuttgart: Georg Thieme Verlag

Kalde. S., Kolbig N., Vogt M., Enterale Ernährung; Verlag: Gustav Fischer Verlag, Jena

Kerres A. u. Seeberger, B. (2001). Lehrbuch Pflegemanagement II. Berlin, Heidelberg: Springer- Verlag

Kerres A., Falk, J. u. Seeberger, B. (1999). Lehrbuch Pflegemanagement. Berlin, Heidelberg: Springer- Verlag

Koch-Straube U. (2008); Beratung in der Pflege (2. vollständig überarbeitete Auflage); Bern: Verlag Hand Huber

Krebshilfe; (4/2010); Wien: Medizin Medien Austria GmbH

Lange J., Mölle b., Girona J.; (2006); Chirurgische Proktologie; Heidelberg: Springer Medizin Verlag

Largiader F.; 1998); Chrirugie Vizeral- und Allgemeinchrurgie (7. völlig neu bearbeitete und erweiterte Auflage); Stuttgart: Georg Thieme Verlag

Largiader F.; Chirurgie Viszeral und Allgemeinchirurgie; Verlag: Georg Thieme, Stuttgart

Lippert H.; (1998); Praxis der Chirurgie; Stuttgart: Georg Thieme Verlag

Lippert H.; Praxis der Chirurgie: Allgemein und Visceralchirurgie; Verlag: Georg Thieme, Stuttgart

List K. H.; Eignungs- und Leistungsbeurteilungen; Einstellungsgespräche, Leistungsbeurteilungen, Zielvereinbarungen, Jahresgespräche und Arbeitszeugnisse, Fachverlag: Redline GmbH, Landsberg am Lech

Mag. pharm. Dr. Fischer H.; ((2004); Harnwegsinfektionen; Wien: Verlagshaus der Ärzte

Matul C. u. Scharitzer, D. (2002). Qualität der Leistungen in NPOs. In: Badelt, C. (Hrsg.) Handbuch der Nonprofit Organisation. Strukturen und Management. Stuttgart: Schäffer-Poeschel. S. 620

Mayer H. (2002). Einführung in die Pflegeforschung. Wien: Facultas Verlags- und Buchhandels AG

Mayer H. (2007). Einführung in die Pflegeforschung (4. Aufl.). Wien: Facultas Verlags- und Buchhandels AG

Mayring P. (2003). Qualitative Inhaltsanalyse. Grundlagen und Techniken (8. Aufl.). Weinheim und Basel: Beltz Verlag

Meyer K, (2010) Masterthesis Aufgaben und Rahmenbedingungen einer Stomatherapie und die daraus resultierende Bedeutung für die StomapatientInnen (Kapitel 1)

Moers M. u. Schiemann, D. (2007). Wissenstransfer braucht Begleitung durch Pflegeexperten. Die Schwester Der Pfleger, 07, 646

Mucofalk; (2009); Normalisierung der Darmfunktion, (30. Auflage); Freiburg: Dr. Falk Pharma GmbH

Mund F. (2009). Das Tabu brechen! 20 Jahr Verband der österreichischen Stomatherapeuten. pro care, 06, 9

Norwood, S. L. (2002). Pflege - Consulting. Handbuch zur Organisation- und Gruppenberatung in der Pflege. Bern: Verlag Hans Huber

Olbrich C. (1999). Pflegekompetenzen. Bern: Verlag Hans Huber

Olbrich C. (2005). Was versteht man unter Kompetenz? In: Schneider, H. (Hrsg.) Pflegekompetenzen durch PflegeexpertInnen. Wien: Facultas Universitätsverlag. S. 10–21

ON Österreichisches Normungsinstitut (2006). ONR 116000. Qualitätsmanagement in der Pflege. Leitlinie für die Struktur und Erstellung von ONRs in der Pflege. Wien: Österreichisches Normungsinstitut

Orem D. E. (1997). Strukturkonzepte der Pflegepraxis. Berlin/Wiesbaden: Ullstein Mosby GmbH u. Co. KG

Peters-Gawlik M. (1998). Praxishandbuch Stomapflege.

Beratung, Betreuung und Versorgung Betroffener. Wiesbaden: Ullstein Medical Verlagsgesellschaft mbH u. Co.

Pflegeleitfaden: Perkutane Sonden: K.E.Grund- D.Mentges-A.Dormann-D.Gebhardt; Fresenius Kabi

Pflegenetz, das Magazien für die Pflege; (02/2011); Wien: Medical Update, Marketing u. Media GmbH

Pflegenetz, das Magazin für die Pflege; (03/2011); Wien: Medical Update, Marketing u. Media GmbH

Pflegerecht; (1/2010); Wien: MANZ'sche Verlags- und Universitätsbuchhandlung GmbH

Porst R. (2009). Fragebogen. Ein Arbeitsbuch. Wiesbaden: VS Verlag für Sozialwissenschaften

Praxis der Enteralen Ernährung: Leitfaden; Fresenius Kabi

Prof. Dr. Jost W., Prof. Dr. Krammer H. J., Dr. Raulf F., Prof. Dr. Wedel T.; (2009); Neurokoloproktologie–Neurologie des Beckenbodens (2. Auflage); Bremen - London - Boston: UNI–Med Verlag AG

Prof. Dr. Radke M., Priv. Doz. Dr. Ochsenkühn T.; (2008); Morbus Crohn, Informationen für Patienten; München: Essex Pharma GmbH

Pulka E.; Beckenbodentraining (Skriptum); Physikalische Medizin; Landeskliniken Salzburg

Rath W., Fiese K.; (2005); Erkrankungen in der Schwangerschaft; Stuttgart: Thieme Verlag

Reif, K. (2008). Onkologische Pflege. In: Bäumer, R. u. Maiwald, A. (Hrsg.) Onkologische Pflege. Stuttgart: Georg Thieme Verlag KG

Reuß W., Blago S.; (2000); der pharmazeutischen Profis; Pagus Handbuch

Sachsenmaier B, Inkontinenz Hilfen, Versorgung und Pflege; S. 58 Schlütersche Verlag

Sachsenmaier B.; Inkontinenz; Verlag: Schlüter, Hannover

Sander R., Hofmeier C. (2005); Assistenz und Pflege in der Endoskopie; Stuttgart: Verlag W. Kohlhammer

Schauder P., Olbenschlager G., Ernährungsmedizin; Prävention und Therapie (2006) TAB.X.3.7, TAB X.3.6: Urban u. Fischer Verlag

Scheele C. (2004). Stellenwert der Stomatherapie im Krankenhaus – Luxus oder Notwendigkeit? Magsi, Magazin für Stoma, Inkontinenz, Wunde, 04, 4

Schmidt S. (2005). Das QM–Handbuch. Qualitätsmanagement für die ambulante Pflege. Heidelberg: Springer Medizin Verlag

Schober M. u. Affara, F. (2008). Advanced Nursing Practice (ANP). Bern: Verlag Hans Huber

Schütze N. (2005). Bundeseinheitliche Festbeträge – das Aus für Homecare-Unternehmen? Magsi, Magazin für Stoma, Inkontinenz, Wunde, 04, 18

Schwartz F. (2001). Pflege–Qualität im Gesundheitswesen, Fort- und Weiterbildung gebraucht oder missbraucht? Magsi, Magazin für Stoma, Inkontinenz, Wunde, 12, 27

Schweitzer-Köppern R. (1995). Die Krankenhaus-Ambulanz. Pflegestandards–Organisation–Dokumentation. Hannover: Schlütersche Verlagsanstalt und Druckerei GmbH u. Co

Sektorenübergreifender Leitfaden Stomatherapie für Krankenhäuser und ambulante Nachsorger, Neue Perspektiven in der Versorgung von Stoma-Patienten: Verlag: Schlütersche Verlagsgesellschaft

Sieger M. u. Kunstmann, W. (2003). Versorgungskontinuität durch Pflegeüberleitung. Frankfurt am Main: Marbuse- Verlag GmbH

Sokeland J., Schulze H. (2002); Hautnah: Neue Wege der Sexualität behinderter Menschen; Verlag: Georg Thieme, Stuttgart

Sokeland. J, Schulze.H Urologie; Verlag: Georg Thieme; Stuttgart

Spring R. u. De Geest, S. (2004). Advanced Nursing Practice lohnt sich! Pflege, 17, 233 - 234

Stein E.; (2003); Proktologie Lehrbuch und Atlas (4. Auflage); Wien: Springer Verlag

Steininger A, Jukic-Puntingam M, Müller W: Eine Delphi-Studie zur Inhaltsvaliditätsprüfung des deutschen Inkontinenzassoziierten Dermatitis Interventions Tools (IADIT-D). In: Pflegewissenschaft 2012 (2): 85–92

Stöcker G. (2002). Bildung und Pflege. Eine berufs- und bildungspolitische Standortbestimmung. Hannover: Schlütersche GmbH u. Co. KG

Stoma–Richtlinien; Arbeitskreis für Stoma- und Kontinenzberatung; (2007) KHR, FSW, AKH; in Zusammenarbeit mit dem ÖVET; (3. Auflage)

v. Hallern B.; (2010); Kompendium Wundbehandlung (16. Auflage); Stade: Bernd v. Hallern Verlag

Vasel- Biergans A., Probst W.; (2010); Wundauflagen für die Kitteltasche (3. bearbeitete und erweiterte Auflage); Stuttgart: Wissenschaftliche Verlagsgesellschaft

Weiss-Faßbinder S. u. Lust, A. (2010). GuKG Gesundheits- und Krankenpflegegesetz (6. Aufl.). Wien: MANZ'sche Verlags- und Universitätsbuchhandlung GmbH

Weskamm A. (2007). Advanced Nursing Practice–Chance oder Risiko für die Pflege? Die Schwester Der Pfleger, 09, 823–825

Winkler R.; Anorektale Kontinenz, Urostomie und Harnableitung; Verlag: Georg Thieme, Stuttgart

Wound, Ostomy and Continence Nursing; (2010); Scope u. Standards of Practice

Zegelin A. (2006). Beratung und Schulung erfordern hohe Kompetenzen. Magsi, Magazin für Stoma, Inkontinenz, Wunde, 04, 4

Sachverzeichnis

F

G

H

I

J

K

T

U

V

W

Z

5 eindeutige Lernelemente unterstützen Sie beim Lernen

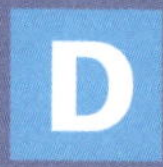

Definition

D *Als Stoma oder Stomie (griech.: Mund, Öffnung) werden operativ angelegte offene Verbindungen zwischen einem inneren Hohlorgan und der äußeren Haut bezeichnet. Sie dienen dazu, Stuhl oder Harn abzuleiten oder auch, um Nahrung zuzuführen (Gastrostomie, Jejunostomie).*

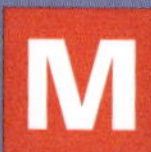

Merke

M *Bei der Pflege von Neugeborenen und Säuglingen dürfen Benzin, Alkohol, Äther,Wasserstoff, Schwamm, Öl und fettende Pflegemittel nicht verwendet werden.*

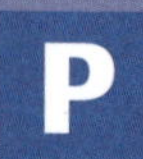

Praxistipp

P *Wurden beim Patienten eine Urostomie und eine Kolostomie angelegt, muss aus hygienischen Gründen die Urostomie immer zuerst versorgt werden.*

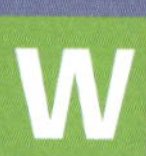

vertiefendes Wissen

W *Bei Darmblutungen muss immer im Anschluss an eine Proktoskopie eine Koloskopie durchgeführt werden.*

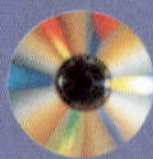

FILM

Um die Inhalte zu vertiefen, können Sie sich das Video „Irrigation“ ansehen.

Filmübersicht

1. Stomaversorgung
1. Stomaversorgung mit Ausstreifbeutel
2. Stomaversorgung mit einteiligem System
3. Stomaversorgung mit Easiflex bei Ileostomie
4. Versorgung eines Urostomas
5. Anwendung der Stomaverschlusskappe
6. Stomaarten

2. Stomaanlage und -rückverlegung
1. Legen einer Ernährungssonde (PEG)
2. Rückverlegung eines Ileostomas

3. Pflegerische Aufgaben vor und nach der Stomaanlage
1. Präoperative Markierung
2. Irrigation

4. Verbandwechsel
1. Postoperative Stomaversorgung
2. Verbandwechsel bei Wunddehiszenz